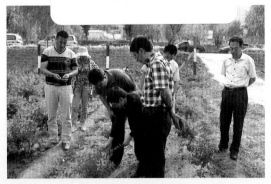

忍冬种植调研（山东平邑）

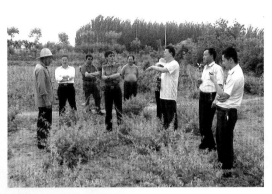

忍冬种植调研（山东兰陵）

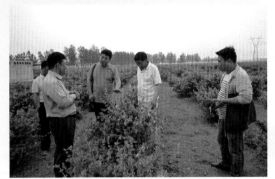

忍冬种植调研（河南封丘）

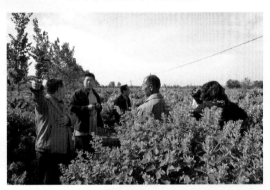

忍冬种植调研（河北巨鹿）

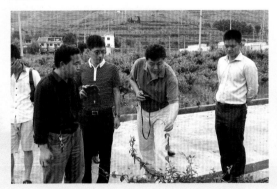

忍冬种植调研（贵州绥阳）

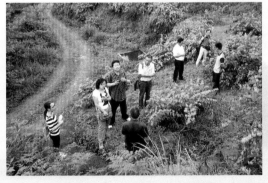

灰毡毛忍冬种植调研（重庆秀山）

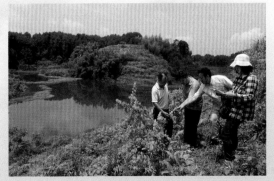

灰毡毛忍冬种植调研（重庆涪陵）

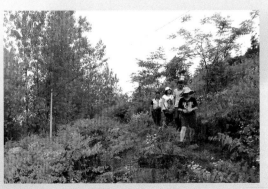

灰毡毛忍冬种植调研（重庆酉阳）

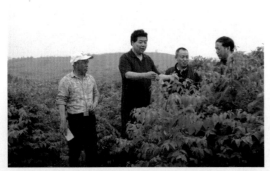

灰毡毛忍冬种植调研（湖南隆回）

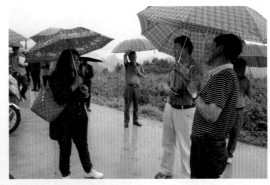

灰毡毛忍冬种植调研（贵州务川）

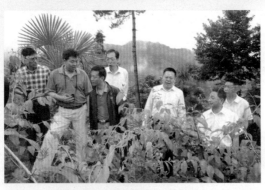

灰毡毛忍冬种植调研（贵州德江）

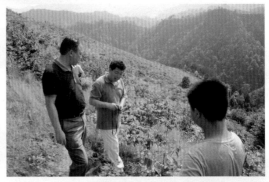

灰毡毛忍冬种植调研（贵州丹寨）

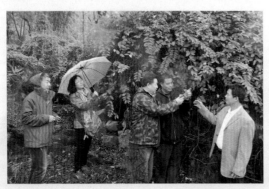

华南忍冬种植调研（广西忻城）

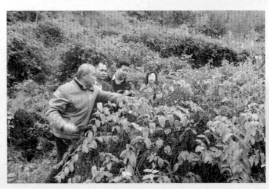

红腺忍冬种植调研（广西马山）

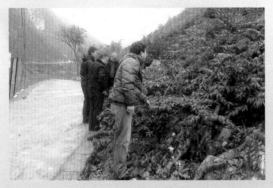

黄褐毛忍冬种植调研（贵州兴义）

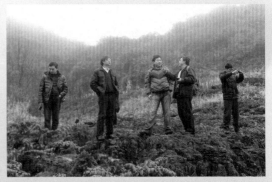

黄褐毛忍冬种植调研（贵州安龙）

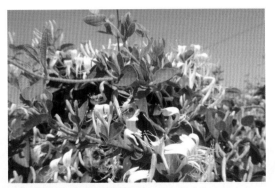

忍冬自然品种（山东平邑）

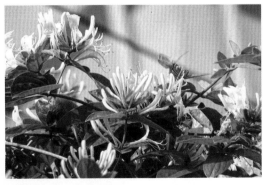

忍冬自然品种（河南封丘）

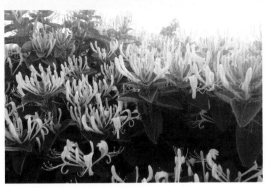

忍冬自然品种（河北巨鹿）

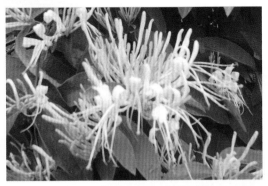

灰毡毛忍冬自然品种（湖南溆浦）

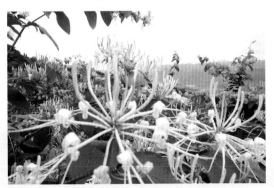

灰毡毛忍冬自然品种（重庆秀山）

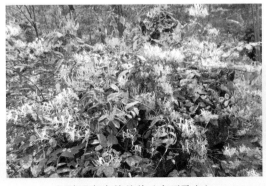

红腺忍冬自然品种（广西马山）

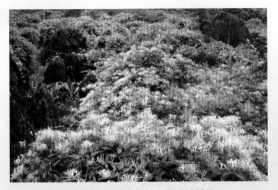

华南忍冬自然品种（广西忻城）

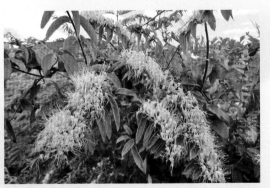

黄褐毛忍冬自然品种（贵州安龙）

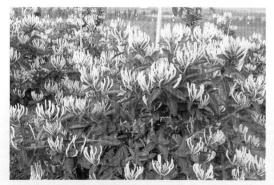

忍冬优良品种——北花1号

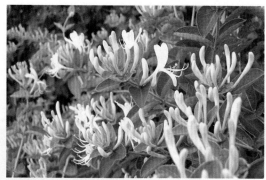

忍冬优良品种——九丰1号

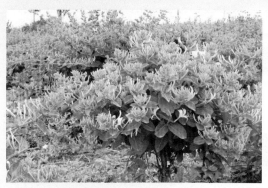

忍冬优良品种——树形金银花

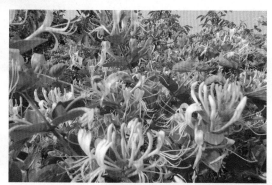

忍冬优良品种——密二花

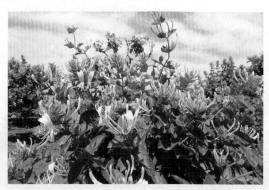

忍冬优良品种——巨花1号

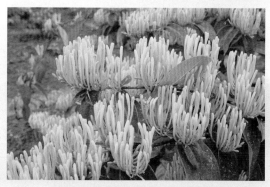

灰毡毛忍冬优良品种——金翠蕾

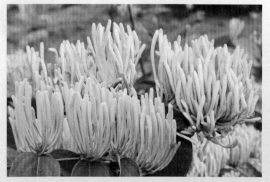

灰毡毛忍冬优良品种——银翠蕾

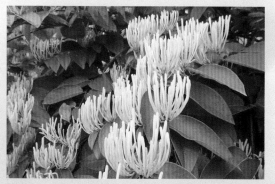

灰毡毛忍冬优良品种——渝蕾1号

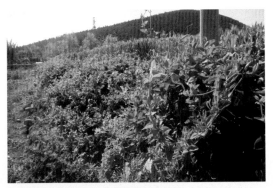

忍冬护埂（山东平邑）

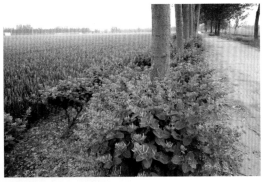

忍冬护路（河南封丘）

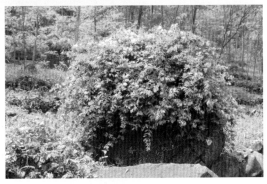

红腺忍冬攀石绿化（广西马山）

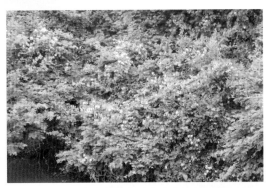

华南忍冬护岸（广东湛江）

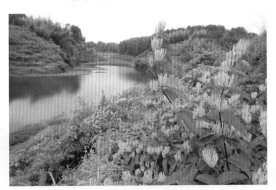

灰毡毛忍冬环库（重庆涪陵）

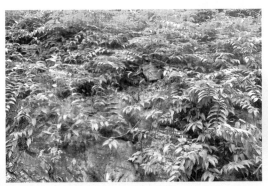

黄褐毛忍冬护坡（贵州兴义）

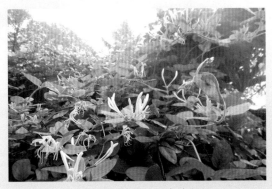

忍冬植物园造景（辽宁沈阳）

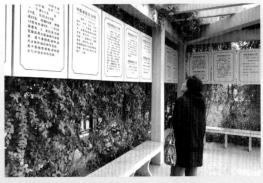

忍冬宣传廊道植篱（甘肃敦煌）

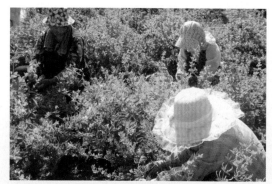

花蕾采摘（山东平邑）

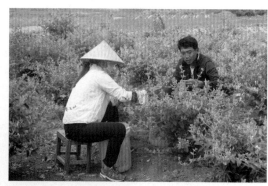

花蕾采摘（山东兰陵）

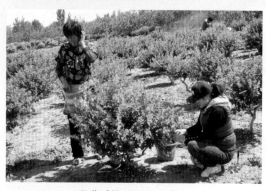

花蕾采摘（河北巨鹿）

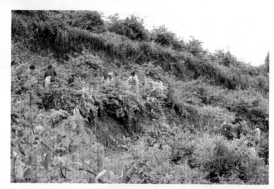

花蕾采摘（重庆秀山）

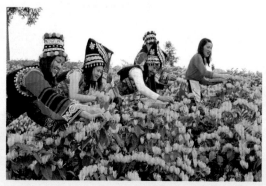

花蕾采摘（重庆武隆）

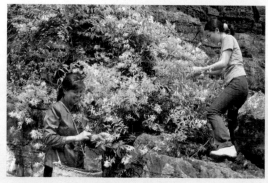

花蕾采摘（广西忻城）

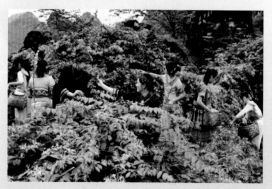

花蕾采摘（广西马山）

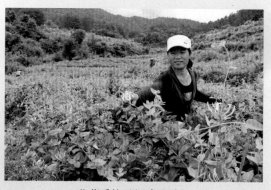

花蕾采摘（福建连城）

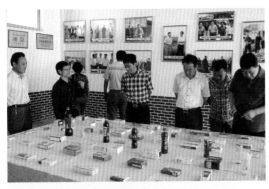

金银花博物馆（山东临沂）

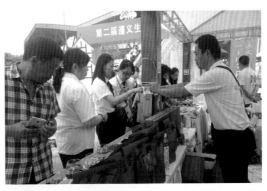

金银花茶展台（贵州遵义）

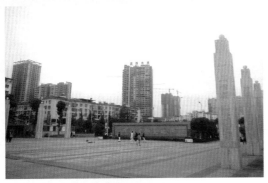

金银花广场（贵州绥阳）

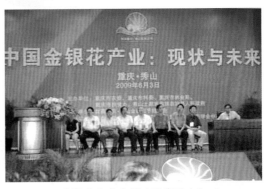

金银花产业会议（重庆秀山）

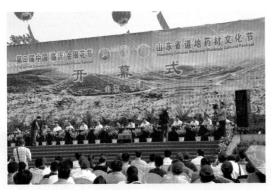

金银花节（山东临沂）

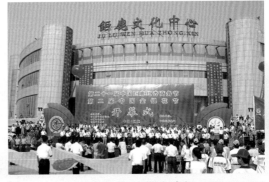

金银花节（河北巨鹿）

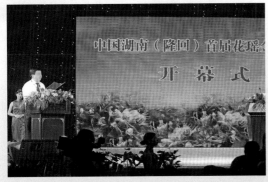

金银花节（湖南隆回）

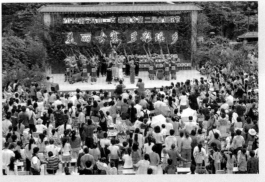

金银花节（广西马山）

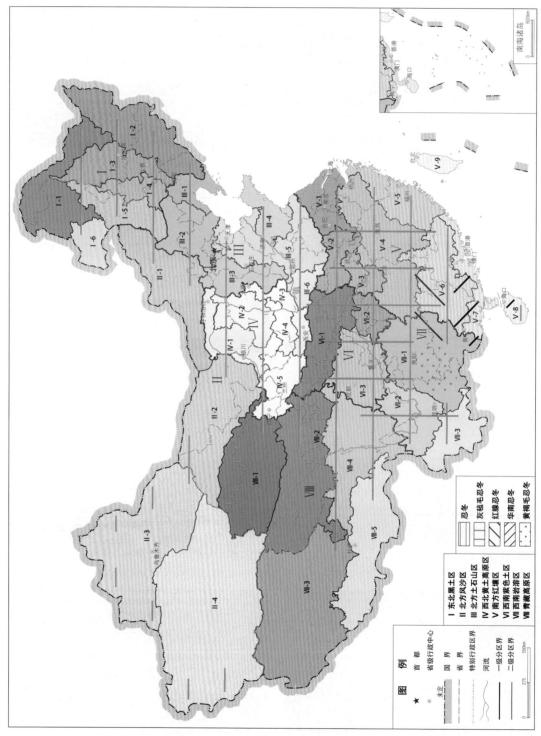

全国忍冬属药典植物种植区划图

全国忍冬属药典植物
生态建设与开发利用

胡建忠　邰源临　蔡建勤　等 编著

National Eco-construction and Utilization for
Medicinal Plants of Genus Lonicera Collected in
Chinese Pharmacopeia

中国水利水电出版社
www.waterpub.com.cn
·北京·

内 容 提 要

本书在简要介绍我国忍冬属植物资源的基础上，对《中华人民共和国药典》所涉及5种药用植物：忍冬、灰毡毛忍冬、红腺忍冬、华南忍冬和黄褐毛忍冬，从生态和经济两大方面做了详细论述，谨慎推出了在全国水土流失区的种植区划和近期种植规划，系统阐述了包括育苗、种植、管护等方面的生态体系建设，全面综述和研究了花蕾（金银花/山银花）及茎枝叶（忍冬藤/嫩枝叶）的功效，特别是探索性地提出了全面开发利用以及产业化体系构建的思路和方法。本书针对目前仍然存在的金银花、山银花之争，实事求是，不失偏颇地加以评价，并分析了金银花、山银花两大类植物的适用性、特殊性、互补性及发展前景。

本书基于生态文明建设，注重培育生态产业化体系，着力推动"绿水青山"向"金山银山"的转变及交融，信息量大，知识点多，且图文并茂，深入浅出，可供从事农业、林业、水保、生态、环境、医药、食品等方面科研、生产、管理人员，以及有关大专院校师生参考使用。

图书在版编目（CIP）数据

全国忍冬属药典植物生态建设与开发利用 / 胡建忠
等编著. -- 北京 : 中国水利水电出版社，2016.12
ISBN 978-7-5170-5010-0

Ⅰ．①全… Ⅱ．①胡… Ⅲ．①忍冬—中药资源—资源
开发②忍冬—中药资源—资源利用 Ⅳ．①R282.71

中国版本图书馆CIP数据核字(2016)第321694号

审图号：GS（2017）180 号

书 名	全国忍冬属药典植物生态建设与开发利用 QUANGUO RENDONGSHU YAODIAN ZHIWU SHENGTAI JIANSHE YU KAIFA LIYONG
作 者	胡建忠 邰源临 蔡建勤 等 编著
出版发行	中国水利水电出版社 （北京市海淀区玉渊潭南路 1 号 D 座　100038） 网址：www.waterpub.com.cn E-mail：sales@waterpub.com.cn 电话：(010) 68367658（营销中心）
经 售	北京科水图书销售中心（零售） 电话：(010) 88383994、63202643、68545874 全国各地新华书店和相关出版物销售网点
排 版	中国水利水电出版社微机排版中心
印 刷	北京瑞斯通印务发展有限公司
规 格	184mm×260mm　16 开本　18.5 印张　439 千字　4 插页
版 次	2016 年 12 月第 1 版　2016 年 12 月第 1 次印刷
印 数	0001—1000 册
定 价	**88.00 元**

各章编写人员名单

第一章　胡建忠　邰源临　蔡建勤　殷丽强　李　蓉
　　　　温秀凤　王德胜　刘育贤　杨茂瑞　耿慧芳
　　　　马为民　夏静芳　等

第二章　胡建忠　邰源临　蔡建勤　王德胜　刘育贤
　　　　马为民　耿慧芳　杨茂瑞　殷丽强　李　蓉
　　　　温秀凤　夏静芳　等

第三章　胡建忠　吕兆林　殷丽强　李　蓉　等

第四章　邹　坤　胡建忠　邓张双　陈剑锋　邰源临
　　　　蔡建勤　贺海波　郭志勇　殷丽强　薛艳红
　　　　李　蓉　温秀凤　夏静芳　等

第五章　胡建忠　殷丽强　等

前　言

　　一直为这本书主题词选用"金银花"亦或"金银花/山银花"还是"忍冬"而忐忑。在我国以前相当长一段时间里，金银花成了忍冬、灰毡毛忍冬等忍冬属花蕾药用植物的代名词。而事实上，植物学、树木学甚至古籍，都称忍冬花蕾为金银花，忍冬茎枝为忍冬藤。金银花仅指忍冬花蕾，它不是植物的名称。但在现实中，他们却往往被混为一谈。

　　自《中华人民共和国药典》（2005年版）将原料药材金银花划分为金银花、山银花两大类之后，有关金银花与山银花之争，越演越烈，闹得不可开交。书名为金银花，从国家药典委的角度来看，明显漏掉了山银花；而对南方大部分地区种植山银花的药农和有关人员而言，由于对这一新的分类意见很大，甚至不承认，因此，可能会误以为金银花理所当然地包含了山银花。

　　正是基于前述考虑，将书名主题词确定为"忍冬属药典植物"，这样就可避开金银花、山银花之争，全面触及药典中所有忍冬属花蕾药用植物，既包含生产金银花的植物1种——忍冬，也包含生产山银花的植物4种——灰毡毛忍冬、红腺忍冬、华南忍冬和黄褐毛忍冬。

　　本书依《中国植物志》（第七十二卷）的分类系统，首先介绍了我国98种5亚种18变种忍冬属植物，再进一步展开介绍了14种1亚种3变种药用类忍冬属植物，特别是详细介绍了中国药典所涉5种花蕾药用植物。全书介绍了忍冬属药典植物的分布、种植情况，并依据市场需求，在区划的基础上，做出了近期种植规划。书中重点提出了包含忍冬属药典植物的种植模式、配套栽培管护技术措施的较为系统的生态体系；详细介绍了花蕾（金银花/山银花）、藤茎（忍冬藤、嫩枝叶）的药用价值、功效，特别是在治疗猪蓝耳病方面做了初步探讨；最后，本书提出了建立忍冬属药典植物产业化体系的方方面面，并给出了生态产业化体系的构建框架，供有关行业、产业参考应用。

　　本书由胡建忠拟定写作提纲，除第四章第二节主要由三峡大学有关人员完成外，其余部分由胡建忠主笔完成写作，并完成全书的统稿和修订工作。参加编著人员的单位有：水利部水土保持植物开发管理中心、三峡大学、北京林业大学、中国林业科学研究院、湖南省水利厅水土保持处、河北省水利厅水土保持处、四川省绵阳市林业科技推广中心等。各章末尾有参编人员详细名单。

两年多来，在对忍冬属药典植物调研过程中，得到了上级有关主管部门、主要种植区地方政府、水利水保、林业等部门的支持，在此表示衷心谢意。特别感谢水利部水土保持司、水利部综合事业局对调研工作的密切关注和大力支持。感谢山东省水利厅水土保持处、河南省水利厅水土保持处、河北省水利厅水土保持处、湖南省水利厅水土保持处、湖北省水利厅水土保持处、重庆市水利局水土保持处、四川省水土保持局、广西壮族自治区水利厅水土保持处、贵州省水利厅水土保持处等，以及山东省金银花行业协会、山东省临沂市水利局、河北省邢台市水务局、湖南省怀化市水利局、广西壮族自治区水利科学研究院、广西壮族自治区来宾市水利局、贵州省铜仁市政府、贵州省铜仁市水务局、贵州省遵义市水务局、贵州省黔西南州水务局等对调研工作的协调安排和鼎力相助。感谢山东省平邑县政府、平邑县水利局、费县政府、费县水利局、蒙阴县政府、蒙阴县水利局、兰陵县政府、兰陵县水利局，河南省新密市水利局、封丘县水利局、封丘县金银花产业发展办公室，河北省巨鹿县水利局，湖南省隆回县水利局、隆回县金银花产业开发办公室、新化县水利局、新化县农业局、溆浦县水利局、溆浦县农业局、辰溪县水利局、辰溪县扶贫办公室、洪江市水利局、洪江市供销合作社，湖北省蕲春县水利局、蕲春县水保局，重庆市涪陵区水务局、武隆县水务局、酉阳县水务局、秀山县水务局、秀山县中药材产业办公室，四川省南江县政府、南江县水务局、南江县农业局，广西壮族自治区忻城县水利局、马山县水利局，贵州省德江县委、德江县政府、德江县水利局、务川县政府、务川县水利局、绥阳县政府、绥阳县水利局、兴义市水利局、安龙县水利局等对调研工作的密切配合和辛勤付出。

忍冬属药典植物药用部位样品的采集，除了自采外，还有一些由种植区提供。这些志同道合的提供样品的朋友们是：河北省巨鹿博津金银花专业合作社理事长/贵州省绥阳县绥花树型金银花农业发展有限公司总经理尼胜礼、贵州省黔西南州农业林业科学研究院高级工程师（原林科所副所长）邓朝义、山东省金银花协会秘书长付晓、广西壮族自治区忻城县北更乡副乡长蒙凤慧、湖南省新化县金银花协会会长尹政坤、河南省新密市水保站副站长靳盘根、河南省封丘县鑫丰农业种植专业合作社董事长朱长春、河北省巨鹿县金土地金银花专业合作社总经理张宝、重庆市涪陵区永乾金银花专业合作社社长陈永乾、重庆市秀山县秀山永兴中药材开发有限公司总经理方秀军、四川省南江县金银花产业发展中心主任张达等，在此表示由衷的感谢。感谢中国金银花微信群的朋友们，他们提供了一些很有价值的忍冬属药典植物生长发育、加工利用等方面的照片。

在本书写作过程中，还重点参阅了《药用植物金银花》《金银花》《封丘金银花》《金银花标准化生产与加工利用——一学就会》《金银花丰产优质种植技术》《优质金银花产业化生产与经营》等专著以及大量文献，引用了部分内容和图表，在此向原作者表示诚挚谢意。主要参阅件均附在参考文献中。对于可能疏漏的有关文献的作者，在此深表歉意。

本书是围绕水利部水土保持植物开发管理中心承担的水利部财政项目"全国水土流失区高效水土保持植物资源配置示范"，在忍冬属药典植物生态产业化体系构建方面所作的一些有益探索和总结。由于作者水平有限，加之部分研究成果的阶段性属性所限，书中难免会出现一些问题，敬请广大读者提出宝贵意见和建议。来信请发电子邮箱：bfuswc@163.com，对于来信我们将会认真对待，给出回复意见，并争取在再版时积极修改。

编著者

2016 年 10 月 31 日

目　录

第一章 忍冬属药典植物的地位与布局

忍冬科忍冬属植物因忍冬的花卉——金银花而著称。金银花被称为我国"十大常用大宗药材"之一。1984年，国家中医药管理局把金银花确定为35种名贵中药材之一。特别是发生于2003年的非典（SARS），及随后几年陆续发生的禽流感、手足口病等流行性疾病的暴发，使金银花的知名度大为提高，一时间金银花价格倍增，药用、食用领域产品得到了快速研发，不同地区人工规模化资源建设已成燎原之势，蔚然成风。

第一节 概 述

忍冬属植物普遍具有很强的适应性，耐热耐寒，可耐50℃高温和−46℃严寒；耐旱耐涝，大旱半年不死，水浸1月不亡；盐碱地、沙荒地上均可生长。大江南北，长城内外，均有天然分布或人工栽培。

一、系统分类

忍冬科忍冬属，直立灌木或矮灌木，很少呈小乔木状，有时为缠绕藤本，落叶或常绿；小枝髓部白色或黑褐色，枝有时中空，老枝树皮常作条状剥落。冬芽有1至多对鳞片，内鳞片有时增大而反折，有时顶芽退化而代以2侧芽，很少具副芽。叶对生，很少3（～4）枚轮生，纸质、厚纸质至革质，全缘，极少具齿或分裂，无托叶或很少具叶柄间托叶或线状凸起，有时花序下的1～2对叶相连成盘状。花通常成对生于腋生的总花梗顶端，简称"双花"，或花无柄而呈轮状排列于小枝顶，每轮3～6朵；每双花有苞片和小苞片各1对，苞片小或形大叶状，小苞片有时连合成杯状或坛状壳斗而包被萼筒，稀缺失；相邻两萼筒分离或部分至全部连合，萼檐5裂或有时口缘浅波状或环状，很少向下延伸成帽边状突起；花冠白色（或由白色转为黄色）、黄色、淡红色或紫红色，钟状、筒状或漏斗状，整齐或近整齐5（～4）裂，或二唇形而上唇4裂，花冠筒长或短，基部常一侧肿大或具浅或深的囊，很少有长距；雄蕊5个，花药丁字着生；子房3～2（～5）室，花柱纤细，有毛或无毛，柱头头状。果实为浆果，红色、蓝黑色或黑色，具少数至多数种子；种子具浑圆的胚。

忍冬属约200种，产北美洲、欧洲、亚洲和非洲北部的温带和亚热带地区，在亚洲南达菲律宾群岛和马来西亚南部。模式种为：轮花忍冬（*Lonicera caprifolium*）。我国有98种5亚种18变种，广布于全国各省（自治区），而以西南部种类最多[1]。

淡红忍冬 *L. acuminata*

无毛淡红忍冬 *L. acuminata* var. *depilata*

沼生忍冬 *L. alberti*

截萼忍冬 *L. altmannii*

狭叶忍冬 *L. angustifolia*

异萼忍冬 *L. anisocalyx*

西南忍冬 *L. bournei*

短萼忍冬 *L. brevisepala*

滇西忍冬 *L. buchananii*

醉鱼草状忍冬 *L. buddleioides*

蓝果忍冬 *L. caerulea*

蓝靛果 *L. caerulea* var. *edulis*

阿尔泰忍冬 *L. caerulea* var. *altaiea*

长距忍冬 *L. calcarata*

海南忍冬 *L. calvescens*

肉叶忍冬 *L. carnosifolia*

金花忍冬 *L. chrysantha*

须蕊忍冬 *L. chrysantha* ssp. *koehneana*

长睫毛忍冬 *L. ciliosissima*

灰毛忍冬 *L. cinerea*

钟花忍冬 *L. codonantha*

华南忍冬 *L. confusa*

匍匐忍冬 *L. crassifolia*

微毛忍冬 *L. cyanocarpa*

水忍冬 *L. dasystyla*

北京忍冬 *L. elisae*

粘毛忍冬 *L. fargesii*

葱皮忍冬 *L. ferdinandii*

锈毛忍冬 *L. ferruginea*

短柱忍冬 *L. fragilis*

郁香忍冬 *L. fragrantissima*

苦糖果 *L. fragrantissima* ssp. *atandishii*

樱桃忍冬 *L. fragrantissima* ssp. *phyllocarpa*

黄褐毛忍冬 *L. fulvotomentosa*

短梗忍冬 *L. graebneri*

蕊被忍冬 *L. gynochlamydea*

倒卵叶忍冬 *L. hemsleyana*

异叶忍冬 *L. heterophylla*

大果忍冬 *L. hildebrandiana*

刚毛忍冬 *L. hispida*

矮小忍冬 *L. humilis*

菰腺忍冬 *L. hypoglauca*

净花菰腺忍冬 L. hypoglauca ssp. nudiflora

白背忍冬 L. hypoleuca

杯萼忍冬 L. inconspicua

卵叶忍冬 L. inodora

忍冬 L. japonica

红白忍冬 L. japonica var. chinensis

吉隆忍冬 L. jilongensis

甘肃忍冬 L. kansuensis

玉山忍冬 L. kawakamii

柳叶忍冬 L. lanceolata

光枝柳叶忍冬 L. lanceolata var. glabra

女贞叶忍冬 L. ligustrina

亮叶忍冬 L. ligustrina var. yunnanensis

理塘忍冬 L. litangensis

长花忍冬 L. longiflora

卷瓣忍冬 L. longituba

金银忍冬 L. maackii

红花金银忍冬 L. maackii ssp. koehneana

大花忍冬 L. macrantha

异毛忍冬 L. macrantha var. heterotricha

灰毡毛忍冬 L. macranthoides

紫花忍冬 L. maximowiczii

小叶忍冬 L. microphylla

矮生忍冬 L. minuta

细叶忍冬 L. minutifolia

下江忍冬 L. modesta

庐山忍冬 L. modesta var. lushanensis

短尖忍冬 L. mucronata

越橘叶忍冬 L. myrtillus

圆叶忍冬 L. myrtillus var. cyclophylla

红脉忍冬 L. nervosa

黑果忍冬 L. nigra

云雾忍冬 L. nubium

丁香叶忍冬 L. oblata

瘤基忍冬 L. oiwakensis

垫状忍冬 L. oreodoxa

短柄忍冬 L. pampaninii

蕊帽忍冬 L. pileata

条叶蕊帽忍冬 *L. pileata* var. *linearis*

早花忍冬 *L. praeflorens*

平卧忍冬 *L. prostrata*

凹叶忍冬 *L. retusa*

皱叶忍冬 *L. rhytidophylla*

岩生忍冬 *L. rupicola*

红花岩生忍冬 *L. rupicola* var. *syringantha*

长白忍冬 *L. ruprechtiana*

光枝长白忍冬 *L. ruprechtiana* var. *calvescens*

袋花忍冬 *L. saccata*

毛果袋花忍冬 *L. saccata* var. *tangiana*

短苞忍冬 *L. schneideriana*

藏西忍冬 *L. semenovii*

贯月忍冬 *L. sempervirens*

毛药忍冬 *L. serreana*

齿叶忍冬 *L. setifera*

细毡毛忍冬 *L. similis*

峨眉忍冬 *L. similis* var. *omeiensis*

棘枝忍冬 *L. spinosa*

冠果忍冬 *L. stephanocarpa*

川黔忍冬 *L. subaequalis*

单花忍冬 *L. subhispida*

唇花忍冬 *L. sublabiata*

四川忍冬 *L. szechuanica*

太白忍冬 *L. taipeiensis*

唐古特忍冬 *L. tangutica*

新疆忍冬 *L. tatarica*

小花忍冬 *L. tatarica* var. *micrantha*

华北忍冬 *L. tatarinowii*

毛冠忍冬 *L. tomentella*

察瓦龙忍冬 *L. tomentella* var. *taarongensis*

盘叶忍冬 *L. tragophylla*

毛果忍冬 *L. trichogyne*

毛花忍冬 *L. trichosantha*

长叶毛花忍冬 *L. trichosantha* var. *xerocalyx*

毛萼忍冬 *L. trichosepala*

管花忍冬 *L. tubuliflora*

绢柳林忍冬 *L. virgultorum*

华西忍冬 *L. webbiana*

川西忍冬 *L. webbiana* var. *mupinensis*

云南忍冬 *L. yunnanensis*

根据花是否双生于总花梗之顶，忍冬属植物可分为双花类和单花类；又根据树体是直立还是缠绕，将双花类分为直立灌木和缠绕灌木（藤本）。单花类全为缠绕灌木（藤本）。在我国忍冬属98种5亚种18变种中，有双花类植物92种5亚种18变种，单花类植物6种。在双花类植物中，有直立灌木68种4亚种14变种，有缠绕灌木（藤本）24种1亚种4变种。单花类全为缠绕灌木（藤本），详见图1-1。

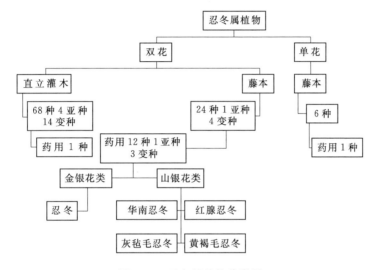

图 1-1 忍冬属植物分类图

在我国忍冬属植物中，有药用价值的植物约占一半以上；根据《中国植物志》，花蕾药用植物有14种1亚种3变种，下面加以介绍。

（一）双花直立灌木

本类药用植物共1种：刚毛忍冬。

刚毛忍冬为落叶灌木，高2（～3）m；幼枝常带紫红色，连同叶柄和总花梗均具刚毛或兼具微糙毛和腺毛，很少无毛，老枝灰色或灰褐色。冬芽长达1.5cm，有1对具纵槽的外鳞片，外面有微糙毛或无毛。叶厚纸质，形状、大小和毛被变化很大，椭圆形、卵状椭圆形、卵状矩圆形至矩圆形，有时条状矩圆形，长（2～）3～7（8.5）cm，顶端尖或稍钝，基部有时微心形，近无毛或下面脉上有少数刚伏毛或两面均有疏或密的刚伏毛和短糙毛，边缘有刚睫毛。总花梗长（0.5～）1～1.5（～2）cm；苞片宽卵形，长1.2～3.0cm，有时带紫红色，毛被与叶片同；相邻两萼筒分离，常具刚毛和腺毛，稀无毛；萼檐波状；花冠白色或淡黄色，漏斗状，近整齐，长（1.5～）2.5～3.0cm，外面有短糙毛或刚毛或几无毛，有时夹有腺毛，筒基部具囊，裂片直立，短于筒；雄蕊与花冠等长；花柱伸出，至少下半部有糙毛。果实先黄色后变红色，卵圆形至长圆筒形，长1.0～1.5cm；种子淡褐色，矩圆形，稍扁，长4.0～4.5mm。花期5—6月，果熟期7—9月。

刚毛忍冬产河北西部、山西、陕西南部、宁夏南部（泾源、隆德）、甘肃中部至南部、青海东部、新疆北部、四川西部、云南西北部及西藏东部和南部。生于山坡林中、林缘灌丛中或高山草地上，海拔1700～4200m，在川、藏一带可达4800m。蒙古、苏联中亚地区至印度北部也有分布。

花蕾供药用，功能清热解毒，新疆民间用以治感冒、肺炎等症。

这是一个具有广大分布区的多型种，过去有人把它分成好几个种和变种，现在看来都是不能成立的，因为这些分类群的性状都只表现为数量的差异，而且也都不同程度地在刚毛忍冬中表现出来。

（二）双花缠绕灌木

双花缠绕灌木或藤本，涉及药用植物共12种、1亚种、3变种。

1. 淡红忍冬

淡红忍冬为落叶或半常绿藤本，幼枝、叶柄和总花梗均被疏或密、通常卷曲的棕黄色糙毛或糙伏毛，有时夹杂开展的糙毛和微腺毛，或仅着花小枝顶端有毛，更或全然无毛。叶薄革质至革质、卵状矩圆形、矩圆状披针形至条状披针形，长4.0～8.5（～14）cm，顶端长渐尖至短尖，基部圆至近心形，有时宽楔形或截形，两面被疏或密的糙毛或至少上面中脉有棕黄色短糙伏毛，有缘毛；叶柄长3～5mm。双花在小枝顶集合成近伞房状花序或单生于小枝上部叶腋，总花梗长4～18（～23）mm；苞片钻形，比萼筒短或略较长，有少数短糙毛或无毛；小苞片宽卵形或倒卵形，为萼筒长的2/5～1/3，顶端钝或圆，有时微凹，有缘毛；萼筒椭圆形或倒壶形，长2.5～3.0mm，无毛或有短糙毛，萼齿卵形、卵状披针形至狭披针形或有时狭三角形，长为萼筒的2/5～1/4，边缘无毛或有疏或密的缘毛；花冠黄白色而有红晕，漏斗状，长1.5～2.4cm，外面无毛或有开展或半开展的短糙毛，有时还有腺毛，唇形，筒长9～12mm，与唇瓣等长或略较长，内有短糙毛，基部有囊，上唇直立，裂片圆卵形，下唇反曲；雄蕊略高出花冠，花药长4～5mm，约为花丝的1/2，花丝基部有短糙毛；花柱除顶端外均有糙毛。果实蓝黑色，卵圆形，直径6～7mm；种子椭圆形至矩圆形，稍扁，长4.0～4.5mm，有细凹点，两面中部各有一凸起的脊。花期6月，果熟期10—11月。

淡红忍冬产陕西南部、甘肃东南部、安徽南部、浙江（龙泉、庆元、遂昌）、江西西部和东北部、福建（崇安）、台湾、湖北西部、湖南西北部、广东北部（乳源）、广西东北部至北部、四川、贵州、云南东北部至西北部和西部及西藏东南部至南部。生于山坡和山谷的林中、林间空旷地或灌丛中，海拔（500～）1000～3200m。喜马拉雅东部经缅甸至苏门答腊、爪哇、巴厘和菲律宾地区也有分布。

本种的花在四川部分地区和西藏昌都作"金银花"收购入药。

这个种具有很大的形态变异幅。从标本来看，它的形态变异可能有两个趋势：①植物体的毛被由密变稀以至完全无毛；②植物体的毛被变得稠密，且常出现开展的硬直糙毛，花冠（有时萼筒）也有毛。

2. 无毛淡红忍冬

无毛淡红忍冬植物体完全无毛或仅叶柄有少数糙毛。叶下面常带粉绿色。

无毛淡红忍冬产浙江（龙泉）、江西（赣县、上犹）、福建（泰宁）、台湾、广东（乳源）、湖北（兴山）及四川中部和东南部。模式标本采自四川宝兴。

3. 卵叶忍冬

卵叶忍冬为藤本;小枝、叶柄和总花梗有时包括苞片、小苞片和萼筒均密被灰黄褐色弯曲短糙伏毛,夹杂少数几无柄的腺毛。叶厚纸质,卵状披针形至卵状椭圆形或卵形,长6～12cm,顶端急狭而渐尖或具短尖头或渐尖,基部圆至截形或浅心形,上面脉略下陷,疏被短糙伏毛,中脉毛甚密,下面各脉显著凸起,有弯曲的绒状短糙毛,脉上毛甚密,果时毛变稀;叶柄长5～12mm。双花数朵至10余朵集合成腋生或顶生的伞房花序,花序梗长1～2cm,很少单生于叶腋,有叶状苞;总花梗长3～15mm;苞片和小苞片外面被黄白色短糙毛,苞片卵状披针形,长约1～2mm,短于萼筒,小苞片圆卵形、卵形、长卵形或半圆形,顶钝或圆形,长为萼筒的(1/5～)1/3～1/2;萼筒圆形或椭圆形,长2～4mm,外面无毛或有短糙伏毛及无柄的暗棕色腺,萼齿卵状三角形,长约1mm,外被疏或密的短糙伏毛,有缘毛;花冠白色,后变黄色,长1.5～2.5cm,稍弓弯,外被倒短糙毛,唇形,筒与唇瓣几等长或略较长,向上渐次扩张,内有小柔毛,上唇裂片长约3mm;雄蕊和花柱与花冠几等长,花丝基部有短柔毛,花药长3.5～4.0mm;花柱中部或2/3以下有短糙毛。果实近圆形,蓝黑色,稍有白粉,直径约6mm。花期8月,果熟期12月。

卵叶忍冬产云南西部(腾冲)和西藏东南部(墨脱)。生于石山灌丛或山坡阔叶林中,海拔1700～2900m。

西藏民间有用本种的花作清热解毒药的。

本种的萼筒外面有无毛被是有变化的,即使在同号标本中也是如此。

4. 短柄忍冬

短柄忍冬为藤本;幼枝和叶柄密被土黄色卷曲的短糙毛,后变紫褐色而无毛。叶有时3片轮生,薄革质,矩圆状披针形、狭椭圆形至卵状披针形,长3～10cm,顶端渐尖,有时急窄而具短尖头,基部浅心形,两面中脉有短糙毛,下面幼时常疏生短糙毛,边缘略背卷,有疏缘毛;叶柄短,长2～5mm。双花数朵集生于幼枝顶端或单生于幼枝上部叶腋,芳香;总花梗极短或几不存;苞片、小苞片和萼齿均有短糙毛;苞片狭披针形至卵状披针形,有时呈叶状,长5～15mm;小苞片圆卵形或卵形,长为萼筒的1/2～2/3;萼筒长不到2mm,萼齿卵状三角形至长三角形,比萼筒短,外面有短糙伏毛,有缘毛;花冠白色而常带微紫红色,后变黄色,唇形,长1.5～2.0cm,外面密被倒生短糙伏毛和腺毛,唇瓣略短于筒,上下唇均反曲;雄蕊和花柱略伸出,花丝基部有柔毛,花药长约2mm;花柱无毛。果实圆形,蓝黑色或黑色,直径5—6mm。花期5—6月,果熟期10—11月。

短柄忍冬产安徽南部(黄山、青阳)、浙江、江西西北部和东北部、福建北部、湖北西南部、湖南、广东北部、广西东北部和东南部(陆川)、四川东南部、贵州东部至北部及云南南部(建水)。生于林下或灌丛中,海拔150～750(～1400)m。模式标本采自贵州平坝。

花可入药,贵州民间用来治鼻出血、吐血及肠热等症。

5. 黄褐毛忍冬

黄褐毛忍冬为常绿藤本;幼枝、叶柄、叶下面、总花梗、苞片、小苞片和萼齿均密被开展或弯伏的黄褐色毡毛状糙毛,幼枝和叶两面还散生橘红色短腺毛。冬芽约具4对鳞片。叶纸质,卵状矩圆形至矩圆状披针形,长3～8(～11)cm,顶端渐尖,基部圆形、浅心形或近截形,上面疏生短糙伏毛,中脉毛较密;叶柄长5～7mm。双花排列成腋生或顶生的短总状花序，花序梗长达 1cm；总花梗长约 2mm，下托以小形叶 1 对；苞片钻形，长 5～7mm；小苞片卵形至条状披针形，长为萼筒的 1/2 至略较长；萼筒倒卵状椭圆形，长约 2mm，无毛，萼齿条状披针形，长 2～3mm；花冠先白色后变黄色，长 3.0～3.5cm，唇形，筒略短于唇瓣，外面密被黄褐色倒伏毛和开展的短腺毛，上唇裂片长圆形，长约 8mm，下唇长约 1.8cm；雄蕊和花柱均高出花冠，无毛；柱头近圆形，直径约 1mm。一般于 3 月初大量抽生春梢，5 月上旬萌发花芽，5 月下旬可见幼蕾，6 月中旬至 6 月底为花期；第二次开花期为 9 月；11 月偶有枝条仍有花开。花、果期性状如图 1-2 所示。

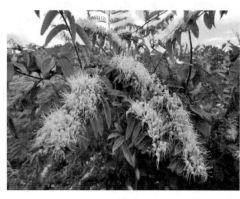
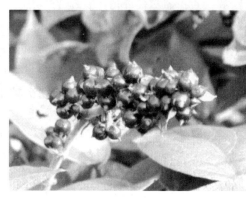

花　　　　　　　　　　　　果

图 1-2　黄褐毛忍冬（贵州安龙）

据贵州省黔西南州林业科学研究所观测记载[1]，幼果为绿色，直径在 1.5mm 左右，卵形和卵圆形，在 9 月下旬左右果实增大较快，直径可达到 5mm 以上，10 月下旬果径达 7mm，果实大小定形，果为坛形或卵圆形，果皮由绿色产生黑色线纹，种子开始成熟，10 月下旬至 11 月，果皮变为黑色，浆果已发育成熟，此时果实具 1～18 粒种子。果实成熟后有的裂果，有的不裂，有的宿留在果枝上，有的很快脱落于地面。单个果穗含浆果多者达 135 个，果径达 7～8mm。浆果内种子为褐色，种子扁椭圆形，长约 3mm，宽 1.5～2.0mm，具纵沟 2 条，种子有光泽，具脑状纹饰。

黄褐毛忍冬产广西西北部、贵州西南部和云南。生于山坡岩旁灌木林或林中，海拔 850～1300m。模式标本采自贵州安龙。

黄褐毛忍冬比较接近锈毛忍冬，但锈毛忍冬双花下面不具苞状叶，苞片和花冠均较短，萼齿短于萼筒，花丝下半部有毛，与本种迥然不同。

本种的花入药，为贵州、云南等地"山银花"的主要药材来源。

6. 水忍冬

《中华人民共和国药典》（简称《中国药典》）1977 年版（第三版）至 2000 年（第七版）中，称"毛花柱忍冬"。藤本；小枝、叶柄和总花梗均密被灰白色微柔毛；幼枝紫红色，老枝茶褐色。叶纸质，卵形或卵状矩圆形，长 2～6（～9）cm，茎下方的叶有时不规则羽状 3～5 中裂，顶端钝或近圆形，有时具短的钝凸尖，基部圆形、截形或有时微心形，

❶　贵州省黔西南州林业科学研究所，《黄褐毛忍冬育苗技术规程》标准编制说明书，2007。

两面无毛或疏生短柔毛和微柔毛，上面有时具紫晕，下面稍粉红色，壮枝的叶下面被灰白色毡毛；叶柄长 4～10（～13）mm，两叶柄相连处呈线状凸起。双花生于小枝梢叶腋，集合成总状花序，芳香；总花梗长 4～12mm；苞片极小，三角形，长 1～2mm，远比萼筒短；小苞片圆卵形，极小，疏生微缘毛；萼筒稍有白粉，长 2.0～2.5mm，萼齿宽三角形、半圆形至卵形，顶端钝或圆；花冠白色，近基部带紫红色，后变淡黄色，长 2.0～3.5cm，唇形，筒长 14～17mm，外面略被倒生微柔伏毛或无毛，筒内沿上唇方向密生短柔毛，上唇与筒几等长，裂片矩圆状披针形，长约 5mm，两侧裂的裂隙深逾 1/3，下唇长条形，比上唇长；雄蕊与花冠几等长，花丝基部有疏柔毛，花药条形；花柱伸出，下方1/3 有柔毛或无毛。果实黑色。花期 3—4 月，果熟期 8—10 月。

水忍冬产广东（肇庆鼎湖山）和广西。生于水边灌丛中，海拔 300m 以下。越南北部也有分布。

本种的花蕾、茎和叶具有清热解毒的作用，花蕾在广西扶绥县作"金银花"收购入药。

7. 忍冬

忍冬为半常绿藤本；幼枝暗红褐色，密被黄褐色、开展的硬直糙毛、腺毛和短柔毛，下部常无毛。叶纸质，卵形至矩圆状卵形，有时卵状披针形，稀圆卵形或倒卵形，极少有 1 至数个钝缺刻，长 3～5（～9.5）cm，顶端尖或渐尖，少有钝、圆或微凹缺，基部圆或近心形，有糙缘毛，上面深绿色，下面淡绿色，小枝上部叶通常两面均密被短糙毛，下部叶常平滑无毛而下面多少带青灰色；叶柄长 4～8mm，密被短柔毛。总花梗通常单生于小枝上部叶腋，与叶柄等长或稍较短，下方者则长达 2～4cm，密被短柔毛，并夹杂腺毛；苞片大，叶状，卵形至椭圆形，长达 2～3cm，两面均有短柔毛或有时近无毛；小苞片顶端圆形或截形，长约 1mm，为萼筒的 1/2～4/5，有短糙毛和腺毛；萼筒长约 2mm，无毛，萼齿卵状三角形或长三角形，顶端尖而有长毛，外面和边缘都有密毛；花冠白色，有时基部向阳面呈微红，后变黄色，长（2～）3.0～4.5（～6）cm，唇形，筒稍长于唇瓣，很少近等长，外被多少倒生的开展或半开展糙毛和长腺毛，上唇裂片顶端钝形，下唇带状而反曲；雄蕊和花柱均高出花冠。果实圆形，直径 6～7mm，熟时蓝黑色，有光泽；种子卵圆形或椭圆形，褐色，长约 3mm，中部有一凸起的脊，两侧有浅的横沟纹。花期 4—6 月（秋季亦常开花），果熟期 10—11 月。花、果期性状如图 1-3 所示。

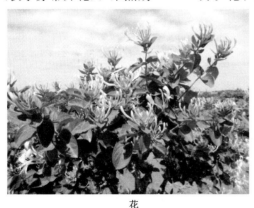
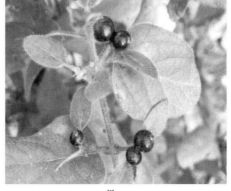

花　　　　　　　　　　　　　　　　果

图 1-3　忍冬（河北巨鹿）

全国大部分地区均有自然分布。生于山坡灌丛或疏林中、乱石堆、山脚路旁及村庄篱笆边，海拔最高达 1500m。日本和朝鲜也有分布。在北美洲逸生成为难除的杂草。

本种最明显的特征在于具有大形的叶状苞片。它在外貌上有些像华南忍冬，但华南忍冬的苞片狭细而非叶状，萼筒密生短柔毛，小枝密生卷曲的短柔毛，与本种明显不同。

这个种的形态变异非常大，无论在枝、叶的毛被、叶的形状和大小以及花冠的长度、毛被和唇瓣与筒部的长度比例等方面，都有很大的变化。但所有这些变化看来较多的同生态环境相联系，并未显示与地理分布之间的相关性。

忍冬是一种具有悠久历史的常用中药，始载于《名医别录》，列为上品。"金银花"一名始见于李时珍《本草纲目》，在"忍冬"项下提及，因近代文献沿用已久，现已公认为该药材的正名，并收入我国药典。此外，尚有"银花""双花""二花""二宝花""双宝花"等药材名称。目前，全国作为商品出售的金银花原植物总数不下 17 种（包括亚种和变种），而以本种分布最广，销售量也最大。商品药材主要来源于栽培品种，以河南的"南银花"或"密银花"和山东的"东银花"或"济银花"产量最高，品质也最佳，供销全国并出口。金银花的产区正日见扩大。

金银花商品以花蕾为佳，混入开放的花或梗叶杂质者质量较逊。花蕾以肥大、色青白、握之干净者为佳。5—6 月采收，择晴天早晨露水刚干时摘取花蕾，置于芦席、石棚或场上摊开晾晒或通风阴干，以 1～2 天内晒干为好。晒花时切勿翻动，否则花色变黑而降低质量，至九成干，拣去枝叶杂质即可。忌在烈日下暴晒。阴天可微火烘干，但花色较暗，不如晒干或阴干为佳。

忍冬的适应性很强，对土壤和气候的选择并不严格，以土层较厚的沙质壤土为最佳。山坡、梯田、地堰、堤坝、瘠薄的丘陵都可栽培。繁殖可用播种、插条和分根等方法。

金银花性甘寒，功能清热解毒、消炎退肿，对细菌性痢疾和各种化脓性疾病都有效。已生产的金银花制剂有"银翘解毒片""银黄片""银黄注射液"等。"金银花露"是金银花用蒸馏法提取的芳香性挥发油及水溶性溜出物，为清火解毒的良品，可治小儿胎毒、疮疖、发热口渴等症；暑季用以代茶，能治温热痧痘、血痢等。茎藤称"忍冬藤"，也供药用。据报道，金银花的有效成分为绿原酸和木犀草苷。这是植物代谢过程中产生的次生物质，其含量的高低不仅取决于植物的种类，而且可能在很大程度上受气候、土壤等生态、地理条件以及物候期的影响。

8. 红白忍冬

红白忍冬幼枝紫黑色，幼叶带紫红色，小苞片比萼筒狭，花冠外面紫红色，内面白色，上唇裂片较长，裂隙深超过唇瓣的 1/2。

本种产安徽（岳西）。生于山坡，海拔 800m。江苏、浙江、江西和云南等地有栽培。

9. 华南忍冬

华南忍冬为半常绿藤本；幼枝、叶柄、总花梗、苞片、小苞片和萼筒均密被灰黄色卷曲短柔毛，并疏生微腺毛；小枝淡红褐色或近褐色。叶纸质，卵形至卵状矩圆形，长 3～6（～7）cm，顶端尖或稍钝而具小短尖头，基部圆形、截形或带心形，幼时两面有短糙毛，老时上面变无毛；叶柄长 5～10mm。花有香味，双花腋生或于小枝或侧生短枝顶集合成具 2～4 节的短总状花序，有明显的总苞叶；总花梗长 2～8mm；苞片披针形，长 1～

2mm；小苞片圆卵形或卵形，长约1mm，顶端钝，有缘毛；萼筒长1.5～2.0mm，被短糙毛；萼齿披针形或卵状三角形，长1mm，外密被短柔毛；花冠白色，后变黄色，长3.2～5.0cm，唇形，筒直或有时稍弯曲，外面被多少开展的倒糙毛和长、短两种腺毛，内面有柔毛，唇瓣略短于筒；雄蕊和花柱均伸出，比唇瓣稍长，花丝无毛。果实黑色，椭圆形或近圆形，长6～10mm。花期4—5月，有时9—10月开第二次花（我们11月在广西忻城调研时仍发现有零星开花），果熟期10月。花期性状如图1-4所示。

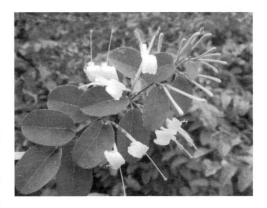

图1-4 华南忍冬（广西忻城）

华南忍冬产广东、海南和广西。生于丘陵地的山坡、杂木林和灌丛中及平原旷野路旁或河边，海拔最高达800m。越南北部和尼泊尔也有分布。

本种花供药用，为华南地区"山银花"中药材的主要品种，有清热解毒之功效。藤和叶也入药。

10. 红腺忍冬

红腺忍冬为落叶藤本（但在忻城种植区调研时，当地农民介绍到，冬季只有部分老叶凋落，而且很快在早春就有新叶长出，不会出现整株落叶的情况）；幼枝、叶柄、叶下面和上面中脉及总花梗均密被上端弯曲的淡黄褐色短柔毛，有时还有糙毛。叶纸质，卵形至卵状矩圆形，长6～9（～11.5）cm，顶端渐尖或尖，基部近圆形或带心形，下面有时粉绿色，有无柄或具极短柄的黄色至橘红色蘑菇形腺；叶柄长5～12mm。双花单生至多朵集生于侧生短枝上，或于小枝顶集合成总状，总花梗比叶柄短或有时较长；苞片条状披针形，与萼筒几等长，外面有短糙毛和缘毛；小苞片圆卵形或卵形，顶端钝，很少卵状披针形而顶渐尖，长约为萼筒的1/3，有缘毛；萼筒无毛或有时略有毛，萼齿三角状披针形，长为筒的1/2～2/3，有缘毛；花冠白色，有时有淡红晕，后变黄色，长3.5～4.0cm，唇形，筒比唇瓣稍长，外面疏生倒微伏毛，并常具无柄或有短柄的腺；雄蕊与花柱均稍伸出，无毛。果实熟时黑色，近圆形，有时具白粉，直径约7～8mm；种子淡黑褐色，椭圆形，中部有凹槽及脊状凸起，两侧有横沟纹，长约4mm。花期4—5（—6）月（我们11月在广西马山调研时仍发现有零星开花），果熟期10—11月。花期性状如图1-5所示。

红腺忍冬产安徽南部，浙江，江西，福建，台湾北部和中部，湖北西南部，湖南西部至南部，广东（南部除外），广西，四川东部和东南部，贵州北部、东南部至西南部及云南西北部至南部。生于灌丛或疏林中，

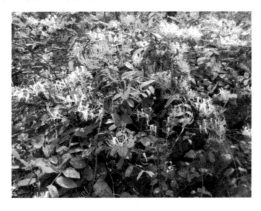

图1-5 红腺忍冬（广西马山）

海拔 200～700m（西南部可达 1500m）。日本也有分布。

本种的花蕾供药用，在浙江、江西、福建、湖南、广东、广西、四川和贵州等省区均作"山银花"收购入药。

这个种可凭其叶下面具明显的无柄或具极短柄的蘑菇状腺（由橘黄色变为橘红色），而与同亚组的其他种区分开。

注意，本种在中国药典中称作"红腺忍冬"，故此后文中皆以"红腺忍冬"出现。

11. 净花红腺忍冬

净花红腺忍冬花冠无毛或仅筒部外面有少数倒生微伏毛而无腺体。

净花红腺忍冬产广东北部和西部、广西、贵州西南部及云南东南部至西部和西南部。生境和海拔高度同菰腺忍冬（在西南地区海拔可达 1800m）。模式标本采自广东乳源五指山。

本种的花蕾供药用，在广西、广东、湖南和贵州等省区均作"山银花"收购入药，也是广西地区所产"山银花"中药材的主要来源。

12. 灰毡毛忍冬

灰毡毛忍冬为常绿藤本；幼枝或其顶梢及总花梗有薄绒状短糙伏毛，有时兼具微腺毛，后变栗褐色有光泽而近无毛，很少在幼枝下部有开展长刚毛。叶革质，卵形、卵状披针形、矩圆形至宽披针形，长 6～14cm，顶端尖或渐尖，基部圆形、微心形或渐狭，上面无毛，下面被由短糙毛组成的灰白色或有时带灰黄色毡毛，并散生暗橘黄色微腺毛，网脉凸起而呈明显蜂窝状；叶柄长 6～10mm，有薄绒状短糙毛，有时具开展长糙毛。花有香味，双花常密集于小枝梢成圆锥状花序；总花梗长 0.5～3.0mm；苞片披针形或条状披针形，长 2～4mm，连同萼齿外面均有细毡毛和短缘毛；小苞片圆卵形或倒卵形，长约为萼筒之半，有短糙缘毛；萼筒常有蓝白色粉，无毛或有时上半部或全部有毛，长近 2mm，萼齿三角形，长 1mm，比萼筒稍短；花冠白色，后变黄色，长 3.5～4.5（～6）cm，外被倒短糙伏毛及橘黄色腺毛，唇形，筒纤细，内面密生短柔毛，与唇瓣等长或略较长，上唇裂片卵形，基部具耳，两侧裂片裂隙深达 1/2，中裂片长为侧裂片之半，下唇条状倒披针形，反卷；雄蕊生于花冠筒顶端，连同花柱均伸出而无毛。果实黑色，常有蓝白色粉，圆形，直径 6～10mm。花期 6 月中旬至 7 月上旬，果熟期 10—11 月。花、果期性状如图 1-6 所示。

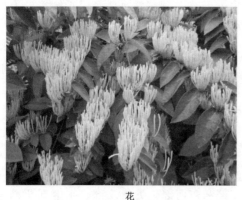
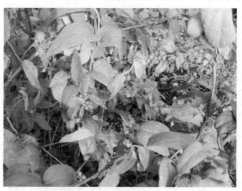

花　　　　　　　　　　　　　果

图 1-6　灰毡毛忍冬（重庆秀山）

灰毡毛忍冬产安徽南部、浙江、江西、福建西北部、湖北西南部、湖南南部至西部、广东（翁源）、广西东北部、四川东南部及贵州东部和西北部。生于山谷溪流旁、山坡或山顶混交林内或灌丛中，海拔 500～1800m。模式标本采自湖南武冈云山。

灰毡毛忍冬花入药，为"山银花"中药材的主要品种之一，主产湖南和贵州。

本种可凭其叶下面具有由稠密的短糙毛所组成的、通常呈灰白色的毡毛，网脉隆起呈蜂窝状，以及幼枝通常不具开展长糙毛而与近似种大花忍冬、细毡毛忍冬和红腺忍冬区别开。大花忍冬的幼枝有开展的长糙毛，叶下面有糙毛而不具毡毛。细毡毛忍冬的叶下面被由细短柔毛组成的毡毛而无腺毛。红腺忍冬的叶下面具短柔毛，并有无柄或具极短柄的蘑菇状腺。

本种内有一个类型，其叶往往宽短（长 3～6cm），卵形或矩圆形，顶端圆而具短凸尖，萼筒常全部密被倒生短糙伏毛。它分布于本种分布区边界的南部（广东北部和湖南南部）和西部（自四川南部、贵州东北部和西南部至广西西北部和云南东南部）。这一现象似乎表明这个种正处在地理分化的阶段。

13. 滇西忍冬

滇西忍冬为藤本；幼枝、叶柄和总花梗均密被灰白色卷曲短柔毛。叶皮纸质，卵形，长达 5cm，顶端有短尖头，基部圆形，上面有光泽，除基部中脉外几无毛，下面灰白色，被由短柔毛组成的毡毛，网脉隆起而呈蜂窝状；叶柄长 3～5mm。双花单生于叶腋；总花梗纤细，长 8～15mm；苞片条形至披针形，叶状，有柄，长 4～6mm，毛被与叶相同；小苞片三角形或卵状三角形，长约 1mm，顶端稍尖，外面被灰白色毡毛和短缘毛；萼筒卵形，长 1.5～2.0mm，上半部连同萼齿均疏生短柔毛，萼齿三角形，顶端尖，外面和边缘都有短糙毛；花冠长 2.5～5.0cm，唇形，筒纤细，长 2.2～3.2cm，外面密被倒生短糙伏毛，内面密生短柔毛，唇瓣长约 1.8cm。其余性状同灰毡毛忍冬。

滇西忍冬产云南西部（盈江）。生于海拔 200m 左右的山地。缅甸北部也有分布。

本种的花供药用。

14. 皱叶忍冬

皱叶忍冬为常绿藤本；幼枝、叶柄和花序均被由短糙毛组成的黄褐色毡毛。叶革质，宽椭圆形、卵形、卵状矩圆形至矩圆形，长 3～10cm，顶端近圆形或钝而具短凸尖，基部圆至宽楔形，少有截形，边缘背卷，上面叶脉显著凹陷而呈皱纹状，除中脉外几无毛，下面有由短柔毛组成的白色毡毛，干后变黄白色；叶柄长 8～15mm。双花成腋生小伞房花序，或在枝端组成圆锥状花序，总花梗基部常具苞状小形叶；苞片条状披针形，长 2～3mm，与萼筒等长或稍超过，连同小苞片和萼齿均密生短糙毛和缘毛；小苞片狭卵形至圆卵形，顶稍尖，比萼筒短或近等长；萼筒卵圆形，长约 2mm，无毛或有时多少有短糙毛，粉蓝色，萼齿钻形，长 1～2mm，顶稍尖；花冠白色，后变黄色，长 2.5～3.5（～4.5）cm，外面密生紧贴的倒生短糙伏毛，并多少夹有具短柄的腺毛，唇形，唇瓣内下方和筒内有柔毛，上唇直立，下唇反折；雄蕊稍超出花冠，花丝无毛或内侧有一行稀疏白毛，花药长 2.5～3.0mm；花柱伸出，无毛，柱头粗大。果实蓝黑色，椭圆形，长 7～8mm。花期 6—7 月，果熟期 10—11 月。

皱叶忍冬产江西西南部、福建中北部和中南部至西部、湖南南部、广东及广西东北部。生于山地灌丛或林中，海拔 400～1100m。模式标本采自江西宁都莲花山。

本种花供药用。

本种的整个植株几乎都为黄褐色或黄白色毡毛所覆盖，显得非常突出。

15. 细毡毛忍冬

细毡毛忍冬为落叶藤本（但在南川种植区调研时，花农介绍说冬季只有部分老叶凋落，而且在早春会很快生长新叶，不会出现整株落叶的情况）；幼枝、叶柄和总花梗均被淡黄褐色、开展的长糙毛和短柔毛，并疏生腺毛，或全然无毛；老枝棕色。叶纸质，卵形、卵状矩圆形至卵状披针形或披针形，长 3～10（～13.5）cm，顶端急尖至渐尖，基部圆或截形至微心形，两侧稍不等，有或无糙缘毛，上面初时中脉有糙伏毛，后变无毛，侧脉和小脉下陷，下面被由细短柔毛组成的灰白色或灰黄色细毡毛，脉上有长糙毛或无毛，老叶毛变稀而网脉明显凸起；叶柄长 3～8（～12）mm。双花单生于叶腋或少数集生枝端成总状花序；总花梗下方者长可达 4cm，向上则渐变短；苞片、小苞片和萼齿均有疏糙毛

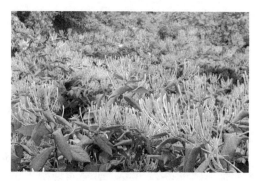

图 1-7　细毡毛忍冬（四川南川）

及缘毛或无毛；苞片三角状披针形至条状披针形，长约 2（～4.5）mm；小苞片极小，卵形至圆形，长约为萼筒的 1/3；萼筒椭圆形至长圆形，长 2（～3）mm，无毛，萼齿近三角形，长约达 1mm，宽近相等；花冠先白色后变淡黄色，长 4～6cm，外被开展的长、短糙毛和腺毛或全然无毛，唇形，筒细，长 3.0～3.6cm，超过唇瓣，内有柔毛，上唇长 1.4～2.2cm，裂片矩圆形或卵状矩圆形，长 2.0～5.5mm，下唇条形，长约 2cm，内面有柔毛；雄蕊与花冠几等高，花丝长约 2cm，无毛；花柱稍超出花冠，无毛。果实蓝黑色，卵圆形，长 7～9mm；种子褐色，稍扁，卵圆形或矩圆形，长约 5mm，有浅的横沟纹，两面中部各有 1 棱。花期 5—6（—7）月，果熟期 9—10 月。花期性状如图 1-7 所示。

细毡毛忍冬产陕西南部，甘肃南部，浙江西北部和西南部，福建，湖北西部，湖南西部，广西（都安），四川北部、东部至西南部，贵州西部至北部和云南东部至北部。生于山谷溪旁或向阳山坡灌丛或林中，海拔 550～1600m（川、滇可达 2200m）。缅甸也有分布。模式标本采自湖北宜昌。

本种花供药用，是西南地区"山银花"中药材的主要来源，收购以野生品为主，近年来有些地区已引种栽培。

在 20 世纪 60 年代初，细毡毛忍冬这一品种通过四川南江药农从深山采挖野生品种进行栽培比较，通过科研人员的指导，1997 年复旦大学徐炳声教授将川产金银花定为细毡毛忍冬从而确定了其药用地位，由于在不同产地迅速栽种，产量不断增加，1987 年被收入《四川省中药材质量标准》（1987 年版），作为四川银花主流品种使用，定为"川银花"，确定了其合法性。通过多年来的栽培研究，发展到目前在四川南江等产区种植面积达 23.9 万余亩的生产规模，绿原酸平均含量在 4.2%～6.9%。

本种的叶下面有一层薄薄的、由细短柔毛组成的毡毛，明显不同于灰毡毛忍冬和异毛忍冬的由短糙毛组成的毡毛，故易与后两者区别开来。

16. 峨眉忍冬

峨眉忍冬的叶下面除密被由短柔毛组成的细毡毛外，还夹杂长柔毛和腺毛。花冠较短，长 1.5～3.0cm，唇瓣与筒几等长。

特产四川西南部、北部、东北部和东部。生于山沟或山坡灌丛中，海拔 400～1700m。模式标本采自峨眉山伏虎寺。

此变种的花在四川旺苍、江油等县收购入药。

（三）单花缠绕灌木

单花缠绕灌木或藤本，涉及药用植物共 1 种：盘叶忍冬。

盘叶忍冬为落叶藤本；幼枝无毛。叶纸质，矩圆形或卵状矩圆形，稀椭圆形，长（4～）5～12cm，顶端钝或稍尖，基部楔形，下面粉绿色，被短糙毛或至少中脉下部两侧密生横出的淡黄色髯毛状短糙毛，很少无毛，中脉基部有时带紫红色，花序下方 1～2 对叶连合成近圆形或圆卵形的盘，盘两端通常钝形或具短尖头；叶柄很短或不存在。由 3 朵花组成的聚伞花序密集成头状花序生小枝顶端，共有 6～9（～18）朵花；萼筒壶形，长约 3mm，萼齿小，三角形或卵形，顶钝；花冠黄色至橙黄色，上部外面略带红色，长 5～9cm，外面无毛，唇形，筒稍弓弯，长 2～3 倍于唇瓣，内面疏生柔毛；雄蕊着生于唇瓣基部，长约与唇瓣等，无毛；花柱伸出，无毛。果实成熟时由黄色转红黄色，最后变深红色，近圆形，直径约 1cm。花期 6—7 月，果熟期 9—10 月。

盘叶忍冬产河北西南部、山西南部、陕西中部至南部、宁夏和甘肃的南部、安徽西部和南部、浙江西北部和南部（龙泉）、河南西北部、湖北西部和东部（罗田）、四川及贵州北部。生林下、灌丛中或河滩旁岩缝中，海拔（700～）1000～2000（～3000）m。模式标本采自湖北巴东。

木种花蕾和带叶嫩枝供药用，有清热解毒的功效。花在贵州印江收购入药。

陕西和甘肃产的部分标本，叶下面完全无毛，也和过去文献所载不同。

二、药典收录变迁

新中国成立后，《中华人民共和国药典》（以下简称《中国药典》）已编订了 1953 年、1963 年、1977 年、1985 年、1990 年、1995 年、2000 年、2005 年、2010 年、2015 年版 10 个版次，现执行版本为 2015 年版。

（一）第一、二版

1953 年版（第一版）：《中国药典》1953 年版中，仅收载植物药与油脂类 65 种，动物药 13 种。没有收录金银花。

1963 年版（第二版）：首次收载金银花时，根据本草考证结果和药材的道地性，规定"本品为忍冬科植物忍冬的干燥花蕾或带初开的花"，植物来源只此 1 种。

（二）第三至第七版

1977 年、1985 年、1990 年、1995 年、2000 年，分别出版了《中国药典》第三版至第七版，在金银花项下收载了 4 种植物来源：忍冬、红腺忍冬、山银花、毛花柱忍冬。这种多来源的金银花在全国使用了 28 年。

1977 年版（第三版）：由于受特定历史环境的干扰及影响，增收了红腺忍冬（菰腺忍冬）、山银花（华南忍冬）和毛花柱忍冬（水忍冬）3 个植物来源，造成金银花一味药材多个来源的局面，但主流商品及公认的道地药材仍为忍冬的干燥花蕾。经查当年的药典技术档案，由于刚刚结束"文革"，药典工作属恢复初期，新增的 3 个来源未能找到支持其收载入药典的相关研究资料。

1985 年版（第四版）：延用前版。

1990 年版（第五版）：延用前版。

1995 年版（第六版）：延用前版。

2000 年版（第七版）：延用前版。

药典中对收入 4 种药典植物的叙述如下（以 2000 年版为例说明）。

金银花

【拼音名】Jinyinhua

【英文名】FLOS LONICERAE

本品为忍冬科植物忍冬 *Lonicera japonica* Thunb. 、红腺忍冬 *Lonicera hypoglauca* Miq. 、山银花 *Lonicera confusa* D C. 或毛花柱忍冬 *Lonicera dasystyla* Rehd. 的干燥花蕾或带初开的花。夏初花开放前采收，干燥。

【性状】

忍冬：呈棒状，上粗下细，略弯曲，长 2～3cm，上部直径约 3mm，下部直径约 1.5mm。表面黄白色或绿白色（储久色渐深），密被短柔毛。偶见叶状苞片。花萼绿色，先端 5 裂，裂片有毛，长约 2mm。开放者花冠筒状，先端二唇形；雄蕊 5 个，附于筒壁，黄色；雌蕊 1 个，子房无毛。气清香，味淡、微苦。

红腺忍冬：长 2.5～4.5cm，直径 0.8～2.0mm。表面黄白至黄棕色，无毛或疏被毛。萼筒无毛，先端 5 裂，裂片长三角形，被毛。开放者花冠下唇反转。花柱无毛。

山银花：长 1.6～3.5cm，直径 0.5～2.0mm。萼筒和花冠密被灰白色毛，子房有毛。

毛花柱忍冬：长 2.5～4.0cm，直径 1.0～2.5mm。表面淡黄色微带紫色，无毛。花萼裂片短三角形。开放者花冠上唇常不整齐，花柱下部多密被长柔毛。

【鉴别】取本品粉末 0.2g，加甲醇 5mL，放置 12h，滤过，滤液作为供试品溶液。另取绿原酸对照品，加甲醇制成每 1mL 含 1mg 的溶液，作为对照品溶液。照薄层色谱法试验，吸取供试品溶液 10～20μL，对照品溶液 10μL，分别点于同一以羧甲基纤维素钠为黏合剂的硅胶 H 薄层板上，以醋酸丁酯-甲酸-水（7：2.5：2.5）的上层溶液为展开剂，展开，取出，晾干，置紫外光灯（365nm）下检视。供试品色谱中，在与对照品色谱相应的位置上，显相同颜色的荧光斑点。

【检查】

总灰分：不得过 10.0％。

酸不溶性灰分：不得过 3.0％。

【含量测定】照高效液相色谱法测定。

色谱条件与系统适用性试验：用十八烷基硅烷键合硅胶为填充剂；乙腈-0.4％磷酸溶液（13：87）为流动相；检测波长为 327nm。理论板数按绿原酸峰计算不低于 1000。

对照品溶液的制备：精密称取绿原酸对照品适量，置棕色量瓶中，加 50％甲醇制成每 1mL 含 4μg 的溶液，即得（10℃以下保存）。

供试品溶液的制备：取本品粉末约 0.5g，精密称定，置具塞锥形瓶中，精密加 50％甲醇 50mL，称定重量，超声处理 30min，放冷，再称定重量，用 50％甲醇补足减失的重量，摇匀，滤过，精密量取续滤液 5mL，置 25mL 棕色量瓶中，加 50％甲醇至刻度，摇匀，即得。

测定法：分别精密吸取对照品溶液与供试品溶液各 5～10μL，注入液相色谱仪，测定，即得。

本品含绿原酸（$C_{16}H_{18}O_9$）不得少于 1.5％。

【性味与归经】甘，寒。归肺、心、胃经。

【功能与主治】清热解毒，凉散风热。用于痈肿疔疮，喉痹，丹毒，热毒血痢，风热感冒，温病发热。

【用法与用量】6～15g。

【储藏】置阴凉干燥处，防潮，防蛀。

（三）第八版

2005 年版（第八版）：将金银花和山银花分列进入药典目录。金银花是忍冬科植物忍冬的干燥花蕾。山银花有 3 种，即"红腺忍冬""华南忍冬""灰毡毛忍冬"。删除了前 5 版药典中的毛花柱忍冬（水忍冬），山银花种名修订为华南忍冬，新增了灰毡毛忍冬。该版对木犀草苷含量的要求为达到 0.10％，事实上金银花产区大部分达不到这一标准。2005 年改名，是按照"一物一名"的原则来做的，之所以把金银花和山银花分列，是考虑将药物更细致地分类和命名，不等于否定山银花在历史上同样作为金银花入药的事实。

第八版药典中对金银花、山银花的叙述如下。

1. 金银花（《中国药典》2005 年版）

金银花

【拼音名】Jinyinhua

【英文名】LONICERAE JAPONICAE FLOS

本品为忍冬科植物忍冬 *Lonicera japonica* Thunb. 的干燥花蕾或带初开的花。夏初花开放前采收，干燥。

【性状】本品呈棒状，上粗下细，略弯曲，长 2～3cm，上部直径约 3mm，下部直径约 1.5mm。表面黄白色或绿白色（储久色渐深），密被短柔毛。偶见叶状苞片。花萼绿色，先端 5 裂，裂片有毛，长约 2mm。开放者花冠筒状，先端二唇形；雄蕊 5 个，附于筒壁，黄色；雌蕊 1 个，子房无毛。气清香，味淡、微苦。

【鉴别】取本品粉末 0.2g，加甲醇 5mL，放置 12h，滤过，滤液作为供试品溶液。另取绿原酸对照品，加甲醇制成每 1mL 含 1mg 的溶液，作为对照品溶液。照薄层色谱法试验，吸取供试品溶液 10～20μL、对照品溶液 10μL，分别点于同一以羧甲基纤维素钠为黏合剂的硅胶 H 薄层板上，以乙酸丁酯-甲酸-水（7∶2.5∶2.5）的上层溶液为展开剂，展开，取出，晾干，置紫外光灯（365nm）下检视。供试品色谱中，在与对照品色谱相应的位置上，显相同颜色的荧光斑点。

【检查】

水分：照水分测定法测定，不得过 12.0％。

总灰分：不得过 10.0％。

酸不溶性灰分：不得过 3.0％。

重金属及有害元素：照铅、镉、砷、汞、铜测定法（原子吸收分光光度法或电感耦合等离子体质谱法）测定，铅不得过百万分之五；镉不得过千万分之三；砷不得过百万分之二；汞不得过千万分之二；铜不得过百万分之二十。

【含量测定】

绿原酸：照高效液相色谱法测定。

色谱条件与系统适用性试验：以十八烷基硅烷键合硅胶为填充剂；以乙腈－0.4％磷酸溶液（13：87）为流动相；检测波长为 327nm。理论板数按绿原酸峰计算应不低于 1000。

对照品溶液的制备：精密称取绿原酸对照品适量，置棕色瓶中，加 50％甲醇制成每 1mL 含 40μg 的溶液，即得（10℃以下保存）。

供试品溶液的制备：取本品粉末（过四号筛）约 0.5g，精密称定，置具塞锥形瓶中，精密加入 50％甲醇 50mL，称定重量，超声处理（功率 250W，频率 35kHz）30min，放冷，再称定重量，用 50％甲醇补足减失的重量，摇匀，滤过，精密量取续滤液 5mL，置 25mL 棕色量瓶中，加 50％甲醇至刻度，摇匀，即得。

测定法：分别精密吸取对照品溶液与供试品溶液各 5～10μL，注入液相色谱议，测定，即得。

本品按干燥品计算，含绿原酸（$C_{16}H_{18}O_9$）不得少于 1.5％。

木犀草苷：照高效液相色谱法测定。

色谱条件与系统适用性试验：以十八烷基硅烷键合硅胶为填充剂；以乙腈为流动相 A，以 0.5％冰醋酸溶液为流动相 B，按下表内容进行梯度洗脱；检测波长为 350nm。理论板数按木犀草苷峰计算应不低于 2000。

时间/min	流动相 A	流动相 B
0～30	10％→30％	90％→70％

对照品溶液的制备：精密称取木犀草苷对照品适量，加 70％乙醇制成每 1mL 含 40μg 的溶液，即得。

供试品溶液的制备：取本品细粉（过四号筛）约 3g，精密称定，置具塞锥形瓶中，精密加入 70％乙醇 50mL，称定重量，超声处理（功率 250W，频率 35kHz）1h，放冷，再称定重量，用 70％乙醇补足减失的重量，摇匀，滤过，取续滤液，即得。

测定法：分别精密吸取对照品溶液与供试品溶液各 10μL，注入液相色谱仪，测定，即得。

本品按干燥品计算，含木犀草苷（$C_{21}H_{20}O_{11}$）不得少于 0.10％。

【性味与归经】甘、寒。归肺、心、胃经。

【功能与主治】清热解毒，凉散风热。用于痈肿疔疮，喉痹，丹毒，热毒血痢，风热感冒，温病发热。

【用法与用量】6～15g。

【储藏】置阴凉干燥处，防潮，防蛀。

2. 山银花（《中国药典》2005 版）

山银花

【拼音名】Shanyinhua

【英文名】LONICERAE FLOS

本品为忍冬科植物灰毡毛忍冬 *Lonicera macranthoides* Hand. - Mazz.、红腺忍冬 *Lonicera hypoglauca* Miq. 或华南忍冬 *Lonicera confusa* DC. 的干燥花蕾或带初开的花。夏初花开放前采收，干燥。

【性状】

灰毡毛忍冬：呈棒状而稍弯曲，长 3.0～4.5cm，上部直径约 2mm，下部直径约 1mm。表面绿棕色至黄白色。总花梗集结成簇，开放者花冠裂片不及全长之半。质稍硬，手捏之稍有弹性。气清香。味微苦甘。

红腺忍冬：长 2.5～4.5cm，直径 0.8～2.0mm。表面黄白至黄棕色，无毛或疏被毛，萼筒无毛，先端 5 裂，裂片长三角形，被毛，开放者花冠下唇反转，花柱无毛。

华南忍冬：长 1.6～3.5cm，直径 0.5～2.0mm。萼筒和花冠密被灰白色毛，子房有毛。

【鉴别】取本品粉末 0.2g，加甲醇 5mL，放置 12h，滤过，滤液作为供试品溶液。另取绿原酸对照品，加甲醇制成每 1mL 含 1mg 的溶液，作为对照品溶液。照薄层色谱法试验，吸取供试品溶液 10～20μL、对照品溶液 10μL，分别点于同一以羧甲基纤维素钠为黏合剂的硅胶 H 薄层板上，以乙酸丁酯-甲酸-水（7：2.5：2.5）的上层溶液为展开剂，展开，取出，晾干，置紫外光灯（365nm）下检视。供试品色谱中，在与对照品色谱相应的位置上，显相同颜色的荧光斑点。

【检查】

水分：照水分测定法测定，不得过 15.0%。

总灰分：不得过 10.0%。

酸不溶性灰分：不得过 3.0%。

【含量测定】照高效液相色谱法测定。

色谱条件与系统适用性试验：以十八烷基硅烷键合硅胶为填充剂；以乙腈－0.4%磷酸溶液（12：88）为流动相；检测波长为 327nm。理论板数按绿原酸峰计算应不低于 1000。

对照品溶液的制备：精密称取绿原酸对照品适量，置棕色瓶中，加 50%甲醇溶液制成每 1mL 含 40μg 的溶液，即得。

供试品溶液的制备：取本品粉末（过四号筛）0.5g，精密称定，置具塞锥形瓶中，精密加入 50%甲醇 50mL，称定重量，超声处理（功率 250W，频率 35kHz）30min，放冷，再称定重量，用 50%甲醇补足减失的重量，摇匀，滤过，精密量取续滤液 5mL，置 25mL 棕色量瓶中，加 50%甲醇至刻度，摇匀，即得。

测定法：分别精密吸取对照品溶液与供试品溶液各 5～10μL，注入液相色谱仪，测定，即得。

本品按干燥品计算，含绿原酸（$C_{16}H_{18}O_9$）不得少于 1.5％。

【性味与归经】甘、寒。归肺、心、胃经。

【功能与主治】清热解毒，凉散风热。用于痈肿疔疮，喉痹，丹毒，热毒血痢，风热感冒，温热发病。

【用法与用量】6～15g。

【储藏】置阴凉干燥处，防潮，防蛀。

《中国药典》2005 版含金银花或山银花成分成方制剂和单味制剂，已将金银花和山银花两种药材分开列项，在该药典中有 29 个成方制剂和单味制剂以金银花为生产原料，而以山银花为生产原料的成方制剂和单味制剂没有列出。

3. 忍冬藤（《中国药典》2005 年版）

忍冬藤

【拼音名】Rendongteng

【英文名】CAULIS LONICERAE JAPONICAE

本品为忍冬科植物忍冬 *Lonicera japonica* Thunb. 的干燥茎枝。秋、冬二季采割，晒干。

【性状】本品呈长圆柱形，多分枝，常缠绕成束，直径 1.5～6.0mm。表面棕红色至暗棕色，有的灰绿色，光滑或被茸毛；外皮易剥落。枝上多节，节间长 6～9cm，有残叶及叶痕。质脆，易折断，断面黄白色，中空。气微，老枝味微苦，嫩枝味淡。

【检查】

水分：照水分测定法测定，不得过 12.0％。

总灰分：不得过 4.0％

酸不溶性灰分：不得过 1.0％。

【含量测定】照高效液相色谱法测定。

色谱条件与系统适用性试验：以十八烷基硅烷键合硅胶为填充剂；以乙腈－0.4％磷酸溶液（10∶90）为流动相；检测波长为 327nm。理论板数按绿原酸峰计算应不低于 1000。

对照品溶液的制备：精密称取绿原酸对照品适量，加 50％甲醇制成每 1mL 含 40μg 的溶液，即得。

供试品溶液的制备：取本品粉末（过三号筛）约 1g，精密称定，置具塞锥形瓶中，精密加入 50％甲醇 25mL，称定重量，超声处理（功率 250W，频率 30kHz）30min，放冷，再称定重量，用 50％甲醇补足减失的重量，摇匀，滤过，取续滤液，即得。

测定法：分别精密吸取对照品溶液 10μL 与供试品溶液 5～10μL，注入液相色谱仪，测定，即得。

本品按干燥品计算，含绿原酸（$C_{16}H_{18}O_9$）不得少于 0.10％。

【炮制】除去杂质，洗净，闷润，切段，干燥。

【性味与归经】甘、寒。归肺、胃经。

【功能与主治】清热解毒，疏风通络。用于温病发热，热毒血痢，痈肿疮疡，风湿热痹，关节红肿热痛。

【用法与用量】9～30g。

【储藏】置干燥处。

(四) 第九、十版

2010 年出版《中国药典》第九版，基本保持了 2005 年版对金银花的规定，且金银花与山银花依然分开，山银花的基源植物由 3 种调整为 4 种：灰毡毛忍冬、红腺忍冬、华南忍冬和黄褐毛忍冬。新增了黄褐毛忍冬。本版药典在修订时，就把木犀草苷含量此标准降低，改为 0.05%，大部分金银花产区因之都达到了此标准。

《中国药典》2010 年版含金银花或山银花成分成方制剂和单味制剂，有 60 个成方制剂和单味制剂以金银花为生产原料，如清开灵注射液、银翘解毒丸等；有 14 个成方制剂和单味制剂以山银花为生产原料，如口炎清颗粒、维 C 银翘片等。

1. 金银花（《中国药典》2010 年版）

金银花

【拼音名】Jinyinhua

【英文名】LONICERAE JAPONICAE FLOS

本品为忍冬科植物忍冬 *Lonicera japonica* Thunb. 的干燥花蕾或带初开的花。夏初花开放前采收，干燥。

【性状】本品呈棒状，上粗下细，略弯曲，长 2～3cm，上部直径约 3mm，下部直径约 1.5mm。表面黄白色或绿白色（储久色渐深），密被短柔毛。偶见叶状苞片。花萼绿色，先端 5 裂，裂片有毛，长约 2mm。开放者花冠筒状，先端二唇形；雄蕊 5 个，附于筒壁，黄色；雌蕊 1 个，子房无毛。气清香，味淡、微苦。

【鉴别】取本品粉末 0.2g，加甲醇 5mL，放置 12h，滤过，取滤液作为供试品溶液。另取绿原酸对照品，加甲醇制成每 1mL 含 1mg 的溶液，作为对照品溶液。照《薄层色谱法检验标准操作程序》试验，吸取供试品溶液 10～20μL、对照品溶液 10μL，分别点于同一硅胶 H 薄层板上，以乙酸丁酯-甲酸-水（7:2.5:2.5）的上层溶液为展开剂，展开，取出，晾干，置紫外光灯（365nm）下检视。供试品色谱中，在与对照品色谱相应的位置上，显相同颜色的荧光斑点。

【检查】

水分：不得过 12.0%。

总灰分：不得过 10.0%。

酸不溶性灰分：不得过 3.0%。

重金属及有害元素：照铅、镉、砷、汞、铜测定法（原子吸收分光光度法或电感耦合等离子体质谱法）测定，铅不得过百万分之五；镉不得过千万分之三；砷不得过百万分之二；汞不得过千万分之二；铜不得过百万分之二十。

【含量测定】

绿原酸：照《高效液相色谱法检验标准操作程序》测定。

色谱条件与系统适用性试验：以十八烷基硅烷键合硅胶为填充剂；以乙腈－0.4%磷酸溶液（13:87）为流动相；检测波长为 327nm。理论板数按绿原酸峰计算应不低于 1000。

对照品溶液的制备：取绿原酸对照品适量，精密称定，置棕色量瓶中，加 50%甲醇制成每 1mL 含 40μg 的溶液，即得（10℃以下保存）。

供试品溶液的制备：取本品粉末（过四号筛）约 0.5g，精密称定，置具塞锥形瓶中，精密加入 50% 甲醇 50mL，称定重量，超声处理（功率 250W，频率 35kHz）30min，放冷，再称定重量，用 50% 甲醇补足减失的重量，摇匀，滤过，精密量取续滤液 5mL，置 25mL 棕色量瓶中，加 50% 甲醇至刻度，摇匀，即得。

测定法：分别精密吸取对照品溶液与供试品溶液各 5~10μL，注入液相色谱仪，测定，即得。

本品按干燥品计算，含绿原酸（$C_{16}H_{18}O_9$）不得少于 1.5%。

木犀草苷：照《高效液相色谱法检验标准操作程序》测定。

色谱条件与系统适用性试验：用苯基硅烷键合硅胶为填充剂（Agilent ZORBAX SB-phenyl 4.6mm×250mm，5μm），以乙腈为流动相 A，以 0.5% 冰醋酸溶液为流动相 B，按下表中的规定进行梯度洗脱；检测波长为 350nm。理论板数按木犀草苷峰计算应不低于 20000。

时间/min	流动相 A	流动相 B
0~15	10%→20%	90%→80%
15~30	20%	80%
30~40	20%→30%	80%→70%

对照品溶液的制备：取木犀草苷对照品适量，精密称定，加 70% 乙醇制成每 1mL 含 40μg 的溶液，即得。供试品溶液的制备取本品细粉末（过四号筛）约 2g，精密称定，置具塞锥形瓶中，精密加入 70% 乙醇 50mL，称定重量，超声处理（功率 250W，频率 35kHz）1h，放冷，再称定重量，用 70% 乙醇补足减失的重量，摇匀，滤过。精密量取续滤液 10mL，回收溶剂至干，残渣用 70% 乙醇溶解，转移至 5mL 量瓶中，加 70% 乙醇至刻度，即得。

测定法：分别精密吸取对照品溶液与供试品溶液各 10μL，注入液相色谱仪，测定，即得。

本品按干燥品计算，含木犀草苷（$C_{21}H_{20}O_{11}$）不得少于 0.05%。

【性味与归经】甘，寒。归肺、心、胃经。

【功能与主治】清热解毒，疏散风热。用于痈肿疔疮，喉痹，丹毒，热毒血痢，风热感冒，温病发热。

【用法与用量】6~15g。

【储藏】置阴凉干燥处，防潮，防蛀。

2. 山银花（《中国药典》2010 年版）

山银花

【拼音名】Shanyinhua

【英文名】LONICERAE FLOS

本品为忍冬科植物灰毡毛忍冬 *Lonicera macranthoides* Hand.-Mazz.、红腺忍冬 *Lonicera hypoglauca* Miq.、华南忍冬 *Lonicera confusa* DC. 或黄褐毛忍冬 *Lonicera fulvotomentosa* Hsuet S. C. Cheng 的干燥花蕾或带初开的花。夏初花开放前采收，干燥。

【性状】

灰毡毛忍冬：呈棒状而稍弯曲，长 3.0～4.5cm，上部直径约 2mm，下部直径约 1mm。表面绿棕色至黄白色。总花梗集结成簇，开放者花冠裂片不及全长之半。质稍硬，手捏之稍有弹性。气清香。味微苦甘。

红腺忍冬：长 2.5～4.5cm，直径 0.8～2.0mm。表面黄白至黄棕色，无毛或疏被毛，萼筒无毛，先端 5 裂，裂片长三角形，被毛，开放者花冠下唇反转，花柱无毛。

华南忍冬：长 1.6～3.5cm，直径 0.5～2.0mm。萼筒和花冠密被灰白色毛，子房有毛。

黄褐毛忍冬：长 1.0～3.4cm，直径 1.5～2.0mm。花冠表面淡黄棕色或黄棕色，密被黄色茸毛。

【鉴别】

（1）本品表面制片。

灰毡毛忍冬：腺毛较少，头部大多圆盘形，顶端平坦或微凹，侧面观 5～16 细胞，直径 37～228μm；柄部 2～5 细胞，与头部相接处常为 2（～3）细胞并列，长 32～240μm，直径 15～51μm。厚壁非腺毛较多，单细胞，似角状，多数甚短，长 21～240（～315）μm，表面微具疣状突起，有的可见螺纹，呈短角状者体部胞腔不明显；基部稍扩大，似三角状。草酸钙簇晶，偶见。花粉粒，直径 54～82μm。

红腺忍冬：腺毛极多，头部盾形而大，顶面观 8～40 细胞，侧面观 7～10 细胞；柄部 1～4 细胞，极短，长 5～56μm。厚壁非腺毛长短悬殊，长 38～1408μm，表面具细密疣状突起，有的胞腔内含草酸钙结晶。

华南忍冬：腺毛较多，头部倒圆锥形或盘形，侧面观 20～60～100 细胞；柄部 2～4 细胞，长 50～176（～248）μm。厚壁非腺毛，单细胞，长 32～623（～848）μm，表面有微细疣状突起，有的具螺纹，边缘有波状角质隆起。

黄褐毛忍冬：腺毛有两种类型：一种较长大，头部倒圆锥形或倒卵形，侧面观 12～25 细胞，柄部微弯曲，3～5（～6）细胞，长 88～470μm；另一种较短小，头部顶面观 4～10 细胞，柄部 2～5 细胞，长 24～130（～190）μm。厚壁非腺毛平直或稍弯曲，长 33～2000μm，表面疣状突起较稀，有的具菲薄横隔。

（2）取本品粉末 0.2g，加甲醇 5mL，放置 12h，滤过，取滤液作为供试品溶液。另取绿原酸对照品，加甲醇制成每 1mL 含 1mg 的溶液，作为对照品溶液。照薄层色谱法试验，吸取供试品溶液 10～20μL、对照溶液 10μL，分别点于同一硅胶 H 薄层板上，以乙酸丁酯甲酸—水（7：2.5：2.5）的上层溶液为展开剂，展开，取出，晾干，置紫外光灯（365nm）下检视。供试品色谱中，在与对照品色谱相应的位置上，显相同颜色的荧光斑点。

【检查】水分不得过 15.0%。总灰分不得过 10.0%。酸不溶性灰分不得过 3.0%。

【含量测定】照高效液相色谱法测定。

色谱条件与系统适用性试验：以十八烷基硅烷键合硅胶为填充剂；以乙腈为流动相 A，以 0.4% 醋酸溶液为流动相 B，按下页表中的规定进行梯度洗脱；绿原酸检测波长为 330nm；皂苷用蒸发光散射检测器检测。理论板数按绿原酸峰计算应不低于 1000。

时间/min	流动相 A	流动相 B
0～10	11.5%→15%	88.5%→85%
10～12	15%→29%	85%→71%
12～18	29%→33%	71%→67%
18～30	33%→45%	67%→55%

对照品溶液的制备：取绿原酸对照品、灰毡毛忍冬皂苷乙对照品、川续断皂苷乙对照品适量，精密称定，加 50% 甲醇制成每 1mL 含绿原酸 0.5mg、灰毡毛忍冬皂苷乙 0.6mg、川续断皂苷乙 0.2mg 的混合溶液，即得。

供试品溶液的制备：取本品粉末（过四号筛）约 0.5g，精密称定，置具塞锥形瓶中，精密加入 50% 甲醇 50mL，称定重量，超声处理（功率 300W，频率 40kHz）40min，放冷，再称定重量，用 50% 甲醇补足减失的重量，摇匀，滤过，取续滤液，即得。

测定法：分别精密吸取对照品溶液 $2\mu L$、$10\mu L$，供试品溶液 $5\sim10\mu L$，注入液相色谱仪，测定，以外标两点法计算绿原酸的含量，以外标两点法对数方程计算灰毡毛忍冬皂苷乙、川续断皂苷乙的含量，即得。

本品按干燥品计算，含绿原酸（$C_{16}H_{18}O_9$）不得少于 2.0%，含灰毡毛忍冬皂苷乙（$C_{65}H_{106}O_{32}$）和川续断皂苷乙（$C_{58}H_{86}O_{22}$）的总量不得少于 5.0%。

【性味与归经】甘，寒。归肺、心、胃经。

【功能与主治】清热解毒，疏散风热。用于痈肿疔疮，喉痹，丹毒，热毒血痢，风热感冒，温病发热。

【用法与用量】6～15g。

【储藏】置阴凉干燥处，防潮，防蛀。

3. 忍冬藤（《中国药典》2010 年版）

忍冬藤

【拼音名】Rendongteng

【英文名】LONICERAE JAPONICAE CAULIS

本品为忍冬科植物忍冬 *Lonicera japonica* Thunb. 的干燥茎枝。秋、冬二季采割，晒干。

【性状】本品呈长圆柱形，多分枝，常缠绕成束，直径 1.5～6.0mm。表面棕红色至暗棕色，有的灰绿色，光滑或被茸毛；外皮易剥落。枝上多节，节间长 6～9cm，有残叶及叶痕。质脆，易折断，断面黄白色，中空。无臭，老枝味微苦，嫩枝味淡。

【鉴别】

（1）本品粉末浅棕黄色至黄棕色。非腺毛较多，单细胞，多断碎，壁厚，表面有疣状突起。表皮细胞棕黄色至棕红色，表面观类多角形，常有非腺毛脱落后的痕迹，石细胞状。薄壁细胞内含草酸钙簇晶，常排列成行，也有的单个散在。棱角较钝，直径 $5\sim15\mu m$。

（2）取本品粉末 1g，加 50% 甲醇 10mL，超声处理 30min，滤过，取滤液作为供试品溶液。另取忍冬藤对照药材 1g，同法制成对照药材溶液。再取马钱苷对照品，加 50% 甲醇制成每 1mL 含 1mg 的溶液，作为对照顾品溶液。照顾薄层色谱法试验，吸取供试品溶液和对照药材溶液各 10μL、对照品溶液 5μL，分别点于同一硅胶 G 薄层板上，以三氯甲烷-甲醇-水（65∶35∶10）10℃以下放置的下层溶液为展开剂，展开，取出，晾干，喷以 10%硫酸乙醇溶液，在 105℃加热至斑点显色清晰。供试品色谱中，在与对照药材色谱和对照品色谱相应的位置上，显相同颜色的斑点。

【检查】

水分：不得过 12.0%。

总灰分：不得过 4.0%。

【浸出物】照醇溶性浸出物测定法项下的热浸法测定，用 50%乙醇作溶剂，不得少于 14.0%。

【含量测定】

绿原酸：照高效液相色谱法测定。

色谱条件与系统适用性试验：以十八烷基硅烷键合硅胶为填充剂；以乙腈－0.4%磷酸溶液（10∶90）为流动相；检测波长为 327nm。理论板数按绿原酸峰计算应不低于 1000。

对照品溶液的制备：绿原酸对照品适量，精密称定，加 50%甲醇制成每 1mL 含 40μg 的溶液，即得。

供试品溶液的制备：取本品粉末（过三号筛）约 1g，精密称定，置具塞锥形瓶中，精密加入 50%甲醇 25mL，称定重量，超声处理（功率 250W，频率 30kHz）30min，放冷，再称定重量，用 50%甲醇补足减失的重量，摇匀，滤过，取续滤液，即得。

测定法：分别精密吸取对照品溶液 10μL 与供试品溶液 5～10μL，注入液相色谱仪，测定，即得。

本品按干燥品计算，含绿原酸（$C_{16}H_{18}O_9$）不得少于 0.10%。

马钱苷：照高效液相色谱法测定。

对照品溶液的制备：取马钱苷对照品适量，精密称定，加 50%甲醇制成每 1mL 含 40μg 的溶液，即得。

供试品溶液的制备：本品粉末（过三号筛）约 1g，精密称定，置具塞锥形瓶中，精密加入 50%甲醇 25mL，称定重量，超声处理（功率 500W，频率 40kHz）30min，放冷，再称定重量，用 50%甲醇补足减失的重量，摇匀，滤过，取续滤液，即得。

测定法：分别精密吸取对照品溶液 10μL 与供试品溶液 2～10μL，注入液相色谱仪，测定，即得。

本品按干燥品计算，含马钱苷（$C_{17}H_{26}O_{10}$）不得少于 0.10%。

饮片炮制：除去杂质，洗净，闷润，切段，干燥。

本品呈不规则的段，表面棕红色（嫩枝），有的灰绿色，光滑或被茸毛；外皮易脱落。切面黄白色，中空。偶有残叶，暗有绿色，略有茸毛。气微，老枝味微苦，嫩枝味淡。

【含量测定】同药材，含绿原酸（$C_{16}H_{18}O_9$）不得小于 0.070%。

【鉴别】【检查】【浸出物】【含量测定】（马钱苷）同药材。

【性味与归经】 甘，寒。归肺、胃经。

【功能与主治】 清热解毒，疏风通络。用于温病发热，热毒血痢，痈肿疮疡，风湿热痹，关节红肿热痛。

【用法与用量】 9～30g。

【储藏】 置干燥处。

2015 年出版了《中国药典》第十版：有关金银花、山银花、忍冬藤内容基本沿用前版。

（五）金银花、山银花有关争议

《中国药典》2005 年版、2010 年版、2015 年版将"金银花"与"山银花"明确分列为两种中药材，但对二者的表述却完全相同，"性味与归经"均为：甘、寒。归肺、心、胃经。"功能与主治"均为"清热解毒，疏散风热。用于痈肿疔疮，喉痹，丹毒，热毒血痢，风热感冒，温病发热。"金银花、山银花二者植物基源不同、性状各异、成分及其含量也存在一定差异，二者的性味与归经、功能与主治是否会有所区别呢？对此，在 2013 年 3 月的全国"两会"期间，部分医药界的人大代表向会议递交了"关于修改现行《中国药典》相关内容的议案"。

2013 年 6 月 28 日，国家食品药品监督管理总局对此议案做了书面答复，相关内容原文如下："金银花为我国常用中药材，《中国药典》自 1963 年版开始收载；山银花作为法定中药材名称，《中国药典》自 2005 年版开始收载。《中国药典》2005 年版编制过程中，国家药典委员会组织专家对金银花和山银花的本草考证、药用历史及现代药用物质基础研究等进行反复研究论证，认为二者基源不同，性状各异，成分及其含量也存在一定差异；因此，《中国药典》2005 年版开始将金银花和山银花的标准进行了分别收载；但是金银花、山银花的药用历史、中医临床用药经验以及各地用药习惯形成，其性味归经、功能主治、用法用量在临床应用中并未区别，故《中国药典》未对其功能主治等项明确区分；而且，因相关研究数据不充分，尤其缺乏传统中药材的性味、功能与主治与其基源、现代药用物质基础的相关性研究数据，故目前《中国药典》暂未修订金银花、山银花的功能主治等项内容。"

值得注意的是，近年来，有研究人员依据微量元素含量及不同元素的相对比例，对金银花、山银花及其他同属近缘种植物的药性进行分析。研究人员在论文中提到，有关金银花与山银花的药性"仅仅依据微量元素的分析结果，尚缺乏其他方面的证据，建议有关专家从临床和药理方面做更深入的研究"[2]。

1. 官方说明

国家药典委员会关于金银花、山银花分类有关问题的说明❶摘要如下。

（1）为什么要区别金银花和山银花。金银花、山银花同属中药材。金银花是忍冬科植物忍冬初开的花及花蕾，南北均有分布，主要种植产区在北方数省；山银花是忍冬科植物红腺忍冬、华南忍冬、灰毡毛忍冬和黄褐毛忍冬的花蕾或初开的花，主要种植产区在南方几省。

---

❶　国家药典委员会网站，http://www.chp.org.cn/cms/newscenter/news/000628.html。

尽管二者在一些功效方面存在着相同性，国家药典委员会在关注药用历史、植物形态和药材性状上存在着差异的同时，更应关注其内在化学成分的差异。大家知道，吃饭是论碗吃，而"是药三分毒"，药物要精确到克，甚至到毫克。药物起作用的是其内在化学成分，既能治病也会有副作用，有时稍有差池，就会带来疗效和安全风险的巨大差异，即所谓"差之毫厘、谬之千里"。随着科学的不断发展，只有认识这些差异，并加以区分，才能使药物更加对症，同时又能尽量减少对人体的副作用。发现差异、科学分列，是药典工作的一个原则，也是药典越分越细的原因所在。正因如此，把金银花和山银花在药典中分列出来，只会更有利于药品安全。

一是两者化学成分整体表征上的具体差异，如图 1-8 所示。

二是药材性状的差异，如图 1-9 所示。

我们于 2015—2016 年，对忍冬属药典植物干花蕾取样进行测定，结果见表 1-1。表中显示出，灰毡毛忍冬干花蕾最长，平均长度 36.2mm，黄褐毛忍冬干花蕾最短，长度 19.0mm，前者为后者的 1.9 倍。

表 1-1　　　　　　　　忍冬属药典植物干花蕾长度对比

种名	产　　地	干花蕾长度/mm	样品数/个
忍冬	山东、河南、河北	29.1	6
灰毡毛忍冬	湖南、重庆、四川、贵州	36.2	11
红腺忍冬	贵州	29.2	1
华南忍冬	广东、广西	27.6	2
黄褐毛忍冬	贵州	19.0	1

三是植物形态的差异。详见前述有关文字、内插照片及书前照片。

（2）是什么因素促成 2005 年版药典把金银花、山银花分列。我国地域辽阔、中医药历史悠久，其在传承过程中曾出现一名多物的药材混用现象。由此带来的药品安全事件，时刻提醒药学研究和药品监管必须不断对种类繁杂的中药材进行正本清源、科学界定。如2000 年前后国内外先后报道的马兜铃酸和"龙胆泄肝丸"事件，就是将"关木通"混成"木通"使用，由于前者含有的马兜铃酸具有强烈的肾毒性，一字之差，导致一些患者使用后出现肾损害甚至肾衰竭，从而引发了严重的药害事件。

我国药典每 5 年一修订。由于金银花、山银花在药用历史、植物形态、药材性状、化学成分等方面存在差异，特别是山银花中含有大量皂苷类成分，如用于生产中药注射剂，则可能存在溶血等安全风险。为了保护公众用药的安全，减少药害事件的发生，国家药典委员会在制定《2005 年版中国药典设计方案》时，对包括金银花在内的葛根、黄柏、金银花、前胡、紫草、土木香等十几种药材，按照"中药材内含成分差别较大的多来源品种逐步分列"的原则，分列到药典之中。

鉴于忍冬与灰毡毛忍冬、红腺忍冬、华南忍冬、黄褐毛忍冬区别较大，而后 4 种成分更为相近，结合本草考证的历史用药情况，决定将金银花恢复至 1963 年版药典的一种来源，其余归为山银花。

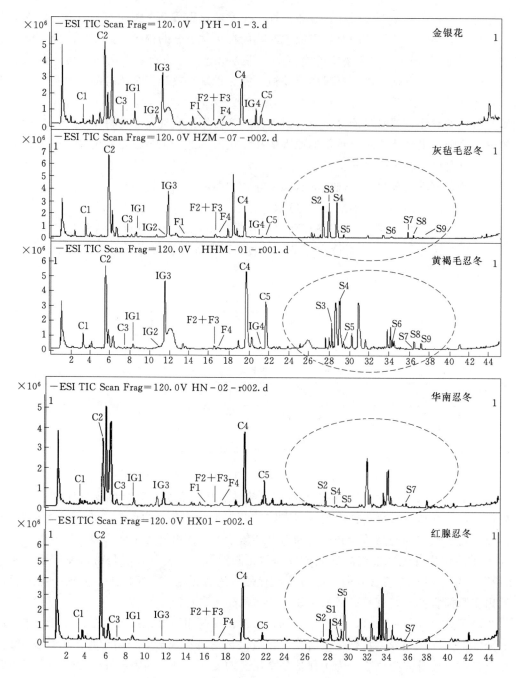

图 1-8　忍冬属药典植物化学成分整体表征

C1—5-咖啡酰奎宁酸；C2—绿原酸；C3—咖啡酸；C4—异绿原酸；C5—4,5-双咖啡酰奎宁酸；

IG1—獐牙菜苷；IG2—7-*epi*-vogeloside；IG3—断马钱苷；IG4—centauroside；F1—芦丁；

F2—槲皮苷；F3—木犀草苷；F4—忍冬苷；S1—akebiasaponin F；S2—灰毡毛忍冬皂苷乙；

S3—灰毡毛忍冬皂苷甲；S4—川续断皂苷乙；S5—木通皂苷 IV；S6—28-O-[β-D-Glc-

(1→6)-β-D-Glc]hederagenin；S7—灰毡毛忍冬次苷乙；S8—灰毡毛忍冬次苷甲；

S9—3-O-[α-L-Rha-(1→2)-α-L-Ara]hederagenin

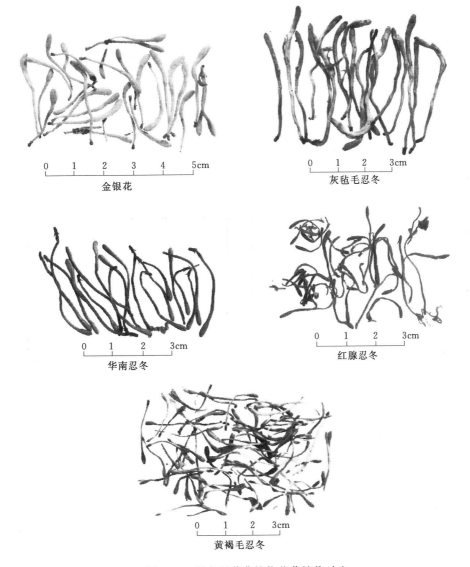

图 1-9 忍冬属药典植物花蕾性状对比

（3）为什么 2005 年版《中国药典》初次收录灰毡毛忍冬。山银花项下的红腺忍冬、华南忍冬始载于 1977 年版药典。而这次反映受损失较大的产在湖南的灰毡毛忍冬在 2005 年版药典之前，未曾收录国家药典，而只是地方药材标准，属地方习用药材。

2000 年前后，当地政府为解决贫困山区农民的致富问题，组织农民大面积种植灰毡毛忍冬。由于是地方习用药材，其使用的地域范围受到很大限制，因此为解决这个问题，地方政府积极推动灰毡毛忍冬上药典工作。

国家药典专业委员会在审评起草单位提交的灰毡毛忍冬的相关研究资料时发现，该地方药材从药用历史、植物来源、药材性状、化学成分等方面与金银花（忍冬）相比存在一定区别，但与已分列在山银花项下的红腺忍冬、华南忍冬接近，经过专业委员会讨论，同意将灰毡毛忍冬收入药典山银花项下。因此，灰毡毛忍冬是首次列入 2005 年版药典，并不存在从国家药典中对其更名的问题。

（4）2005 年版《中国药典》颁布后，山银花产业发展状况如何。在 2005 年之前，灰毡毛忍冬由于未列入《中国药典》和国家药品标准，仅作为地方习用药材，在当地使用，且不能用于国家标准的中成药生产，其产业发展较为缓慢。2005 年版《中国药典》将其归在山银花项下，产业得到了迅速的发展，价格上涨，用量也大幅度增长。

一种药材的产业发展，决定性因素是其药用价值和市场适销对路的状况。鉴于山银花具有其相应的药用价值和保健功效，目前经国家药品监管部门批准使用山银花的药品有 35 个，500 多个批准文号。

反映 2013 年山银花销量下降的情况，同比对应的应是 2012 年的销量，而把其下降原因追溯到 2005 年的药典修订（更何况灰毡毛忍冬在此版药典中刚列入），显然不合逻辑。关于南方部分地区山银花产业这些年的发展情况，欢迎媒体等进行实地明察暗访。

在此也要指出，坚持药品标准的严谨、科学，是保证公众用药安全有效的重要前提，是药典工作的出发点和落脚点，这一点在任何时候、任何情况下也不能动摇。在此原则基础上，我们也会像 2005 年将灰毡毛忍冬纳入药典一样，充分考虑和积极服务于地方经济发展。2005 年版以来药典以本草考证为基础，以现代科学研究理论为支撑，将金银花、山银花分列，并将灰毡毛忍冬、黄褐毛忍冬等山银花收载，乃至相继批准一系列使用山银花的药品品种，这些其实都是维护山银花药农利益的具体举措。今后，我们将继续坚持这一原则，统筹药品科学严谨管理和农民增收，最大限度地实现广大群众用药安全的整体利益和不同地区药农的具体利益。

2. 专家众说纷纭

药典委首席专家钱忠直教授在接受媒体采访时曾指出，过去一些多来源的药材其所含成分差别较大。如，民间习称"金银花"的品种有很多，来源于忍冬科忍冬属的不同种植物。《中国药典》1963 年版首次收载金银花时，根据本草考证结果和药材的道地性，规定供药用的金银花只有 1 种，即忍冬科植物忍冬。

钱忠直说，1977 年版《中国药典》由于受特定历史环境的干扰及影响，增收了红腺忍冬、山银花和毛花柱忍冬 3 个植物来源，造成金银花一味药材多个来源的局面，但主流商品及公认的道地药材为忍冬的干燥花蕾。

从化学成分研究结果来看，忍冬有效成分以木犀草苷为主，其余品种木犀草苷含量甚少，主要以绿原酸为主，两者成分差异较大。为保护传统道地药材，新版药典对金银花药材来源进行了修订，将忍冬作为金银花药材的唯一来源，其余品种包括新增的灰毡毛忍冬均并入山银花项下，与药材名金银花分开。

20 世纪 60—70 年代，国家一直在提倡中草药运动，为了响应这个号召，药典委也在新一版的药典上"多收录一些草药"。中国中医科学院周超凡教授坦承，那时候条件艰苦，所以在一些细节上处理得并不严谨，现在看来，1977 年版的药典确实存在很多问题。

原则上，药典应该 5 年整体修订一次，但第二次的修订却到了 1985 年。"中草药运动的浪潮过去了，考虑问题也冷静了，所以 1985 年版相对成熟一些。"周超凡说，这一版的修订大家都很用心，有些不常用的、副作用反应不良的、反应比较多的药没有再收录在药典中。

专家介绍说，在很长时间内，我国有 18 个种用作民间药典的来源，如，四川省可供药用的主流品种为灰毡毛忍冬、细毡毛忍冬和淡红忍冬；浙江省的主流品种为忍冬、红腺忍冬、灰毡毛忍冬；甘肃省主流品种为盘叶忍冬、细毡毛忍冬和淡红忍冬；湖南省主流品种为灰毡毛忍冬。此外，各地区还有广泛分布的野生忍冬植物，只是其有效成分达不到药典标准，因而没有实际的药用价值和经济价值。

"目前全国市场上，真正的金银花和假冒金银花之名的山银花产量各占一半。"2013年 5 月 22 日，中国金银花协会会长刘锋告诉《中国企业报》记者[3]。据刘锋介绍，2012年，全国金银花产量约 2.8 万 t，主要集中在山东省平邑县、河北省巨鹿县、河南省封丘县。另一方面，全国山银花产量约 2.6 万 t，主要集中在湖南、重庆等地。

刘锋称，目前湖南省隆回县山银花产量有 1 万多 t，品种全是山银花品种之一的灰毡毛忍冬。在黔西南地区，号称有 30 万亩"金银花"，实际上为山银花植物类中的另一品种黄褐毛忍冬。有业内人士还向《中国企业报》记者透露，他在重庆调研时，发现 10 万亩的"金银花"种植区，竟然有 8 万亩是"山银花"（灰毡毛忍冬）。

澳利达医药集团董事长周有财认为，目前金银花和山银花市场混乱，两者药用成分和药效都存在差异，现实情况是生产企业混用。

中国医学科学院药用植物研究所药用植物栽培研究中心副研究员徐常青博士说，在上游种植环节，南方的湖南、重庆、贵州、四川等地把山银花当金银花种植，甚至宣传山银花和金银花功效一模一样。在流通环节，由于地方保护问题严重，监管不够。有的地方政府明明知道是山银花假冒金银花生产销售，也进行保护。

徐常青介绍，在流通环节，掺假现象严重，其环节是金银花主产区的一些企业或收购商从外地买来山银花后掺入金银花，然后通过本地物流集散地发向全国。因为价格便宜，一些药房、超市乐意购买，这导致一些消费者在生病后拿着医生的处方，从药房买了"金银花"后起不到治病的效果，还耽误病情，对医生的诊疗、甚至对中医的作用产生怀疑。"一些制药厂、凉茶企业明目张胆地购买掺假的金银花原材料，使下游产品出现质量问题，最终受损害的是消费者健康和金银花产业发展。"徐常青说。

自 2005 年版《中国药典》将金银花和山银花分开，已经出了 2010 年、2015 年两个版本，但对金银花、山银花功能、主治却一模一样，显然很有问题。徐常青说，国家中医药管理局应从病理、药理等方面做基础性工作，解决人民生命健康问题和产业发展问题。他还说，"山银花冒充金银花，如果是口服，风险还要小些。如果用山银花作针剂，将对消费者生命安全产生威胁。"

一些专家认为，用山银花代替金银花生产的药，实际上就是假药。前些年在全国接连发生患者注射"双黄连注射液"（药物组成：金银花、黄芩、连翘）致人死亡的事件，就是山银花替代金银花制药造成的恶果。

此外，2014 年 8 月 12 日，湖南省纪委预防腐败室副主任陆群，通过其名为"御史在途"的实名认证微博账号，实名举报事件，更让金银花、山银花之争显得扑朔迷离。

金银花和山银花到底有无区别？在药品、保健品、食品中能否通用？没有国家权威部门的科学认定是不能轻易定性，也无法轻易定性的。建议政府主管部门尽快组织有关专家，对金银花、山银花的"性味与归经""功能与主治"等，从药理到临床等方面进行全面、系统、深入的对比研究，探求真相，得出结论。

根据我们调研，2005年以来，持续十余年的金银花、山银花之争，并不仅是对山银花类植物种植造成冲击，价格降低，种植面积停滞不前甚至下降；对金银花类植物种植也造成了冲击，价格虽然横比较山银花高，但同植物纵比也下降很大。究其主要原因：一是价格下滑的跟风效应；二是用途单一，综合开发不够；三是资源建设缺乏整体规划，存在着一定的盲目性。

我们认为，药典委出发点是好的，但在没有理清楚金银花、山银花药理、药学等特性的前提下，就仓促划分为两类，略显仓促。特别是用于区分金银花、山银花的主要指标——木犀草苷，其要求标准仅为0.05%，量太少，且与常规认为金银花主要作用来源于其绿原酸这一成分也不相同，难以服众。需要加强这方面的深入研究。

我们在调研中发现，山银花类植物种植多为灰毡毛忍冬的新品种"金翠蕾""渝蕾1号"，产花量大（平均亩产干花300kg左右），花蕾期普遍较长（20天以上），采摘效率高（手工一次可采摘20～30朵花蕾），绿原酸含量一般为金银花类植物含量的2～3倍，即使不能在一些针剂类药品中应用，在其他药用方面还是挺有潜力的，特别是在食用方面，市场前景十分广阔；反观金银花类植物，除"北花1号"挺好、但推广面积还不太大外，其余选育良种，普遍具有产花量较小（平均亩产干花100kg左右，相当于主要山银花类的1/3）、花蕾期普遍较短（一般1天，仅相当于主要山银花类的1/20）、采摘效率很低（手工一般一次采摘2朵，相当于主要山银花类采摘效率的1/10～1/15）、绿原酸含量较低（一般为主要山银花类的1/2～1/3）的问题，但是其优点也十分明显，大部分中成药中均可利用，食用方面也有很好的市场，而且原料价格较高，单价为山银花类的2～3倍以上。从上述调查资料来分析，金银花、山银花各有优劣，金银花生产成本较高，山银花生产成本较低；金银花高价低产，山银花低价高产，亩收益也相差较小，而且由于山银花价格低，在食用业的利用机会更多。我们认为，在市场竞争中，金银花、山银花两类会逐渐利用各自的优势，体现其各自的独特功能，同时，更多地发挥协同作用，共同繁荣忍冬属药典植物资源建设及开发利用市场。

总之，金银花、山银花之争，处理好了，会相互促进，相得益彰。在这方面，有关方面要抓紧多做基础性研究工作，通过分析数据，来圆满解决这一争端。

三、优良品种介绍

植物品种是指在一定时期内，主要经济性状符合生产和消费市场的需要，生物学特性适应一定地区生态环境和农林业技术的要求，可用适当的繁殖方式保持群体内不妨碍利用的整齐度和前后代遗传的稳定性，以及具有某些可区别于其他品种的标志性状的栽培植物群体。品种不是植物分类学中的分类单位，而是属于栽培学上的变异类型，实际上为栽培植物的变种或变型。金银花/山银花是具有悠久历史的著名中药材，有适宜于不同类型区的自然种与栽培种，可供生产实践选择运用。

（一）选育概况

我国忍冬属药用植物野生资源较为丰富，并且在长期栽培条件下，各地均不同程度地选育出一批地方农家品种，为优良品种的选育提供了丰富的种质资源。以前对这些资源的系统搜集和整理工作开展得较少，对其适应性、产量及质量等方面的比较研究更少。近年来，各地纷纷在开展或业已完成了忍冬属药用植物种质资源调查、保存、鉴定评价和创新利用的研究工作，旨在经过系统整理分析，查明各品种的优缺点，从中挖掘出尚未被人们重视和利用的优良品种，加以繁殖保存，这对忍冬属药用植物优良品种选育有重要意义。

1. 种质资源

在忍冬属药用植物种质资源调查时，许多专家、学者深入到药材传统产区，对种植数十年、数百年甚至更长时间的农家品种等相关类型开展调研，同时调查了各地区的野生植物资源，因为其中蕴藏着丰富的基因，不乏优质高产品系，且往往具有栽培种所缺少的抗性。

（1）种植调查。据调查，忍冬虽然自然分布区域遍布大江南北，但人工栽培区域中心却主要位于山东、河南和河北三省。近年来由于金银花相对于山银花价格更高，南方许多地区开始引种忍冬，进行规模化种植，如贵州绥阳忍冬属植物种植面积已达到 21 万亩，其中过半面积（11 万亩）为引自北方的巨花 1 号、北花 1 号等忍冬良种资源。

灰毡毛忍冬在南方栽培区域很大，栽培区域中心为湖南、重庆。在灰毡毛忍冬栽培实践中，湖南隆回的贡献最大，本省及周边许多省（自治区、直辖市）的栽培用苗多引自该地区。黄褐毛忍冬主要在贵州黔西南地区广为栽培。而红腺忍冬、华南忍冬传统种植区在调查时，已经不见规模种植，只有自然分布或零星栽培，只在广西见有规模种植。

周凤琴等[4]对山东、河南、河北三大主产区的忍冬属药用植物种质进行了调查，基本查清了主产区的主流种质，采集了 50 余份资源，分别进行了形态标记与迁地种植，并在山东平邑建立金银花种质资源圃，完成了初步的整理鉴定与分析。

李林等[5]对原产浙江乐清、永嘉以及文成引种的忍冬属药用植物进行调查后发现，其原植物分别为红腺忍冬、灰毡毛忍冬以及引自河南的忍冬。

蓝云龙等[6]则对浙江西南地区的 6 个野生忍冬属药用植物种质形态、有效成分、遗传等方面进行了调查和评价，发现野生种与栽培种间形态差异和有效成分差异较大，其中包含有性状优良的野生种质。

（2）育种方法。忍冬属药用植物在生产上主要利用扦插等无性繁殖方法进行繁种，因此，直接利用忍冬属药典植物的自然变异培育无性系品种，是目前最有效的育种方法。山东省临沂市农业科学院通过科学筛选，从野生忍冬中选育出性状优良的新品种中花 1 号，就产量而言，两年生植株单产干花比对照大毛花增产 66.30%，3 年生单产干花比对照增产 69.90%；有效成分上，绿原酸与木犀草苷含量分别为 2.60% 和 0.16%，远超《中国药典》规定水平。湖南省隆回县从灰毡毛忍冬孕花败育的植株中，选择出了花蕾不开的金翠蕾、银翠蕾等优良品种，产品档次提升很大。

作为育种更为重要的手段，杂交育种是通过人工杂交，将 2 个或 2 个以上亲本的优良性状综合到一个个体上，继而从分离的后代群体中经人工选择培育，从而创造新品种的育种方法，子代通常具有杂种优势。山东省平邑县用本地忍冬与野生芽变品系采取多元杂交技术，培育出新品系懒汉金银花[7]。

多倍体育种，通常是用秋水仙素等诱变剂处理愈伤组织胚状体或丛生芽，获得多倍体植株的一种手段。与普通植株相比，加倍后的植株的细胞和器官会表现出巨型性的显著特征，能增大植株的营养器官，且多倍体植株有较强的生态适应性和对逆境的抗耐性，某些药用活性成分提高。目前研究者通过人工诱导已成功获得忍冬的多倍体植株。山东省平邑县九间棚农业科技园有限公司采用多倍体育种技术，以二倍体忍冬传统品种大毛花（$2n=18$）为亲本，经过秋水仙素茎尖处理加倍选育而成的四倍体金银花新品种"九丰1号"[8]，相比亲本大毛花，绿原酸含量提高30%，每亩增产干花83.6kg，增产率达58.79%。

（3）品种归类。忍冬属药典植物中，以忍冬种下的民间品种最为繁杂。在主产区，特别是在山东、河南、河北，几乎每个村庄都有自己的品种，十分混乱。南方地区的灰毡毛忍冬，也出现了较多的种下品种。

张芳[9]在山东临沂广泛调查的基础上，选择形态特征具有明显差异的忍冬植株，观察其生长发育特性，特别是记载不同器官的外观形态特征，包括枝条长度、枝条粗度、花枝上1/3与下2/3的节间长、叶片长度、叶片宽度、叶片长宽比、叶片干重、花枝上花蕾数量、花蕾重量、苞片长度、苞片宽度、苞片长宽比、苞片叶尖夹角等具体指标，并依据这些指标对搜集到的21个种质进行了聚类分析，发现不同种质间的最大距离系数为0.551，最小距离系数为0，说明不同种质之间的亲缘关系很近。当距离系数为0.126时，所有种质可聚为毛花系、鸡爪花系和野生花系3大品系。

孙稚颖等[10]在金银花道地产区山东省平邑县、费县和河南封丘等地，收集了忍冬18个农家品种、野生品种和引种的灰毡毛忍冬共36个样品，选用ISSR标记技术，探讨忍冬属不同农家品种在DNA水平上的差异。通过聚类分析发现，36份样本被分成了7支，第1支为大毛花和小毛花；第2支包括大鸡爪、青鸡爪、麻针、大麻叶、红梗子、米花子和四季花；第3支包括小鸡爪、红鸡爪、红裤腿、线花、大麻叶、巨花2号、米花子和蛞牛儿腿；第4支包括小鸡爪、巨花1号、四季花、中金1号、河北花和采自封丘的栽培忍冬；第5支为九丰1号；第6支为野生忍冬；第7支为灰毡毛忍冬。从聚类过程中发现，忍冬与灰毡毛忍冬是2个种，所以灰毡毛忍冬首先被分离出来；其次，野生忍冬与栽培品种差异也很明显，起因于长期的人工选择，使得栽培品种在遗传上发生了一定的变异；忍冬传统品系包括毛花系和鸡爪花系，大毛花和小毛花聚为一独立支，但毛花系培育出的九丰1号已独立分化出来，形成遗传较稳定的一个品种；鸡爪系所含农家品种繁杂，包括大鸡爪、小鸡爪、红裤腿、麻针、大麻叶等，品种间有交叉，新培育出的品种，四季花也嵌于其中。

2. 存在问题

忍冬属药典植物在良种选育中存在的问题，主要集中在4个方面[11]。

（1）种质混乱，缺乏系统的搜集与整理。我国金银花地方品种资源极为丰富，农家品种很多，但经认定的优良品种较少。各地栽培品种混杂，分类不清；名称不规范，同种异名、同名异种现象常有发生。如山东平邑的北花1号与银花王、鲁丰1号、鲁新1号等即为同一品种；山东的蒙花1号与平花1号等，河南封丘的金丰1号与豫封1号、封花1号，也是指同一品种；湖南隆回的金翠蕾、银翠蕾、白云与湘蕾1号、2号、3号等之间，又是两套不同的命名系统，实际上一回事。而且多数改良品种均没有明确的来源鉴定，缺乏系统的搜集和整理。

（2）质量评价技术滞后，缺乏比较研究。由于缺乏系统的定向选育，在长期的栽培过程中，忍冬属药典植物种内产生较大变异，被划分为不同的种质，而种质间的适应性、产量和有效成分的含量差异情况，以及如何采用化学和生物指纹图谱技术，进行全面评价种质质量等，尚缺乏全面科学的评价和跟踪体系。

（3）选育方法落后，选育过程不规范。现有忍冬属药典植物良种，多为野生种质人工驯化而成，选育方法相对落后，选育程序不规范，习惯于割条砸花的传统选育方法，往往会将其他品种的枝条混入，无法选育出真正品种纯正、性状优良的种质来。而杂交育种、多倍体育种刚刚起步，大量优质种质资源尚未在育种中得到充分应用，限制了生产实践中的推广运用。

（4）良种退化，盲目引种现象严重。在忍冬属药典植物的传统产区，由于种苗生产技术不规范，品种混杂现象普遍，良种退化现象严重，存在遗传稳定性、一致性差等问题，通常表现为生长势低下，二茬花少，产量低，质量差，病虫害易侵，采摘困难等现象。而在新产区，由于产业快速发展，种苗供应紧张，盲目调苗现象普遍，严重影响药材质量和产量。金银花/山银花产业发展过程中，缺乏合理的品种提纯复壮手段，也没有规范良种获取渠道，限制了开发企业的发展步伐。

（二）主要优良品种特性

目前，生产实践中推出的忍冬属药典植物优良品种，特别是忍冬种下品种，数不胜数，不胜枚举。下面按 5 种药典植物，分述其主要优良品种。

1. 忍冬

在忍冬主产区，种植户在长期的生产实践中，积累了许多良种选育经验，制定了一些地方或行业标准，逐渐得到了一系列忍冬优良品系；并在忍冬盛花期，利用割条扦插，分株移栽进行良种扩繁。还有一些品种，是近年来利用多倍体诱导技术等培育，并经有关机构登记的新型良种。忍冬良种多产自山东、河南、河北 3 个主产区。

（1）大毛花。大毛花（*L. japonica* "pubescent"），传统品种，是目前忍冬种下许多选育优良品种的"原种"。产于山东省平邑县郑城镇至流域镇之间，面积较大。花墩大，生长旺盛，深绿至黄绿色；枝条粗壮，密丛生，中部以上或自中下部缠绕或极度缠绕，密被毛。叶绿色，质厚，手感绵软；叶片长椭圆形、狭长椭圆形至狭卵形，密被毛茸。花疏生叶腋；花蕾细长，中上部弯曲，密被毛，大白期上部空泡；苞片卵形至狭卵形，密被毛。二茬花较少。花期如图 1-10 所示。

大毛花名字听起来很土，不那么吸引人。但是，金银花最古老的品种就是这种。山东省平邑县种植的金银花，大部分都是大毛花或来源于这一品种。适合于瘠薄山岭地种植，大毛花的产量也比较高，亩产干花 75～100kg。农民种植已经有几百年的历史，通过多年来的选优去劣，逐步更新，品质越来越好。大毛花耐干旱、耐瘠薄，不需要大肥大水，基本靠自然降雨，管理简单，当地农民种植最多。

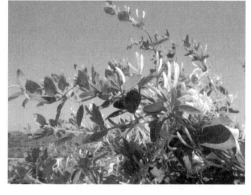

图 1-10 大毛花（山东平邑）

大毛花的主要缺点，一是藤本植物，匍匐在地，采摘不方便；二是在土地肥沃、雨水充足、立地条件好的地方极易生长徒长枝，争夺养分，导致减产；三是花期短（大白期至银花期只1天），采晒时间集中，难度大。

（2）北花1号。北花1号（L. japonica "No 1 beihua"），审定品种，是目前忍冬种下首屈一指、综合评价最高、市场需求量最大的品种。产于山东省平邑县。该优良品种系采用系统育种方法，优选山东道地金银花主产区传统品种"大毛花"的自然变异种，经过长

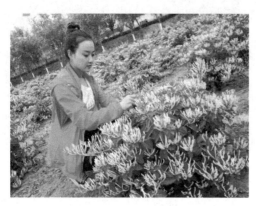

图1-11　盛花期的"北花1号"（山东平邑）

期定向选育而成的一种树型金银花。其突出优点是：花蕾期超长，大白期花蕾10天以上不开花，彻底颠覆了数千年来正品金银花2～3天即开花凋谢的传统特性，解决了当前制约正品金银花发展的最大难题—鲜花采摘难、成本费用高、经济效益低的问题（图1-11）。北花1号绿原酸含量3.20%，木犀草苷含量0.096%。该品种徒长枝少，两年以上花墩基本都是结花枝，而且花蕾硕大、花针长，头茬花千蕾鲜花重310g左右；密植丰产园盛花期亩产干花可达120～150kg。2016年1月19日，由山东北花农业科技有限公司和平邑县九间棚农业科技园有限公司共同完成的"金银花新品种北花1号的选育研究与开发"成果，通过了山东省临沂市科技局组织的科技成果鉴定。

北方金银花传统品种都是花蕾进入大白期后1～2天即开花绽放，而且是从枝条基部到梢部渐次开放，在采花期需要每天采摘一遍大的花蕾，稍有耽搁便会开花凋谢，产量和质量大幅度降低。即便是金银花主产区采摘能手，每人每天仅能采摘鲜花10～15kg（晒成干花2～3kg），金银花密植园盛花期每天每亩需要4～5人采摘。因此，人工采摘费用已成为影响金银花收益的最大成本，采花难题也成了制约金银花大面积发展的最大障碍。而北花1号大白期呈花蕾状天数长达10～15天不开放，极大地延长了最佳采摘期，再也无需担心采摘稍晚就要开花凋谢的问题；在采摘时间上更具灵活性，一般每茬花季集中采收两次便可，如遇到阴雨天可以不采摘，等待天晴后再采摘晾晒，避免了雨天采摘不便，弃采减收，晾晒不便，霉烂变质等弊端。北花1号金银花节间短，叶片下垂，花蕾大，花蕾集中外露，集中簇生于叶腋和枝顶，人工采摘方便，并为今后推广机械化采摘提供了可能，可像南方"金翠蕾""渝蕾1号"一样大把采收（每次8～10朵左右），每人每天可采鲜花40～50kg（晒成干花8～10kg），采摘工效提高3～4倍，大大节省了人工采摘成本，提高了金银花种植收益。按亩产干花100kg计算，仅采摘成本一项便可比普通品种每亩减支3000元。此外，由于花蕾期长、开花头少，所采鲜花几乎全是花蕾，既可自然晾晒干花，又可机械杀青烘烤，干花整齐洁净外观好，提高了干花质量和销售价格。

北花1号既保留了传统品种大毛花的抗旱、耐寒、耐瘠薄、耐盐碱等优点，可在山区旱地、沟边地埂，甚至西北荒漠化地区栽植；又具备主干直立性好、易培育成树形金银花

的优点，方便了田间管理和鲜花采摘，提高了通风透光性和采花量，非常适宜平原地区建立密植丰产园。

北花1号花蕾期超长（大白期至银花期10～15天），采摘方便，工效高，这是这一品种最大的特点。目前选育的忍冬优良品种，也就这一品种具有这一特征。正由于其闪光特征，市场上同物异名品种也挺多，必须乘早进行品种保护等工作。北花1号不仅是经济种植首选材料，而且也是生态绿化、城镇美化、观光采摘的当选植物。

（3）四季金银花。四季金银花（*L. japonica* "semperflorens"），审定品种，是目前忍冬种下产量最高的品种。四季金银花，是山东省平邑县道地传统品种"大毛花"金银花的自然变异种，经过长期的人工定向培育选育而成。花期图如图1-12所示。其主要特点如下所述：

一是主干直立性强，易培育成树形，管理方便。四季金银花改变了传统金银花品种枝条匍匐在地的习性，单株栽植，当年便可长到80～100cm高，大水大肥也不徒长，解决了平原地区栽植传统品种金银花匍匐在地

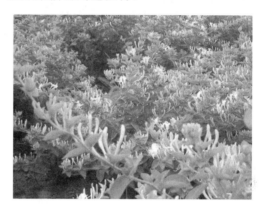

图1-12 四季金银花（山东平邑）

管理难的问题，而且一次栽植长年受益，其寿命可长达30～40年。

二是适应性广，抗逆性强，抗旱耐寒耐瘠薄。在全国大部分地区种植，无论山区丘陵，还是平原地区，无论肥沃土壤，还是荒山沙地，基本都能适应。其耐寒性强，一般金银花在秋季温度低于15℃时，枝叶便停止生长并逐渐落叶；而四季金银花在气温不低于7℃时，还能保持青枝绿叶。

三是花期多次，产量均衡稳定，丰产丰收。一般金银花花期分为3～4茬，产量逐茬递减，其中头茬花约占总花量的70%左右，以后几茬花因花量小、开花时间分散、不便采摘，很难形成经济产量。而四季金银花花期分茬不明显，一般从5月开始到秋季落叶前持续产花，在山东省金银花主产区花期从每年5—10月，集中开花有4茬，且每茬花量较大，采摘方便，丰产丰收效益高。该品种栽植后当年每亩一般可产干花15～20kg，第2年可达50～100kg，3年后盛花期亩产可达150～200kg。

四季金银花生命力强，栽植后生长快，生长期长（每年3—10月），当年栽植即成树型。具有作为经济开发、生态绿化、城镇美化、景观盆景、观光旅游等多种用途，市场广阔，前景远大。

该品种最大缺点是花期短（大白期至银花期只1天），采摘压力大。

（4）九丰1号。九丰1号（*L. japonica* "No 1 jiufeng"），审定品种。产于山东省平邑县郑城镇、保太镇，由大毛花培育而成的四倍体。单株需搭架，茎上部缠绕。枝条粗壮，节短，幼枝绿色，密被粗硬长茸毛。叶深绿色，质较厚，叶片椭圆形或长椭圆形，基部略心形，密被毛。花着生于叶腋，花蕾长，有二茬花。篱架式九丰1号花期性状如图1-13所示。

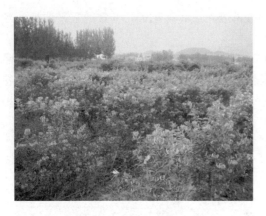

图 1-13 九丰 1 号（山东平邑）

九丰 1 号由中国科学院植物研究所徐常青博士，历经 13 年研究，以平邑县主栽的传统品种二倍体金银花"大毛花"为亲本，采用多倍体育种技术而培育出的同源四倍体。2004 年 12 月 5 日，该成果通过了山东省科技厅组织的省级科学技术成果鉴定（鲁科成鉴字〔2004〕第 813 号），认为"达到了金银花育种研究的国际领先水平"，2006 年被国家科技部列为"国家级星火计划项目"（国科发计字〔2006〕377 号）。九丰 1 号具有明显的多倍体植物器官巨型性特征，茎枝粗壮，叶片厚大，叶色浓绿，绒毛多，节间短，徒长枝少，结花枝多。

九丰 1 号花蕾平均长 4.91cm（最长达 6.50cm），花蕾基部直径 2.52mm、花蕾顶部直径 6.27mm，花瓣厚 0.32mm。其花药长、宽及柱头直径、蜜腺直径等均较大。密植园丰产期亩产干花可达 150～200kg，绿原酸含量达 3.9％，木犀草苷含量达 0.16％。

该品种最大缺点：一是花期短（大白期至银花期只 1 天），采摘压力大；二是藤本，篱架投资增加了种植成本。

（5）中花 1 号。中花 1 号（*L. japonica* "No 1 zhonghua"），审定品种。中花 1 号是山东省临沂市农业科学院通过科学筛选，从野生忍冬中选育出的性状优良的新品种。2014 年通过了山东省林木品种审定，良种编号为：鲁 S-SV-LJ-023-2014，如图 1-14 所示。

与传统金银花（大毛花、鸡爪花、秧花子）相比，在形态上，中花 1 号具有直立性强，茎枝粗壮，花枝节间短，有效花枝多等特点；一年内从 5—10 月可开花 5 次，具花蕾大、花针长、顶端结蕾等优势；在生理特性上具有适应性、抗逆性强，生长快，易管理，耐干旱，耐严寒，通风、光合作用好，采花管理容易，全国大部分地区都可种植等特征。中花 1 号已在山东、河北、河南、内蒙古、新疆、宁夏等地广为推广种植。

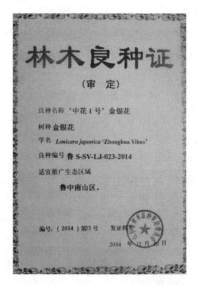

图 1-14 中花 1 号省级林木良种证

中花 1 号茎枝粗壮，叶片宽厚，叶色深绿，节间短。结花枝多，徒长枝少，开花量大，花枝比例达 92.7％，两年生植株单株花蕾数达 7624 个，比大毛花多 85.7％；两年生亩产干花（440 墩，1000 株，下同）达到 69.7kg，比大毛花增产 66.3％；3 年生单产干花 119.5kg，比对照大毛花增产 69.9％；干花千蕾重 28.26g，产量优势明显，经济效益较高。

经临沂市食品药品检验检测中心对中花 1 号送检样品检测显示，绿原酸含量为 3.5%，木犀草苷含量为 0.089%。

该品种最大缺点是花期短（大白期至银花期只 1 天），采摘压力大。

（6）树型金银花。树型金银花（*L. japonica* "arbor"），选育品种，是目前忍冬种下绿原酸含量最高的品种。亦称"封丘树型大毛花"，产于河南省封丘县。花期图如图 1-15 所示。

封丘县栽培金银花已有 1500 多年的历史。封丘古属魏地，西晋《博物志》中有"魏地人家场圃所种，藤生，凌冬不凋"之说。明代李时珍《本草纲目》中也有"忍冬在处有之，封丘较佳"的字句。其优良的品质被清廷列为贡品。北京中药名店同仁堂把封丘金银花列入首选用药。20 世纪 70 年代，中国医药公司确定封丘为全国金银花生产基地。20 世纪 90 年代，封丘已成为金陵药业、哈药二厂等国内知名大型制药企业的药源基地。2003 年 3 月，封丘金银花荣获国家质检总局颁发的原产地标记注册证。自此以后，封丘金银花在世贸组织成员国内受到了等同于知识产权级的保护。

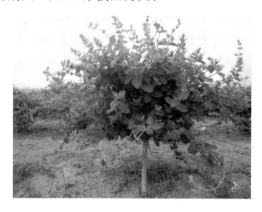

图 1-15　树型金银花（河南封丘）

封丘金银花独特的性能可归纳为 4 个方面：一是直：直立生长，养分上下通畅，花蕾的有效成分自然高；直立生长便于通风透光，利于光合作用，同时减少金银花病虫害的发生，减少泥浆的迸溅、污染；直立生长方便通行、便于管理，从内、外两个方面保证了金银花的优良品质；二是大：封丘金银花一般株高 1.5～2m，鲜花肥大厚实，干花碧绿鲜亮，孕育了比较多的药用成分。亩产干花达 100～150kg；三是高：封丘金银花药用成分高且分布均匀。据中国药科大学和河南中医药研究所测定，封丘金银花绿原酸含量在 5.6%～6.5%，明显高于一般的金银花；木犀草苷含量也在标准值 0.05% 以上；总黄酮含量 2.14%；四是碧：封丘金银花，还是上好的茗茶，常饮金银花茶，清热解毒，减肥健身。明朝李时珍在《本草纲目》中就有"封丘金银花久服轻身"的记录。茶圣陆羽在《茶经》中有"魏地金银花，芬芳透碧澄"一说。

该品种最大缺点是花期短（大白期至银花期只 1 天），采摘压力大。

（7）密二花。密二花（*L. japonica* "xinmi"），选育品种，是忍冬种下曾经知名度最高的品种。产于河南省新密市尖山乡、牛店镇。成墩，全株黄绿。枝条短，斜升，上部缠绕，毛密。叶片长卵形、卵状椭圆形至狭长椭圆形，质厚，毛浓密，手感绵软。花蕾粗短，三青期先端微膨大，二白期至大白期中部以上显著膨大，密被毛。苞片卵形，毛密。如图 1-16 所示。

密二花产区光照时间长、花期长、花量大，每年 5—9 月为开花期，可摘 3～5 茬。所产金银花以其色泽佳、骨花硬、质地纯、味浓清香、沸水冲泡、垂而不倒闻名于世。早在 1914 年巴拿马万国博览会上首次展出，就受到世界医药界的欢迎，被誉为"密二花"并

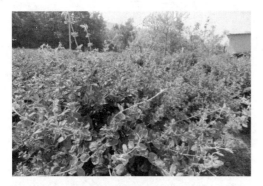

图1-16 密二花（河南新密）

获得金奖。1980年，国家医药总局在北京召开的金银花评比会上，参评专家认为全国同类之冠，被评为特色银花。1984年，国家医药总局以国药科字第431号文件通知，把密县金银花即"密二花"列入第一批保密项目。2011年8月，"密二花"申报国家地理标志产品获批。2012年7月，密二花被河南省民间文化遗产抢救工程工作委员会、专家委员会、省民间文艺家协会命名为"中原贡品"。

密二花虽然质量最佳，绿原酸含量、木犀草苷含量均可达到国家药典要求，但产量较低，亩产干花仅40kg。密二花作为道地中药材，已开发有金银花含片、金银花口服液等多种产品，同时，以浮戏山五指岭密二花为原料加工制成"密二花茶""金银花茶"畅销海内外，密二花也将在地标品牌发展道路上越走越远。

该品种最大缺点：一是产量不高；二是花期短（大白期至银花期只1天），采摘压力大。

（8）巨花1号。巨花1号（*L. japonica* "No 1 jvlv"），审定品种。产于河北省巨鹿县堤村。巨花1号是巨鹿金银花1号的简称，于1973年由河北省巨鹿县高级农艺师解凤岭利用亚变原理对巨鹿原有金银花改良培育，经过多年不懈的栽培、研究，培育出的优良品种，目前已有30多年的栽培历史。1982年被河北省科委命名为巨花1号。该品种叶片大，叶毛多而长，色浓绿，徒长枝少，植株直立，花枝粗壮，花蕾紧凑，干花产量高，药用成分含量高，耐盐碱、抗旱和抗病能力强。花期图如图1-17所示。

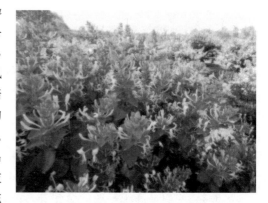

图1-17 巨花1号（河北巨鹿）

丰产期巨花1号在河北巨鹿年产4茬花，平均亩产干花150kg，最高达到250kg。绿原酸含量超过4.2%，木犀草苷含量达0.10%。巨花1号已经远推至贵州绥阳等地栽培。

该品种最大缺点是花期短（大白期至银花期只1天），采摘压力大。

此外，忍冬种下优良品种还有金花3号、亚特金银花、中银1号[12,13]等选育或审定品种。

以上介绍的8个忍冬选育品种，优点是产量较传统品种高，年内开花一般在2~3次以上。缺点：一是手工采摘困难，一次只能采2朵花；二是从大白期到银花期，一般也就1天最多2天时间，因此采摘压力太大。不过，北花1号例外，这一品种几乎具有与南方灰毡毛忍冬优良品种渝蕾1号、金翠蕾等相似的特征：一是花蕾期长达10~15天，然后才由大白期变为银花期，因此减轻了采摘压力，保证了花蕾质量；二是花穗上花蕾密度高，一次可采 10 朵左右花蕾，相当于忍冬其他品种的 5 倍，采摘效率明显提高。北花 1 号是目前国内最好的忍冬种下优良品种。

2. 灰毡毛忍冬

20 世纪 90 年代，通过科研单位和药农的多年筛选，灰毡毛忍冬主要种植区陆续选育出了一些优良品种。

1996 年 7 月，湖南省隆回县小沙江镇邹百荣种植的 1.3hm² 的金银花大面积严重感染白粉病，隆回县林业局等单位在调研时，发现有一株 4 年生植株感染白粉病极轻，单株干花产量 2.1kg，且盛花期花冠半开裂，确定为抗白粉病较强的变异植株。第二年仍表现抗白粉病，当年干花产量 2.5kg。1998 年春，从母株上采取枝条高接在 4 株 4 年生的灰毡毛忍冬大树上，每株嫁接了 20 个芽，共计 80 个株，成活 43 个芽，其中 9 个芽当年孕育花蕾，花蕾仍表现出花冠半开裂的特性。经过连续 3 年观测，抗白粉病较强和花冠半开裂的特性一直保持，高接后第 3 年单株干花产量仍达 1.9kg。此品种被命名为白云。

1997—1998 年，隆回县林业局对该县金银花种质资料进行全面调查时，在小沙江镇白马山林场和本省溆浦县温水乡茶园亭村各发现一株树，其花期中的花蕾一直不开放（花冠不开裂），与周围树相比，还表现连年高产，抗病能力强，定为变异优株。1999 年隆回县林业局与湖南省林业科学院联合开展研究，于当年春，从变异母株采取枝条高接在 4 年生灰毡毛忍冬大树上，每个变异株高接 5 株，每株嫁接 20 个芽，即两个变异各嫁接 100 个芽，分别成活 38 个和 51 个芽，各有 7 个和 9 个芽当年孕育花蕾，花蕾仍然表现出花冠不开裂的特性，分别被命名为金翠蕾（温水乡）和银翠蕾（小沙江镇）；对照普通灰毡毛忍冬嫁接成活 69 个芽，当年有 12 个芽开花，花期花冠全开裂，先白色，后变成金黄色。经连续 3 年观测，花冠不开裂的特性一直保持，高接后第 3 年单株干花产量分别为：金翠蕾 1.63g，银翠蕾 1.46g，对照 0.6g[14]。

金翠蕾、银翠蕾、白云这 3 个新品种（图 1-18），于 2009 年通过国家林业局林木良种审定委员会审定，荣获国家级林木良种证书（图 1-19）；此成果于 2006 年获湖南省科技进步二等奖。

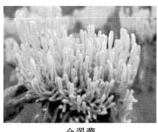
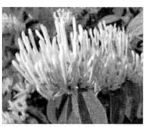
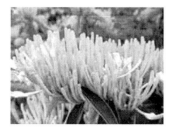

| 金翠蕾 | 银翠蕾 | 白云 |

图 1-18 金翠蕾、银翠蕾、白云的花蕾对比

（1）金翠蕾。金翠蕾（*L. macranthoides* "golden - green"），审定品种。产于湖南溆浦。花冠不开裂，无毛，长 4cm，上部直径 2.5mm，下部直径 1.3mm，花蕾顶部突然膨大较明显；平均 30 朵花聚合成伞状花序或团状花序，1～3 簇生于叶腋或枝顶上。花蕾呈含苞未放的棒状（图 1-20），花冠一直不开裂，花期 15～25 天。花蕾整齐，金黄色，千

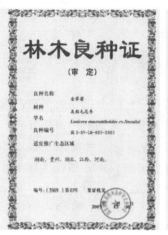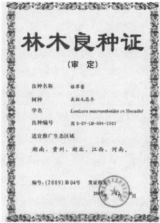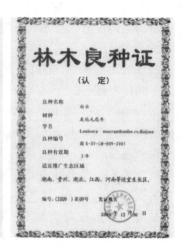

图 1-19 金翠蕾、银翠蕾、白云所获国家级林木良种证书

花蕾鲜重 73.39g，千花蕾干重 17.62g，出干花率 24.01%。定植第 3 年，鲜花产量为 937.5kg/亩（折算干花产量为 225.1kg/亩），比普通灰毡毛忍冬的产量高出 77.9%；定植第 4～5 年，可产干花 250～350kg/亩。干花绿原酸含量 5.92%。根系发达，对土壤要求不严格，适应性强，南方山区、丘陵与平原均可栽培，沙土、黏土、偏酸偏碱土都能生长良好，耐旱涝、耐寒热、耐土壤瘠薄，抗病性较强，虫害较少。

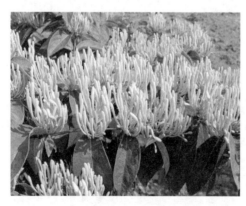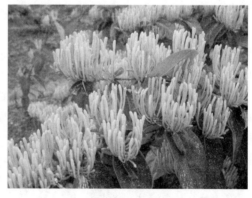

图 1-20 金翠蕾   图 1-21 银翠蕾

　（2）银翠蕾。银翠蕾（*L. macranthoides* "silver-green"），审定品种。产于湖南隆回。花冠不开裂，无毛，平均长 4.2cm，上部直径 2.5mm，下部直径 1.5mm，花蕾顶部渐渐膨大；平均 31 朵花聚合成伞状花序或团状花序，1～3 簇生于叶腋或枝顶上。花蕾呈含苞未放的棒状（图 1-21），花冠一直不开裂，花期 15～25 天。花蕾整齐，白色，千花蕾鲜重 61.46g，千花蕾干重 14.21g，出干花率 23.12%。定植第 3 年，鲜花产量为 750kg/亩（折算干花产量为 173.4kg/亩），比普通灰毡毛忍冬的产量高出 61.3%；定植第 4～5 年，可产干花 200～300kg/亩。干花绿原酸含量 5.83%。根系发达，对土壤要求不严格，适应性强，南方山区、丘陵与平原均可栽培，沙土、黏土、偏酸偏碱土都能生长

良好，耐旱涝、耐寒热、耐土壤瘠薄，抗病性较强，虫害较少。

（3）白云。白云（*L. macranthoides* "white - cloudy"），审定品种。产于湖南隆回。花冠半开裂，无毛，平均长 3.9cm，上部直径 2.5mm，下部直径 1.6mm；平均 27 朵花聚合成伞状花序或团状花序，2～3 簇生于叶腋或枝顶上，花期 7～10 天（图 1 - 22）。千花蕾鲜重 58.92g，千花蕾干重 14.62g，出干花率 24.81％。定植第 3 年，鲜花产量为 1068.8kg/亩（折算干花产量为 265.2kg/亩），比普通灰毡毛忍冬的产量高出 102.8％；定植第 4～5 年，可产干花 300～400kg/亩。干花绿原酸含量高，达 6.97％。根系发达，对土壤要求不严格，适应性强，南方山区、丘陵与平原均可栽培，沙土、黏土、偏酸偏碱土都能生长良好，耐旱涝、耐寒热、耐土壤瘠薄，具较强抗白粉病能力。

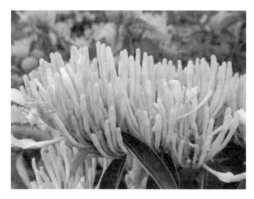 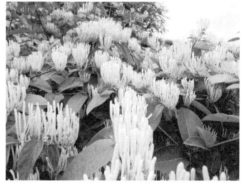

图 1 - 22　白云　　　　　　　　图 1 - 23　渝蕾 1 号（重庆秀山）

（4）渝蕾 1 号。渝蕾 1 号（*L. macranthoides* "No 1 chongqing"），审定品种。产于重庆秀山。该品种分枝多密，节短均匀，坚挺优美，叶面光滑，叶肉厚，叶质硬脆，花冠不开裂，无毛，平均长 4.2cm，花蕾顶部渐渐膨大；平均 40 朵花聚合成伞状花序或团状花序，花蕾为含苞未放的棒状，花期 20～30 天（图 1 - 23）。花蕾整齐，千花蕾鲜重 81.52g，千花蕾干重 23.32g，出干花率 28.60％。单株产量高，据清溪镇盛达公司基地测产：山上基地 1 年单株产量为 0.25～1kg（鲜重，下同）；2 年为 0.8～2.0kg；3 年 3.2～6.5kg；4 年亩产 6.1～8.2kg。山下基地 1 年单株产量为 0.25～1kg；2 年单株产量为 0.5～1.5kg；3 年单株产量 2.2～4.5kg；4 年单株产量 6.1～8.2kg。亩产干花 250～350kg 左右。干花绿原酸含量 5.16％～7.37％。该品种适应性强，具有生长快、产量高、抗病力强、抗风抗雨、采收省工省时等特点。

以上介绍的灰毡毛忍冬 4 个优良品种，其最大的特点：一是花蕾孕花败育，因此造就了花期特长，一般 15～25 天呈花蕾状，即使凋零也不开放，药农可以灵活安排采摘时间，缓解了劳动力安排的压力；二是平均约 30 朵花聚合成伞状花序或团状花序，1～3 个花序簇生于叶腋或枝顶上，因此花蕾密度很大，人工采摘效率很高，极大地降低了劳动成本。

3. 红腺忍冬

红腺忍冬从资料上看，东自浙江，西至四川，有自然分布和人工栽培。但在我们历时两年的实地考察中，仅在广西马山见到规模化种植地块。

（1）早丰 1 号。早丰 1 号（*L. hypoglauca* "No 1 early - bumper"），审定品种。从广

西壮族自治区马山县古零镇栽种的山银花普通品种中，通过单株选育而成，属红腺忍冬。花蕾早熟丰产，在南宁地区3月中、下旬成熟，呈棒状，略弯曲，长3.0～4.5cm，上部直径0.25～0.30cm，下部直径0.15～0.20cm，干花千蕾重13.8～14.0g，盛产期亩产113.9kg（单株产干花325.5g）。适宜桂南、桂中、桂西等向阳丘陵或石山地区引种试栽[15]。

（2）雷雨1号。雷雨1号（*L.hypoglauca* "No 1 leiyu"），审定品种。产自贵州省道真县。其砧木为灰毡毛忍冬，接穗为红腺忍冬。雷雨1号山银花、砧木亲本、接穗亲本的干燥花蕾绿原酸含量（为阴干样和烘干样品绿原酸含量平均值）分别为7.01%、4.75%、12.58%，均高于对照药材的4.43%；叶片样品绿原酸含量分别为1.7%、3.79%、2.97%，与对照药材叶片的绿原酸含量（2.24%）相近[16]。该品种继承了接穗亲本高绿原酸含量，但改变了接穗亲本藤本性状为灌木状，产量超过其选育接穗亲本3倍。烘干花蕾绿原酸含量要比阴干样品高1.36%，说明快速烘干与常规阴干法相比，更有利于减少山银花有效成分损失，有利于药材的规模化加工。

4. 华南忍冬

华南忍冬与红腺忍冬类似，在我们两年来的考察中，仅在广西忻城发现有规模化种植。资料中介绍华南忍冬种植较多的广东省湛江市，曾经建有金银花GAP基地，调查时已荡然无存。据有关报道[17]，华南忍冬选育品种有尖叶银花、毛叶银花等。

5. 黄褐毛忍冬

贵州省黔西南州农业林业科学研究院高级工程师邓朝义经过多年试验研究，已在该州初步选育出黄褐毛忍冬种下品种，计有蔓金、金蕾、大叶金花等，目前资料正在整理中。

需要说明的是，人们耳熟能详的下面这些概念，只代表一个特定种植区域里的栽培种群体，是一个区域概念，并不是选育品种，不应与栽培"品种"相混。

东银花：又名济银花。主产于山东省平邑、费县、兰陵等县。产量较大，品质亦佳。销往全国，并供出口。目前是全国区域种植面积最大的地区。

南银花：又名密银花。主产于河南省新密、登封、荥阳、尉氏等县。品质最优，但产量较小，主供出口。目前主要在新密种植，面积较小。

怀银花：又名淮银花。产于河南省温县、博爱、沁阳、武陟、盂县一带（旧时怀庆府）。品质亦佳，销往全国，并出口。但2016年6月调查时，发现温县仅有50亩，博爱等地已无种植。

豫封银花：产于河南省开封市、新乡市，以封丘县等周边区域，品质最佳，产量较大。销往全国，并供出口。目前封丘实有种植面积，已较历史最高期大为下降。

（三）品种鉴定

下面对金银花、山银花两大类植物（包括所含种），从外观性状、显微结构、化学成分等方面，进行性状对比。

1. 外观性状

金银花和山银花原植物均为忍冬属缠绕灌木（藤本），叶纸质或革质，对生。花成对而生，即每2朵花同生于一总花梗上，习称"双花"。双花的基部有2对小苞片和2个苞片。双花单对或多对组成花序生于叶腋处或枝顶。叶质地及被毛情况、叶腋处双花花序类型、苞片的形态等特征是分类鉴别的重要依据。金银花和山银花的原植物主要鉴别特征比较，详见表1-2和表1-3。

表1-2　　　　　　　　　　金银花与山银花原植物形态特征比较[18]（1）

特征	金银花	山 银 花			
	忍冬	灰毡毛忍冬	红腺忍冬	华南忍冬	黄褐毛忍冬
花枝	"双花"单生叶腋，栽培品近顶端"双花"略密集	"双花"密集生于叶腋，呈圆锥状花序	"双花"单生叶腋或数对组成短总状花序	"双花"单生叶腋或数对组成短总状花序	"双花"单生叶腋或数对组成短总状花序
苞片	叶状	披针形	披针形	披针形	细长条形
叶质地	纸质	革质	纸质	纸质	纸质
叶下表面	被糙毛	密被毡毛，散布橘黄色腺毛	密被橘黄色腺点	被糙毛	密被黄褐色毡毛状糙毛

表1-3　　　　　　　　　　金银花与山银花原植物形态特征比较[18]（2）

特征	金银花	山 银 花			
	忍冬	灰毡毛忍冬	红腺忍冬	华南忍冬	黄褐毛忍冬
花枝					
叶腋处花序					
苞片					

特征	金银花	山　银　花			
	忍冬	灰毡毛忍冬	红腺忍冬	华南忍冬	黄褐毛忍冬
叶下表面被毛					

　　金银花与山银花的植物来源不同，其花在性状上也呈现出明显差异（表1-4和表1-5）。

表1-4　　　　　　　　　金银花与山银花的性状差异比较表（1）

项目	来源	表　面	萼筒	萼齿	花丝	花蕾 长/cm	花蕾 直径/mm
金银花	忍冬	淡黄色，外被糙毛和长腺毛	球形无毛	卵状三角形或长三角形有毛	无毛	2～3	3
山银花	灰毡毛忍冬	灰绿色或棕黄色，疏生毡毛	椭圆形无毛	三角形疏生毛	无毛	3～4.5	2
	红腺忍冬	黄棕色或棕色，近无毛或疏生伏毛	椭圆形无毛	三角状披针形，有缘毛	无毛	2.5～4.5	0.8～2
	华南忍冬	灰棕色或红棕色，密被倒生糙毛及腺毛	椭圆形有毛	披针形或卵状三角形，有毛	无毛	1.6～3.5	0.5～2
	黄褐毛忍冬	淡黄棕色或黄色，密被黄褐色倒伏毛或短腺毛	倒卵状椭圆形无毛	条状披针形，有毛	无毛	1～3.4	1.5～2

表1-5　　　　　　　　　金银花与山银花的性状差异比较表（2）

特征	金银花	山　银　花			
	忍冬	灰毡毛忍冬	红腺忍冬	华南忍冬	黄褐毛忍冬
外观形态					
	花冠顶端膨大，向下渐细	较金银花细瘦，顶端稍膨大			

续表

特征	金银花	山　银　花			
	忍冬	灰毡毛忍冬	红腺忍冬	华南忍冬	黄褐毛忍冬
花冠表面放大观					 1mm
	开展柔毛和长腺毛	倒伏短糙毛，散在短腺毛	稀疏柔毛，散在点状腺毛	开展柔毛和短腺毛	倒贴伏短糙毛和长腺毛
花萼放大观					 1mm
	萼筒无毛，萼齿边缘具长缘毛	萼筒无毛，萼齿边缘具短缘毛	萼筒无毛，萼齿边缘具短缘毛	萼筒与萼齿均被短糙毛	萼筒无毛，萼齿长条状披针形，边缘具短缘毛

2. 显微结构

金银花与山银花，从显微结构来看，也存在着一些差异（表1-6）。

表1-6　　　　　金银花与山银花显微鉴别特征比较[18]

特征	金银花	山　银　花			
	忍冬	灰毡毛忍冬	红腺忍冬	华南忍冬	黄褐毛忍冬
花冠表面观					 200μm
	非腺毛较多，开展；腺毛较多	非腺毛较多，朝花冠基部方向倒伏生长；腺毛散在	非腺毛稀疏或几无毛；腺毛散在	非腺毛较多，开展；腺毛较多	非腺毛较多，朝花冠基部方向倒贴伏生长；腺毛较多

特征	金银花	山银花			
	忍冬	灰毡毛忍冬	红腺忍冬	华南忍冬	黄褐毛忍冬
腺毛	腺头倒圆锥形或类圆形，柄长短不一	腺头圆盘形或倒圆锥形，柄较短	腺头圆盾形而大，柄极短	腺头呈倒圆锥形或盘形，顶端中央多凹陷，柄基部细胞略粗	腺头倒圆锥形或倒卵形，柄较长

（1）金银花。腺毛多见 2 种，一种头部呈倒圆锥形，顶部平坦，侧面观约 10～33 个细胞，排成 2～4 层，直径 48～108μm；腺柄 2～5 个细胞，长 70～700μm。另一种头部呈类圆形或扁圆形，侧面观约 6～20 个细胞，直径 24～80μm；腺柄 2～4 个细胞，长 24～80μm。单细胞非腺毛也有 2 种，一种厚壁，长约 45～990μm，直径 14～37μm，壁厚 5～10μm，微具疣状突起，有的具角质螺纹。另一种为薄壁非腺毛，极多，甚长，弯曲而皱缩，花粉粒类球形，直径 60～92μm，黄色，表面有细密短刺及圆颗粒状雕纹，具 3 个萌发孔沟[19]。

（2）山银花。据《中国药典》2015 年版，各品表面制片如下：

灰毡毛忍冬：腺毛较少，头部大多圆盘形，顶端平坦或微凹，侧面观约 5～16 细胞，直径 37～228μm；柄部 2～5 个细胞，与头部相接处常为 2～3 细胞并列，长 32～240m，直径 15～51μm。厚壁非腺毛较多，单细胞，似角状，多数甚短，长 21～240μm，体部直径 8～19μm，壁厚 3～10μm，表面微现疣状突起，有的可见螺纹，呈短角状者体部胞腔不明显；基部稍扩大，似三角状。草酸钙簇晶，偶见。花粉粒直径 54～82μm。

红腺忍冬：腺毛极多，头部盾形而大，顶面观约 8～40 个细胞，侧面观约 7～10 个细胞；柄 1～4 个细胞，极短，长 5～56μm。厚壁非腺毛长短悬殊，长 38～1408μm，表面具细密疣状突起，有的胞腔内含草酸钙结晶。

华南忍冬：腺毛较多，头部倒圆锥形或盘形，侧面观 20～60（～100）个细胞；柄部 2～4 个细胞，长 50～176（～248）μm。厚壁非腺毛，单细胞，长 32～623（～848）μm，表面有微细疣状突起，有的具螺纹，边缘有波状角质隆起。

黄褐毛忍冬：腺毛有 2 种类型，一种较长大，头部倒圆锥形或倒卵形，侧面观约 12～25 个细胞，柄部微弯曲，3～5（～6）个细胞，长 88～470μm；另一种较短小，头部顶面观约 4～10 个细胞，柄部 2～5 个细胞，长 24～130（～190）μm。厚壁非腺毛平直或稍弯曲，长 33～2000μm，表面疣状突起较稀，有的具菲薄横隔。

3. 化学成分

研究表明，金银花与山银花的化学成分，均可分为挥发油类、黄酮类、有机酸类等几大类。

（1）挥发油类。金银花中的挥发油含有芳樟醇、双花醇、棕榈酸、二氢香苇醇、二十四碳酸甲酯、十八碳二烯酸乙酯、棕榈酸乙酯等 40 多种化合物。金银花鲜花挥发油的主要化学成分是芳樟醇，其中山东金银花中芳樟醇含量高达 19.95%[20]，湘西金银花芳樟醇含量为 19.82%[21]。金银花干花挥发油化学成分以棕榈酸为主，其中山东鸡爪花中棕榈酸含量为 26.36%，河南密县金银花中棕榈酸含量高达 39.35%[22]。

山银花挥发油包括芳樟醇、棕榈酸、亚油酸、香叶醇、一松油醇以及辛烯醇等。何兵等[23]发现，四川泸州地区山银花中含量最高的成分是芳樟醇，占挥发油总量的 24.51%；其次是棕榈酸，占总量的 12.28%。

（2）黄酮类。金银花中目前鉴定出的黄酮类化合物包括木犀草素、忍冬苷、木犀草素 - 7 - O - α - D - 葡萄糖苷、木犀草素 - 7 - O - β - D - 半乳糖苷、槲皮素 - 3 - O - β - D - 葡萄糖苷、金丝桃苷和 5 - 羟基 3′，4′，7 三甲基黄酮。

目前从山银花中分离得到黄酮类成分 12 个，分别是木犀草素、槲皮素、苜蓿素、苜蓿素 - 7 - O - β - D - 葡萄糖苷、木犀草素 - 7 - O - 8 - D - 半乳糖苷、芦丁、金圣草素 - 7 - O - 新橙皮糖苷、苜蓿素 - 7 - O - 新橙皮糖苷、山奈酚 - 3 - O - β - D - 葡萄糖苷、异鼠李素 - 3 - O - β - D - 葡萄糖苷、槲皮素 - 3 - O - β - D - 葡萄糖苷、木犀草素 - 7 - O - β - D - 葡萄糖苷。

木犀草苷是金银花中的标志性成分之一，而是否含有木犀草苷，从中国药典来看，是区别正品金银花和同科山银花的主要化学指标。但木犀草苷是否为正品金银花与山银花在疗效上存在差异的主要原因，还需要做大量相关试验研究工作。而且，我们在分析样品时，发现了山银花（灰毡毛忍冬、华南忍冬、黄褐毛忍冬）含有微量木犀草苷，平均为 0.05%。

（3）有机酸类。绿原酸类化合物是金银花的主要有效成分，包括绿原酸、异绿原酸和咖啡酸，其他有机酸还有肉豆蔻酸及棕榈酸。

山银花中所含有机酸成分主要为咖啡酰奎宁酸类（包括绿原酸、异绿原酸、新绿原酸等）和咖啡酸等。

虽然金银花与山银花中都存在挥发油类、黄酮类和有机酸类等化学成分，但是这些成分的含量存在着差异；同时，同一类化学成分的种类不尽相同。作为《中国药典》收载的中药材，它们在有效成分上的差异，也就成了两类主要的区别特征。据 2015 年版《中国药典》记载，按金银花的干燥品计算，其绿原酸含量不得少于 1.5%，而木犀草苷含量则不得少于 0.05%；按山银花干燥品计算，其绿原酸含量不得少于 2.0%，灰毡毛忍冬皂苷乙和川续断皂苷乙的总量不得少于 5.0%。

4. DNA 指纹图谱

目前，在国内中药材市场上作为金银花流通使用的品种复杂，各地又在长期生产中形成了许多不同的金银花品系。有研究发现，不同产地、不同品种金银花药材品质差异较大，因此如何保证金银花药材质量成为人们关注的问题。目前，指纹图谱为品种鉴定提供了较好的手段。

由于不同品种药材性状及原植物形态比较相似，因而亟须新的技术鉴别不同品种。目前，关于该项研究已有报道，如细胞学（包括核型和染色体多态性）和 RAPD、ISSR 等 DNA 分子标记方面的研究[24,25]。近年来，DNA 条形码技术发展较快，直接利用 DNA 序列进行物种的鉴定，具有过程简便、结果可靠性强等特点，为药用植物的鉴定提供了新的机遇[26-28]。众多学者推荐的 $psbA-trnH$ 序列在扩增成功率和物种识别率方面也有优良的表现，尤其在有花植物中展现了较好的种间鉴别价值，已被用于芍药属、薯蓣属等植物的种间鉴别研究[29-31]。

自从 DNA 条形码技术被提出以来，由于它具有操作简便、结果稳定等优势，因而被广泛应用于物种鉴定。理想的条形码应具有足够的种间差异，同时种内变异足够小，易于扩增，且引物通用性好，能够通过双向测序得到高质量的序列。目前，国际植物学界推荐的植物条形码序列主要是 $ITS2$、$matK$，$rbcL$、$psbA-trnH$、$rpoB$ 等，其中 $matK$ 的 PCR 扩增成功率较低，引物通用性较差，目前仍没有找到合适的通用引物，且 $marK$ 在忍冬科植物中几乎无法扩增成功；$rbcL$ 易于扩增，扩增和测序成功率都较高，但其差异主要存在于种以上的水平[32]，种内和种间的差异较为保守，更适合于物种科属级别的划分；$rpoB$ 因具有较大的种内变异也不利于分类和鉴定；而 $ITS2$ 和 $psbA-trnH$ 则显著弥补了上述片段的不足之处。Selig C 等，Dassanayake R S 等在研究中发现，$ITS2$ 序列在鉴别金银花方面具有如下的优势：序列长度较短，易于扩增，引物通用性较好。$ITS2$ 序列能与 5.8S 和 26S 形成特定的颈环二级结构，更加有利于 $ITS2$ 序列的处理和分析[33,34]。同时，也有研究发现 $ITS2$ 序列在鉴别忍冬属植物时，无法将极为相近的灰毡毛忍冬和黄褐毛忍冬区分开来，而 $psM-trnH$ 序列在忍冬属植物中有着很高的扩增效率和鉴定成功率，可以显著弥补 $ITS2$ 在鉴定忍冬属物种水平上的不足，起到相互辅助作用[35]。

基于国外先进理论技术，崔志伟等主要选择 $ITS2$ 和 $psM-trnH$ 序列进行不同品种金银花评价[36]，以扩增及测序成功率、变异位点数和 K-2-P 距离等指标评价各序列的鉴定能力，此外，基于 MEGA 4.0 分析不同品种金银花序列种间 K-2-P 遗传距离并构建 NJ 树。结果表明：不同品种金银花 $ITS2$ 和 $psbA-trnH$ 序列的扩增及测序成功率均较高，扩增成功率为 100%，$ITS2$ 和 $psbA-tmH$ 的测序成功率分别为 72.7%、91%，且两者均存在较多的变异位点，可以有效地区分金银花不同品种：四季花、大毛花、鸡爪花、密银花、红银花、九丰 1 号、巨花 1 号、亚特等。说明 $ITS2$ 和 $psbA-tmH$ 可以作为鉴定金银花不同品种的优势条形码组合。采取的 2 个片段在鉴定水平上各有所长，既能准确地区分物种，又可研究系统发生和亲缘关系的远近，具有重要的意义。

于燕莉等采用 RAPD 标记方法[37]，对金银花两品系（大毛花、鸡爪花）的 DNA 指纹图谱进行分析，从 DNA 分子水平上为两品系的鉴别提供了依据。李萍等[38]用 SDS 法提取忍冬不同居群、外类群细毡毛忍冬和华南忍冬的总 DNA，进行 5S-rRNA 基因间区的 PCR 扩增和测序，结果不同居群的忍冬碱基序列有所差别，通过测序发现，华南忍冬和忍冬间遗传距离较大。杨飞等[39]运用 RAPD 技术，对 5 个金银花品系进行遗传多样性研究，并构建了这 5 个金银花品系的 DNA 指纹图谱。向增旭等[40]利用 RAPD 技术对金银花 6 个种源的遗传多样性及遗传关系进行了研究，发现不同金银花种源间的 RAPD 条带存在不同程度的差异，具有丰富的遗传多样性，说明运用RAPD技术建立金银花品系的指纹图谱是可行的，同时DNA指纹图谱的建立，则为金银花的品系鉴定提供了分子生物证明。

赵东岳等对国内金银花主产区的栽培品种进行遗传多样性分析，为了解不同产区金银花栽培品种的亲缘关系以及金银花新品种选育提供了参考[41]。他们利用RAPD技术，分析国内不同产区采集的11份栽培金银花和1份山银花样品，用NTSYS 2.10e软件对统计结果进行聚类分析，将12份供试材料划分为4个类群，其中：忍冬属山银花（灰毡毛忍冬）与其他金银花种质的遗传差异较大，为单独一类；山东平邑的大毛花与九丰1号遗传背景接近，聚为一类，证实九丰1号确由大毛花经染色体加倍而成；山东临沂四季花为单独一类；其余8种聚为一类。豫封1号与豫新1号的遗传相似度较高，两者是河南封丘的金银花主栽品种。

根据聚类结果，赵东岳等认为，河南封丘、河北巨鹿的金银花品种遗传差异较小，品种较为单一；山东平邑的金银花种质资源相对丰富。研究还发现，不同金银花种源间的遗传关系与地理分布存在相关性。大针花（山东平邑）与巨花1号（河北巨鹿）的遗传背景最接近，而豫封1号（河南封丘）与豫新1号（河南封丘）的遗传关系最紧密，形态学观察发现，4份金银花均呈直立树型。他根据有关记载，认为河南封丘、河北巨鹿种植的金银花均应源自山东平邑。由此推测，河北巨鹿种植的巨花1号以及河南封丘的豫封1号、豫新1号可能均源自山东平邑的金银花种质。上述4个品种又与山东平邑的地方品种鸡爪花（山东平邑）聚为一类。山东平邑的野生金银花与当地一种观赏性强的红色金银花聚为一类，据此推测，红色金银花可能源自当地的野生金银花。

赵东岳等的研究结果还表明，作为金银花主产区之一的河南封丘存在较严重的种质单一问题。巨花1号与大针花的遗传相似系数高达0.89，与源自封丘的豫新1号和豫封1号的遗传相似系数也分别高达0.78和0.82。研究发现，河北巨鹿1970年前后曾从山东、河南等地引种金银花，由此推测，巨花1号可能以山东平邑和河南封丘的金银花为基础材料选育而来。

（四）地理标志及新品种权保护

地理标志是世界贸易组织《与贸易有关的知识产权协议》（TRIPS协议）规定的7种独立的知识产权之一，为多哈回合知识产权谈判的3大议题之一，是当今世界知识产权保护普遍关注的一大热点，主要是针对传统名优特产（如农产品、酒类、食品、工艺品、纺织品等广义的特产）的知识产权保护。

地理标志和原产地命名制度发源于法国，在欧洲已经有100多年的历史。该制度被引进到了《保护工业产权的巴黎公约》《制止商品来源虚假或欺骗性标记马德里协定》《保护原产地名称及其国际注册里斯本协定》《发展中国家原产地名称和产地标记示范法》，特别是WTO的TRIPS协议等一系列国际公约。

地理标志和原产地命名等思想很早就出现在我国中药学中，如有"道地药材"这种中药学术语。所谓道地药材，是指一定的药用生物品种在特定环境和气候等诸因素的综合作用下所形成的产地适宜、品种优良、产量高、炮制考究、疗效突出、带有地域性特点的药材。它是一个约定俗成的、古代药物标准化的概念，它以固定产地生产、加工或销售来控制药材质量，是古人对药用植物资源疗效的认知和评价。

中医药是中华文化遗产的瑰宝，我国具有原创性自主知识产权。然而国际上中医药的知识产权保护状况面临挑战：①将中医药名称"去中国化"，除了韩国已立法将"汉医学"更名为"韩医学"，将"汉药"改称"韩药"外，日本也正在酝酿更名问题；②真正体现中医药特色的中药复方，难以通过缘起于西方的专利制度获得有效保护；③中药材缺乏知识产权保护，使我国中药出口贸易的高附加值大多流向国外竞争对手。

显然，应对中医医疗中具有核心价值的中药复方，进行特殊保护或技术秘密保护；对于中药材采用地理标志保护，对中草药新品种提供植物新品种保护，从而利用 WTO 对知识产权的保护，来促进我国中医药产业的迅速发展[42]。

我国地理标志保护制度始于 1995 年，实施时间还不太久，并存在严重的冲突与高度的重复，先后主要有 5 个地理标志保护系统。目前，我国地理标志保护制度还存在其中的 3 个主要系统：一是国家质量监督检验检疫总局的地理标志产品保护；二是国家工商行政管理总局的地理标志商标注册；三是农业部的农产品地理标志登记。

1. 地理标志产品保护

1999 年 8 月，中国国家质量技术监督局发布《原产地域产品保护规定》，正式将保护措施运用到国内的生产和贸易活动中去。2000 年 1 月，政府批准了第一项（也是当年唯一一项）原产地域产品即绍兴酒作为试点。2001 年起，这项制度开始全面推行，并成长迅速，在 2001 年、2002 年、2003 年和 2004 年，分别有 6 项、23 项、31 项和 60 项产品成为原产地域产品。

2005 年 7 月起，中国国家质量监督检验检疫总局发布《地理标志产品保护条例》，替代原先的《原产地域产品保护规定》，而之前已批准的原产地域产品也全部自动转成地理标志产品。在这份规定中，明确地理标志产品是指"产自特定地域，所具有的质量、声誉或其他特性本质上取决于该产地的自然因素和人文因素，经审核批准以地理名称进行命名的产品"。

根据国家质量监督检验检疫总局官网（http：//www.aqsiq.gov.cn）公告，涉及金银花的国家地理标志产品有：

（河南）封丘金银花-豫封牌（2003 年第 20 号）。

（湖南）隆回金银花（2005 年第 25 号）。

（四川）南江金银花（2005 年第 77 号）。

（山东）平邑金银花（2007 年第 138 号）。

（广西）忻城金银花（2007 年第 186 号）。

（湖北）罗田金银花（2011 年第 174 号）。

（贵州）绥阳金银花（2013 年第 167 号）。

（河南）密二花-豫密五指岭、羲、豫密岭、田间情等 4 个商标（2013 年第 516 号）等。

2. 地理标志商标注册

国家工商总局的地理标志商标注册工作始于 1995 年。依据《中华人民共和国商标法》《中华人民共和国商标法实施条例》《集体商标、证明商标注册和管理办法》，总局注册了国内外地理标志商标数千件。

《中华人民共和国商标法》中所称地理标志商标是标示某商品来源于某地区，并且该商品的特定质量、信誉或其他特征，主要由该地区的自然因素或人文因素所决定的标志。申请地理标志证明商标是目前国际上保护特色产品的一种通行做法。通过申请地理标志证明商标，可以合理、充分地利用与保存自然资源、人文资源和地理遗产，有效地保护优质特色产品和促进特色行业的发展。

经查国家工商总局商标局网站中国商标网（http：//sbj. saic. gov. cn），发现已注册或初步审定地理标志商标名录中，涉及金银花的有：

（四川）南江金银花（注册号3197889）。

（湖南）隆回金银花（注册号6576019）。

（山东）平邑金银花（注册号7128692）。

（重庆）秀山金银花（注册号7482051）。

（河北）巨鹿金银花（注册号7956322）。

（山东）博山金银花（注册号8249574）。

（贵州）绥阳金银花（注册号8758276）。

（山东）日照金银花（注册号11466415）。

（湖北）柏树湾金银花（注册号11631145）。

（山东）小康金银花（注册号13098978）等。

从网络上❶查到，重庆江津东胜金银花于2012年也成功注册国家地理标志证明商标。

3. 农产品地理标志登记

农业部的农产品地理标志登记工作始于2008年。依据《农产品地理标志管理办法》《农产品地理标志登记程序》《农产品地理标志使用规范》，农业部登记了产自全国各省（自治区、直辖市）农产品地理标志品种。

《农产品地理标志管理办法》中所称农产品地理标志，是指标示农产品来源于特定地域，产品品质和相关特征主要取决于自然生态环境和历史人文因素，并以地域名称冠名的特有农产品标志。

经查由农业部农产品质量安全中心主办的中国农产品质量安全网（http：//www. aqsc. agri. cn），发现已经审核批准的金银花类国家农产品地理标志有：

（重庆）秀山金银花。

（山东）郯城金银花。

（广西）马山金银花。

（河南）尖山金银花。

（江西）临川金银花等。

4. 植物新品种权保护

植物新品种是指经过人工培育的或者对发现的野生植物加以开发，具备新颖性、特异

---

❶ 江津网，"江津东胜金银花"成功注册国家地理标志证明商标，http：//www. ycw. gov. cn/news/html/2012－09/21/content＿19859795. htm。

性、一致性和稳定性，并有适当的命名的植物新品种。完成育种的单位和个人对其授权的品种享有排他的独占权，即拥有植物新品种权。植物新品种权与专利权、著作权、商标权、地理标志权一样，属于知识产权的范畴。植物新品种权保护的最终目的，是鼓励更多的组织和个人向植物育种领域投资，从而有利于育成和推广更多的植物新品种，推动我国的种子工程建设，促进农林业生产的不断发展。

早在 1961 年 12 月，在巴黎缔结了《国际植物新品种保护公约》（简称 UPOV 公约），并在此基础之上成立了"国际植物新品种保护联盟"（简称 UPOV）。1999 年 4 月 23 日，我国成为 UPOV 公约第 39 个成员国，执行该公约 1978 年文本。1997 年 3 月 20 日，国务院颁布了《中华人民共和国植物新品种保护条例》。农业部于 1999 年 6 月 16 日，颁布实施了《中华人民共和国植物新品种保护条例实施细则（农业部分）》（2007 年修订过）。1999 年 8 月 10 日，国家林业局颁布了《中华人民共和国植物新品种保护条例实施细则（林业部分）》。

由于体制的原因，我国农业与林业植物新品种保护工作，分别由农业部和国家林业局这两个部门来进行。农业植物新品种包括粮食、棉花、油料、麻类、糖料、蔬菜（含西瓜、甜瓜）、烟草、桑树、茶树、果树（干果除外）、观赏植物（木本除外）、草类、绿肥、草本药材、食用菌、藻类和橡胶树等植物的新品种。林业植物新品种包括林木、竹、木质藤本、木本观赏植物（包括木本花卉）、果树（干果部分）及木本油料、饮料、调料、木本药材等植物的新品种。

自 1999 年以来，农业部分 8 批公布了《中华人民共和国植物新品种保护名录（农业部分）》，农业植物新品种保护范围包括 80 个属或种（26 个属、54 个种）；国家林业局分 4 批公布了《中华人民共和国植物新品种保护名录（林业部分）》，林业植物新品种保护范围包括 78 个属或种（64 个属、14 个种）。

中药材金银花为忍冬科忍冬属植物忍冬及同属植物干燥花蕾或带初开的花。2004 年 10 月 14 日，国家林业局公布的《中华人民共和国植物新品种保护名录（林业部分）》中有忍冬属（*Lonicera* Linn.）；然而在林业植物新品种授权方面，忍冬属仅有一种绿蕾一号（品种权号 20150021），由大田县自然源药材种植有限公司（品种权人）申报，于 2015 年被国家林业局授予植物新品种权。

建议传统金银花/山银花种植地区，特别是中国金银花之乡（表 1-7），应积极主动向国家林业局植物新品种保护办公室申报新品种，以保护金银花/山银花的植物新品种权。

表 1-7　　　　　　　　　　中国金银花之乡（截至 2016 年）

省　别	县　别	命名时间	命名批次	命名机构
山东省	平邑县	2000-03-03	第一批	国家林业局
湖南省	隆回县	2001-09-12	第二批	国家林业局
河南省	封丘县	2004-12-22	第三批	国家林业局
河北省	巨鹿县	2011-02-22		中国经济林协会
贵州省	绥阳县	2013-01-04		中国经济林协会
贵州省	务川县	2014-02-10		中国经济林协会

第二节　生态经济地位

忍冬属药典植物适应性广，抗逆性强，花蕾、藤茎、叶片具有多方面药食兼用价值，可进行直接利用或开发升值，在我国水土流失地区的生态经济地位十分重要且突出。

一、生态地位

与其他植物一样，忍冬属药典植物的生态地位，主要是通过其"四道防线"来实现的：第一道防线林——冠层截留降雨。林冠承接、吸持、蒸发降水；减轻（缓冲）雨水直接打击地面；减少林下降水量。第二道防线——枯枝落叶层吸水。枯落物保护土表免遭降水的击溅；吸持降水；机械阻挡分散径流，降低径流速度，增加下渗量。第三道防线——林地土壤层持水透水。林地土壤腐殖质增多，有利于团粒结构形成（持水）；根系的机械穿透作用及大、小孔隙搭配适合的土壤（透水），使大量径流变成地下潜流。第四道防线——根系层固结土壤。主根侧根、深根浅根，形成纵横交错的地下根系网络，机械固、网络土壤。通过以上四道防线，推迟了洪峰发生时间，降低了洪峰流量，增加了常水（清水）流量；降雨时不至洪水泛滥，无雨时清水潺潺、细水长流，发挥了很好地保持水土、涵养水源等作用。

忍冬属药典植物的生态效益，集中体现在蓄水保土、固土护坡和矿山复垦等方面。

（一）枝繁叶茂，蓄水保土

忍冬属药典植物生命力顽强，耐旱、耐涝、耐热、耐寒、耐盐碱，可在黏壤土、沙土、微酸土壤、偏碱土壤等劣质土壤中生长，土壤 pH 值为 5.0～9.5 均能正常生长，并且生长快、寿命长，在山丘、废弃地、河旁堤岸以及林果行间均可种植，甚至在不毛之地的沙漠地也能生长，发挥其出色的恢复植被、改善环境的效用，形成综合的生态防护体系，促进经济社会的可持续发展。

作为四荒地的绿化植物进行栽植，忍冬属药典植物一般当年生藤蔓即可达 1 至数米长，且茎节触土生根，是使荒山荒地快速绿化，实现"裸土不见天"的最佳地被植物之一（图 1-24）。

杨吉华等[43]研究表明，忍冬属药典植物可以吸收和调节地表径流，提高土壤渗透速度，改善土壤物理性状，增加土壤储水量，提高土壤蓄水保土能力。由于根系发达，可疏松土壤，改善土壤的通气状况，加深活土层，固持土壤，减少土壤侵蚀量。

忍冬属植物可凭借它耐旱、耐盐碱、更新快的特点，枝叶藤蔓牵于石块、裸岩上，防治石漠化扩展。试验证明，忍冬属药典植物在片麻岩、石灰岩、角砾岩地区沙土、黏土上均能生长发育，发挥其独特的生态防护功能[44]。在贵州黔西南地区，种植黄褐毛忍冬对石漠化的治理，已初显成效。

在山东沂蒙山区片麻岩强度侵蚀区，荒坡上栽培忍冬，在株高 80cm、墩大 1m² 时，一般枝条数可达 200 条，叶片有近万片；5 年后植被覆盖度达 91.7%，蓄水效率达 48.2%，减沙效率 72.6%。在田坎栽培忍冬，5 年后植被覆盖度达 86.4%，蓄水效率达 43.2%，减沙效率达 68.2%，蓄水保土效果非常明显[45]。

（二）根系发达，固土护坡

忍冬属药典植物生根力强、根系发达、毛细根密如蛛网，下垂触地的藤蔓在适宜的

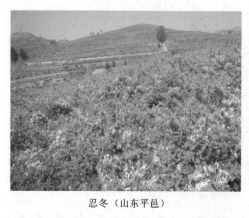

忍冬（山东平邑）

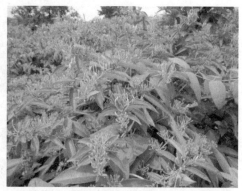

灰毡毛忍冬（重庆涪陵）

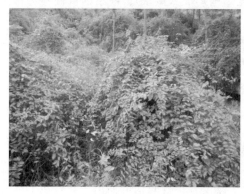

华南忍冬（广西忻城）

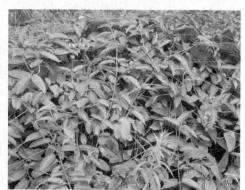

黄褐毛忍冬（贵州安龙）

图 1-24　枝繁叶茂是忍冬属药典植物的共同特征

温、湿度下，只要约 15 天便可生根。10 年生植株，根系分布的水平幅度可达 300～500cm、垂直幅度可达 150～200cm，其发挥网络固持表层土壤的根系主要以须根为主，主要位于 5～30cm 深的表土层中，而发挥固结深层土壤的根系以粗根系为主，主要分布在 30～100cm 深的土层。

　　以黄褐毛忍冬为例。这种植物特别适应石漠化区的自然环境，其根系发达，主根粗壮，毛细根密如蛛网，生根力强，根系包裹保护固定岩石及土壤的面积大，能够实现快速绿化（图 1-25）。据贵州省安龙县德卧中学实地测量，黄褐毛忍冬枝条柔韧，生长速度快，主茎多分枝，一年生枝条一般长 3～6m，1 株黄褐毛忍冬种植 3 年后可以覆盖 4～10m^2 的山石，吸附水分 200kg。在西南山地岩溶区，黄褐毛忍冬叶片呈对生状排列，枝条螺旋状蔓生，叶片可以从不同角度充分吸收阳光，叶片密度大，可以有效防止阳光直射到岩石上；其覆盖以下的地面相对阴湿，保证了地衣、苔藓、蕨类等耐阴植被生长茂盛，进一步发挥了多种植物多层次的固石、固土、涵养水源的生态保护功能。黄褐毛忍冬连片生长的枝叶可覆盖块块山石，容易形成连片的绿色屏障，可与零星高大乔木和低矮耐阴的中药材套种，多层次利用水热土资源，形成了很高的生物多样性，生态环境得到了维护和改良[46]。

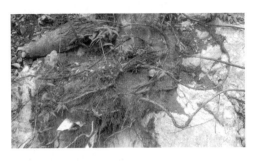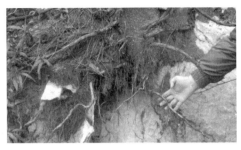

图 1-25　黄褐毛忍冬发达的根系和地表藤茎（贵州兴义）

忍冬属药典植物根系发达，对土壤有极强的攀附能力，固着能力也很好，茎叶缠绕匍匐伸长生长，每个节都有生长不定根的能力，对防止水土流失、防风固沙有很好的效果。在北方土石山区，忍冬藤茎分生能力强，当年生藤茎蔓延伸很长，沿山体岩缝下扎深度可达 9m 以上，向四周伸长达 12m 以上，在山岭坡地土层中纵横交错，具有强大的固土和吸收水分养分的能力，可以很好地固土护坡、固岸护堤，快速绿化荒漠，构建一个生态经济功能协调的可持续发展系统[47,48]。

（三）生长迅速，恢复矿山

矿山采石等生产给原生地貌、植被等造成的破坏十分严重。这种破坏一般有两种类型：一种是露天采场直接造成基岩裸露；另一种是尾矿、废石、弃渣等排放对原地貌、植物的压覆。这两种破坏类型遗留地表的共同特点是满目疮痍，几乎寸草不生。

忍冬属药典植物抗逆性很强，更新能力强，老枝衰退新枝即可很快形成。以忍冬为例来看，忍冬多系成墩生长的藤蔓型植物，3 年长成，即可进入盛花期。一般株高 70～80cm，大墩覆盖地面 1m² 左右，其中在土质瘠薄的地方 0.7～0.8m²，土质肥沃的地方可达 1.5m²。在矿区废弃地进行复垦，忍冬当仁不让，具有得天独厚的条件。

矿区复垦，可利用忍冬属药典植物的特点，灵活栽植：一是从破坏面的四周选可生长点（即有土点）栽植，引导其藤蔓向破坏面包围覆盖；二是在破坏面上网格式布点覆土栽植。种植后，忍冬属植物藤蔓可顺地表匍匐生长，着地生根，枝杈交错，形成一张绿色覆盖大网，逐步积聚土粒形成土层，促进边坡稳定。随着其对所处环境的不断改造，可逐步引入其他植物形成人工群落。比如尾矿堆排岩土场的坡面经忍冬属药典植物绿化 3～5 年后，其稳定性明显加强，表层土壤化及涵水能力大大提高，可以在其上种植矮棵木本植物，进一步加强边坡稳定性，提高土壤蓄水能力，增加生物多样性[49]。

北京市在门头沟、密云、怀柔等县区，开展了为期 3 年的"金银花在生态涵养区建设中的作用"试验，结果表明：忍冬类植物具有对不同退化土地的适应能力和恢复效果，造林成本较低，关键技术易于掌握，而且后续管理简单，便于大面积推广。据此，北京市园林部门已将忍冬属药典植物用于社区绿化，市发改委已行文计划在全市种植 1 万亩❶，用于美化环境，提升生态质量。

---

❶ 张琪瑶. 金银花"修复"退化矿山效果显著，http：//www.cas.cn/xw/kjsm/gndt/201006/t20100628_2888639.shtml.

二、惠农地位

忍冬属药典植物的种植收益是其他农作物的好几倍，能够给种植区当地农户带来一定的经济效益，使农民增收致富。

近年来，山东省临沂市以提升优质农产品有效供给能力为导向，强力推进品牌农业战略，"平邑金银花"是其中的佼佼者，"强农富民效应"品牌效应日益彰显。2014年，科技部下发的《科技部关于2014年科技富民强县专项行动计划项目立项的通知》中，山东省临沂市申报的"平邑金银花特色产业配套技术集成与示范"项目获得立项支持。金银花在平邑已有数百年以上栽培历史，目前平邑金银花（忍冬）种植面积65万亩，年产量达1.8万t，在经营流通上更是全国中药材价格的"风向标"。当地一亩金银花由于种植位置不同，产量差别比较大，从亩产50～100kg不等，按照目前平均价格（二、三级）80元/kg、平均亩产100kg来匡算，1亩可获收入8000元左右，利润相当可观。如果产量高、质量好的话，1亩收入上万元不成问题。"平邑金银花"已被国家工商管理总局核准注册为"中国地理标志商标"，也被国家质检总局评为"地理标志保护产品"（图1-26）。

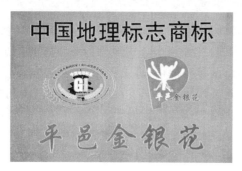

图1-26　中国地理标志商标——平邑金银花

2015年，山东平邑九间棚集团的微信营销平台正式上线。至此，包括天天赶集网、淘宝村等在内的九间棚5大互联网平台全部投入运营。九间棚电商顾问潇彧介绍，营业额2014年达到500多万元人民币，在2015年、2016年、2017年，定了个目标，争取（每年）2.5～3.5个倍增。金银花面积扩大了，村民收入高了，九间棚集团又琢磨起了产品的深加工。公司董事长刘嘉坤说，"这个做原料卖给人家也就几十块钱，所以卖给人家钱叫别人挣去了。加工成药品化妆品，几十倍的翻番。"几年间，九间棚集团投资6亿元人民币，组建起150多人的技术研发团队，投入运营两大制药企业，在重庆、贵州等地建起9大金银花基地，推广面积10万亩，形成金银花从育种、种植、加工的产业链，经济收入突飞猛进。

金银花是河北省巨鹿县一大传统特色产业。2012年7月，联合国粮农组织技术合作项目"巨鹿县金银花生产和产后处理提高项目"正式启动，这在当地被视为金银花产业上档升级的重大契机。之后两年，巨鹿县利用联合国粮农组织无偿提供的40万美元资金，加大技术培训等工作力度，金银花种植生产、管理技术水平实现新的跃升，品质和安全性得到有效保证，经济效益和社会效益日益显现。巨鹿县金银花产业涉及种植农户4.5万户，目前年总产干花1.2万t，总产值14.4亿元人民币，是全国较大的金银花主产区域和集散地之一。随着金银花采摘机的更新推广，花农的采摘成本进一步降低，经济效益明显提高，有助于巨鹿金银花产业再上一个新台阶。

湖南省隆回县于20世纪90年代初期，针对该地区高寒多雾、冰冻期长的气候特征，考虑到农业生产"三年两不收"的现实情况，认为山银花产业化开发市场前景必定广阔，据而确定宜大面积种植推广灰毡毛忍冬，形成以山银花为主导的中药产业。至 2001 年，隆回县山银花种植面积达到 13.7 万亩之多，年产干花近 7300t。2006 年面积已达 16 万亩以上，年产干花 1 万余 t，产值约 7.5 亿元人民币，产品畅销桂林、广州、重庆、南京等大中城市及一些大型制药厂。2009 年，全县花农增收 10 亿元人民币。2010 年，隆回县的山银花种植面积已达 21 万亩。受市场价格影响，隆回县种植面积目前虽然回落至 15 万亩左右，但年产干花仍在 1.2 万 t，产值 3.2 亿元人民币。

湖北省罗田县金银花加工企业，主要有康思源生物科技有限公司、楚天舒生物科技有限责任公司、食为天食品饮料有限责任公司等，他们累计投资 1000 多万元人民币，主要生产金银花露、金银花饮料两大系列十几个品种，年生产量达 3000t，产值近 3000 万元人民币[50]。

在石漠化治理中如何实现生态建设与经济发展并重，至关重要。根据贵州省黔西南州多年的实践，石山区的耕地中，石头与土壤主要比例有 3 种：6：4、7：3、8：2，种植玉米的亩产量分别为 120kg、90kg、60kg，亩产值分别为 150 元、110 元、80 元；而这 3 种类型的石山区，种植黄褐毛忍冬的产量基本一致，最低亩产干花量为 100kg，最低亩产值达 4000 元，经济效益相当于种植粮食作物的 3 倍左右。据调查，10 年前，安龙县德卧镇大水井村由于自然条件恶劣，农民生活没有保障，他们说那时"吃不饱，穿不暖，孩子上不起学"。现在，该村依靠种植黄褐毛忍冬，使 300 多户贫困农民越过了温饱线，2/3 的农户达到小康标准，有的人家在银行的存款超过 5 位数。村民付成兴家有 7 口人，种植黄褐毛忍冬前，1995 年人均年收入只有 230 元，后来种植金银花 0.47hm²，2002 年人均纯收入达到 1500 元[51]。在石灰岩区，黄褐毛忍冬以石头为支撑物，攀石而上，覆盖石头，零星空地照样种植粮食，老百姓说黄褐毛忍冬只占石头，少占地，平添了一项经济收入。在退耕地和石漠化荒山上种植黄褐毛忍冬，因为有较好的经济效益，农民也不可能舍弃黄褐毛忍冬而复耕和砍伐。经济效益越好，生态效益就越巩固。

在贵州省罗甸县云干乡大关村的调查中发现，农户利用自己房前屋后的空闲地栽种黄褐毛忍冬，不用专门劳动力进行管理，只在日常田间生产活动时，顺便除草、施肥和打药。采摘后经初级加工，在附近市场销售，每户每年可获收益 5000 余元。贵定县种植的山银花在 2011 年 6 月进行了现场测产，1 株鲜花产量 3.5kg，单产鲜花 8925.0kg/hm²，平均产值 78795/hm² 元，现有可采收面积 86.67hm²，总产值达 683 万元。惠水县平均干花单产约 750.0kg/hm²，1kg 可卖 60 元左右，按目前可采面积测算，总产值达 1323.9 万元。由此可见，黄褐毛忍冬种植实实在在地给农户带来了一定的经济效益[52]。

三、养殖地位

金银花/山银花枝叶的牲畜适口性较好，有丰富的营养物质。利用其枝叶及加工废弃物直接作为饲料，或制造兽药，对于促进畜禽生长，预防、治疗畜禽病，有着重要的作用。

（一）在畜禽饲养方面的作用

金银花/山银花幼嫩枝叶含有粗蛋白、粗脂肪、维生素、微量元素等丰富的营养物质，适口性好，家畜喜食。利用修剪的废弃物嫩枝叶直接作为饲料，或将其加工为配合饲料，可变废为宝，促进金银花/山银花的综合开发利用。

徐斌武[53]采用对比试验,将 60 只 7 日龄哈巴特肉鸡随机分为两组(试验组和对照组),每组 3 只,设 10 个重复,饲养在不锈钢笼中。两组除饱喂基础日粮外,试验组还添加 0.3%的金银花。结果表明,试验期间,试验组在 7～21 日龄与 21～42 日龄时,肉鸡的日增重分别比对照组提高 3.98%和 1.33%;胸腺、法氏囊、脾脏脏器指数分别比对照提高 6.94%、4.93%、2.86%。金银花对肉鸡生长起到了一定的促进作用。

金银花是我国的传统中草药,在抗氧化、免疫调节、抗病毒等方面具有特殊的作用,已经开始作为一种新兴的添加剂在畜禽饲料中应用。

2015 年 12 月 24 日上午,湖南省隆回县隆重举行大健康科技产业园金银花双抗素饲料添加剂项目招商签约仪式,国药控股湖南有限公司、湖南粒丰生物科技有限公司与隆回县人民政府签订了金银花双抗素饲料添加剂项目招商合同。此次签约的金银花双抗素饲料添加剂项目,由中国科学院亚热带植物研究所印遇龙院士领衔的科研团队共同开发,总投资 1.06 亿元人民币,占地 60 亩,将在大健康园区建设以金银花为主要原料的精、深加工产业,生产双抗素(金银花)动物饲料添加剂等产品。

当前,养殖户不合理使用甚至滥用抗生素等化学合成添加剂的现象,已对我国禽畜产品构成安全隐患,甚至威胁到餐桌安全。因此,寻求天然添加剂必然成为未来饲料产业发展的趋势。金银花作为中国的传统中草药,不仅具有广谱抗菌、抗氧化性、促进机体免疫、抗炎解毒等多种生物学活性,还具备毒副作用小、无药物残留、无耐药性、应用效果好等优点,在饲料工业中具有很大的发展前景。

(二)在畜禽病防治方面的作用

金银花具有清热解毒、凉散风热的功能,在畜禽疾病防治中,具有较好的治疗效果[54]。

1.家禽疾病防治

周东等[55]采用双黄连 1∶1 口服液治疗鸡呼吸道疾病,每只鸡每天滴口 1mL,连用 6 天。结果发现用药结束 3 周后,用药组 50 只公鸡的呼吸道啰音消失率为 70%,减轻率为 15%;对照组 48 只公鸡不但呼吸道啰音未减轻,而且死亡 3 只。同时,通过精液量测定发现,用药组每只鸡的精液量比对照组多 10%。显然,这与用药后病情好转有直接关系。

含有金银花的中草药复方制剂,也具有提高机体免疫力的功能。任艳等[56]研究发现,给肉仔鸡用新城疫疫苗首次免疫后,在饮水中按 0.5%剂量分别添加不同配比的中草药金银花、板蓝根、连翘、黄芪、柴胡等,结果表明,大多数试验组鸡的新城疫抗体效价都显著高于空白对照组,其中尤以黄芪、柴胡组方和以金银花、柴胡、连翘、黄芪 4 种中草药为主的组方效果最为显著。研究中还发现,给肉仔鸡注射传染性支气管炎疫苗首次免疫后,在饮水中按 1%剂量金银花、黄芪、柴胡组成的复方制剂,可明显地提高肉仔鸡的传染性支气管炎抗体效价与免疫器官指数。

2.家畜疾病防治

陈文云等[57]采用双黄连粉针作了治疗猪喘气病的临床实验,发现双黄连粉针治疗效果良好,明显优于卡那霉素对照组。王秀敏等[58]采用多杀性巴氏杆菌标准强毒株 X73 株人工感染 70 日龄长白猪致其发病,于接种发病后注射不同剂量的银黄注射液,观察了该药治疗人工感染猪肺疫的效果。结果表明,3 种不同剂量(0.1mL/kg、0.15mL/kg、

0.2mL/kg）的银黄注射液，每天注射 2 次，连续给药 5 天，可有效治疗人工感染发病的猪肺疫，其治愈率分别为 88%、96%、98%。中、高剂量银黄注射液的疗效与皮下注射 10mg/kg 磷酸替米考星注射液相当。

另据中华畜牧业信息网❶，金银花可治感冒发热、肺炎、兔脚脓肿、口腔炎、肠燥便秘、乳房炎、气管炎、球虫病、传染性水疱性口炎、葡萄球菌病、巴氏杆菌病等多达 10 余种兔病。

金银花除了能应用于上述兔的疾病治疗外，还可用金银花的枝、叶、花鲜料喂兔子，照样能起到预防疾病的良好效果。如母兔在怀孕期和哺乳期，经常用金银花藤叶做饲料，不但可消除母兔本身的隐性疾病，还能使药物通过乳汁的传递，进入仔兔体内，达到预防和治疗仔兔疾病的目的；幼兔在断奶、饲料变换等应激条件下，用金银花或藤粉做添加剂，可防止腹泻和呼吸道疾病的发生。平时可用鲜枝、叶、花喂兔，干品粉碎后可按 2% 的比例用药，连用 3~5 天，效果不错。

四、药用地位

南朝陶弘景（456—536）所著《名医别录》，将忍冬列为上品卷、第一中的一种药物，谓此物"处处都有；藤生，凌冬不凋，故名忍冬"；"性甘，温，无毒。主治寒热、身肿"。唐朝孙思邈（581—682）所著《千金翼方》，约成书于 682 年，在第二、本草上、草部上品之中，载有忍冬。宋朝刘翰、马志等修订、编著的《开宝本草》，成书于 973—974 年，载有药物 984 种，其中有忍冬。明朝李时珍（1518—1593）的巨著《本草纲目》中，把忍冬列入第八卷、草部、草之七中，谓"忍冬处处有……花初开者，蕊瓣俱色白；经二三日，则色变黄。新旧相参，黄白相印，故呼金银花，气味芬芳。四月采花，阴干；藤叶不拘时采，阴干。"

金银花/山银花的茎、叶、花、果均可入药，主要药用部分为花蕾，其性寒、味甘，具有清热解毒、消炎等作用，古今医家称它："青藤盛开抗菌花，清热解毒必有它。"金银花/山银花可用于治疗上呼吸道感染、咽喉肿痛、流行性感冒、扁桃体炎、急性乳腺炎、急性结膜炎、大叶性肺炎、肺脓肿、急性阑尾炎、丹毒、外伤感染、子宫糜烂等多种疾病，还有降血脂、抑制癌细胞发生与扩散的神奇作用。

现代医学证明，金银花/山银花对多种致病菌如金黄色葡萄球菌、溶血性链球菌、大肠杆菌、痢疾杆菌、霍乱弧菌、伤寒杆菌、副伤寒杆菌等均有一定的抑制作用，对肺炎球菌、脑膜炎双球菌、绿脓杆菌、结核杆菌、志贺氏痢疾杆菌、变形链球菌等有抑菌和杀菌作用，对流感病毒、孤儿病毒、疱疹病毒、钩端螺旋体也有抑制功效，能起到降低血压、降低胆固醇含量、增加冠状动脉血流量、预防冠心病和心绞痛、抑制脑血栓形成、提高人体耐缺氧自由基能力、增强记忆、改善微循环、清除过氧化脂质沉积、促进新陈代谢、润肤祛斑等多种医疗和保健作用。

金银花自古就被誉为清热解毒的良药，其性甘寒气芳香，甘寒清热而不伤胃，芳香透达又可祛邪；既能宣散风热，还善清解血毒，可用于各种热病、温病，如身热、发疹、发斑、热毒疮痈、咽喉肿痛等症，具有解暑、醒酒、清脑、解渴、清除体内有毒物质、降脂

---

❶ 佚名，巧用金银花治兔病．http://www.cnxmy.com/article_180_146175.html。

减肥、美容洁肤、延缓衰老和延年益寿的效用，且疗效显著。人们熟知的银翘解毒丸、银黄口服液、双黄连胶囊、银黄清热解毒口服液、小儿热速清糖浆等药品，就是以金银花为主要原料制成的。

2003 年，全国遭遇"非典"，金银花药用价值再次得到了医药界的充分肯定，受到人们的普遍青睐。金银花价格，一段时间也由 40～50 元/kg 飙升至 800 多元/kg。在国家公布的预防"非典"中药处方中，金银花是必选和首选的一味。随着"回归自然"的世界潮流及中药在一些重大疑难杂病中的应用，国际上逐渐开放传统医药市场，国内外金银花/山银花的需求量势必越来越大。

金银花/山银花的药用主要包括 3 个方面[59]：一是金银花直接作为饮片用于中药临床。单用金银花/山银花对多种疾病有确切的治疗效果，有很多人选择单用金银花/山银花进行治疗和保健。同时，金银花是复方制剂的重要组成部分，许多中药处方要用到金银花；二是金银花/山银花作为原料用于中成药生产。国内有 450 多种中成药含有金银花，而治疗感冒、清热、解毒和消炎的中成药，有超过 70％要用到金银花。全国金银花年药用需求量约 1 万 t。三是金银花/山银花作为原料用于提取物生产。金银花含有许多抗氧化、抑菌、消炎和抗肿瘤的药理活性成分，这些成分被分离纯化后，可以制成高品质的药物。目前，全国有多个金银花/山银花提纯工厂。

山东省平邑县已经成为国内中药材企业布局金银花产业的重要源头。2013 年 7 月 22 日，广药集团对外表示，金银花种植基地已在平邑县全面建成并开始投入使用，各项工作已经进入正常运营状态。按照广药的规划，金银花基地年种植 10100 亩。此外，哈药集团、同仁堂、三精制药、加多宝等企业也对平邑金银花情有独钟。2015 年 2 月，哈药集团金银花平邑药源基地举行合同签约仪式，基地建于山东省平邑县临涧镇。

目前，金银花主要应用于临床配方和工业用料，以工业原料用量最大，如双黄连制剂、银黄口服液等。国内数千家药厂都在生产金银的中成药，且产品远销欧美和东南亚 20 多个国家，以及港澳台地区。金银花药材主要用于医药工业原料和临床，其新药研发力度很大。目前已成功研制出了片剂、针剂、丸剂、冲剂、膏剂等多种类型的产品（图 1－27）。

目前使用山银花做原料的中成药药品很少，只有 14 个，且用量十分有限。从 2005 年到现在，山银花、金银花可以通用的处方也只有 38 个，不到市场份额的 5％。

金银花/山银花也是兽药的重要原料。我国加入 WTO 后，兽药实施 GMP 管理。中兽药因低毒、无残留等优点，应用越来越广泛。但即使这样，目前国内中兽药占兽药总市场份额仍不到 20％，预示着开发金银花/山银花中兽药具有广阔的市场发展前景。金银花/山银花抗菌消炎作用明显，在防治畜禽疾病领域前景看好。2013 年，国家中医药管理局开出 N7H9 禽流感中药参考处方，其中金银花是两种主要药材之一。金银花/山银花主要成分绿原酸有抗菌消炎作用，对兔、鸡等牲畜有防病治病作用。用金银花/山银花有效成分生产出的植物性农药，既可杀虫抗病，又可保护环境。

五、食用地位

金银花/山银花的用途越来越广，开始由单一的中草药利用，逐步向茶叶、饮料、食品和日用化工产品等方向发展。在卫生部"关于进一步规范保健食品原料管理的通知"

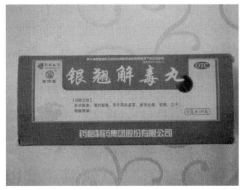
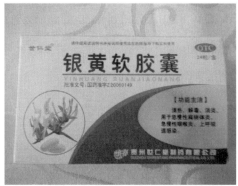
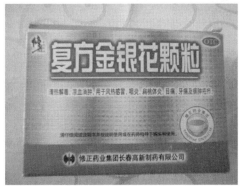
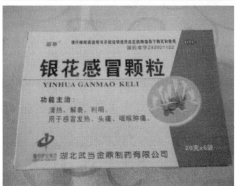

图 1-27 金银花药品

（卫法监发〔2002〕51 号）中，金银花被列为其中 87 种既是食品又是药品的物品之一。金银花/山银花花蕾冲之代茶，嗅之气味芬芳，饮后神清气爽。在清代宫廷《御香缥缈录》中载有慈禧用金银花泡茶事宜。长期饮用金银花/山银花茶，既能降脂减肥、养颜美容，又能清热解毒、百病不生，是现代人保健养生和防疫抗病的绝好天然产品。

金银花/山银花除含有药效成分外，还含有丰富的营养物质，如多种氨基酸、水溶性糖及其他多种人体必需元素，营养保健作用突出，可用于生产保健食品、保健饮料等。晋代有酿造忍冬酒的记载。在许多地方，自古就有饮用银花露的传统习俗。金银花保健饮品是目前市场销售量较大的一类产品，其色泽清澈明亮、芳香甘甜、清凉爽口。加多宝、王老吉、和其正等饮品，均使用金银花原料。除此之外，金银花产品还有多种金银花酒、啤酒、金银花露、银花茶、忍冬可乐、金银花汽水、金银花奶、银花糖果、点心、面包等（图 1-28）。

六、日化地位

金银花/山银花具有抗菌、抗病毒、抗氧化的特点，并含有挥发油，在日用化工领域应用广泛。从金银花/山银花干花蕾和鲜花中提取的两类精油中，分别鉴定出 27 个和 30 个化合物，主要为单萜和倍半萜类化合物，其主要成分有芳樟醇、香叶醇、香树烯、苯甲酸甲酯、丁香酚、金合欢醇等。芳樟醇、香叶醇、丁香酚香气浓郁，可做高级香料。

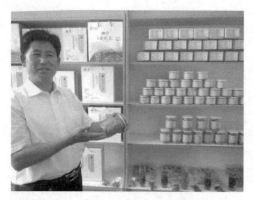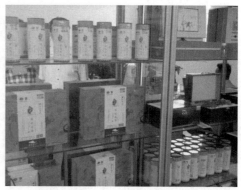

图 1-28　金银花保健茶产品

以金银花/山银花为主要原料制成牙膏,利用其抗菌消炎功效,可防治口腔病症;
添加金银花/山银花成分的痱子水,利用其清热解毒的作用,可爽身消痱;金银花/山
银花精油是一种高级香料,可制成香水、香皂等,以及作为卷烟添加剂,增加香烟的
清香香韵等。该类主要产品有金银花/山银花花露水、香水、香波、浴液、牙膏、肥皂
等(图 1-29)。

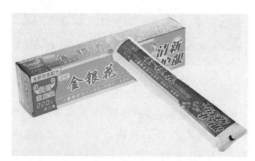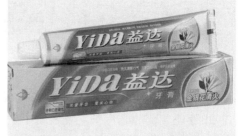

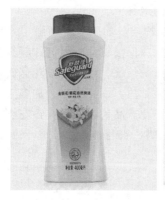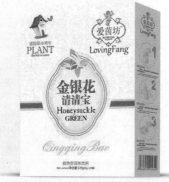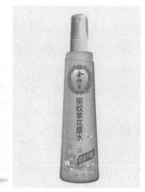

图 1-29　金银花日化产品

金银花/山银花的美容、洁肤、降脂、减肥、预防衰老、延年益寿等作用,更为神奇,
对身体所起到的巨大保护和修复作用十分显著。

第三节 适 生 区 域

忍冬属药典植物中，忍冬北起东三省，南到广东、海南、广西、福建，东从山东、浙江，西至喜马拉雅山，除了一些沙漠、冻土等极端立地外，多有自然分布；其余4种在南方呈局域分布或栽培。

近几年随着金银花/山银花的社会需求逐年增加，促进了种植业的快速发展，人工栽培区域业已遍及全国。

一、自然分布

忍冬属药典植物忍冬在全国大部分地区均有分布，灰毡毛忍冬、黄褐毛忍冬、红腺忍冬、华南忍冬，也在南方大部分地区都可发现。忍冬属植物分布广的特征，与其适应性强密不可分。

忍冬属药典植物对气候条件要求不严，能够忍耐极端气候条件。忍冬抗旱能力强，群众有"旱死野草，旱不死金银花"之说。忍冬耐水淹能力也相当突出，在山东平邑，甚至发现忍冬在水塘内淹没一年不死，在抽干水后重新发芽生长的现象（图1-30）。此外，它的抗冻能力也很强，生长旺盛的忍冬在－10℃左右的气温条件下，仍有一部分叶子保持青绿色。

忍冬属药典植物对土壤也无特殊要求。在片麻岩、石灰岩、角砾岩地区，沙土、黏土上均能生长。幼苗期在沙壤土上生长较快，黏土上生长较慢，但4～5年之后无差别。山东禹城在盐分含量高达0.5%的盐碱地中种植忍冬，不仅可以正常生长，而且产量也较高。朱小强等[60]在秦岭东段南麓的陕西山阳，通过综合分析得出，忍冬最适合的组合生境为：沙壤土，土层厚度60cm以上，坡度平缓且小于15°，阳坡、半阳坡。

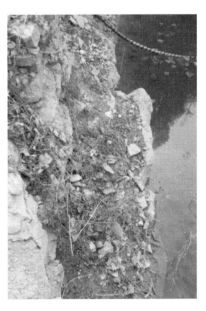

图1-30 水塘充水一年后抽空水地段忍冬继续萌发生长（山东平邑）

（一）忍冬

别称："金银花"一名始见于李时珍《本草纲目》，文献沿用已久。此外，尚有金银藤（江西铅山、云南楚雄），银藤（浙江临海、江苏），二色花藤（上海），二宝藤、右转藤（四川），子风藤（浙江丽水），蜜桷藤（江西铅山），鸳鸯藤（福建），老翁须（常用中草药图谱）。

经济价值：花、茎（忍冬藤）及叶药用。

分布区域：全国大部分地区均有自然分布。日本和朝鲜也有分布。在北美洲逸生成为难除的杂草。

核心产区：山东平邑、费县，河南封丘、新密，河北巨鹿等地。

（二）灰毡毛忍冬

别称：金银花，山银花，大解毒茶，大山花，大银花，大金银花（湖南新宁），拟大花忍冬（中国高等植物图鉴），左转藤（江西遂川）。

经济价值：灰毡毛忍冬全株均可入药，其中花蕾为常用入药部位。在对灰毡毛忍冬花蕾的化学成分研究中发现，其所含的化学成分主要为黄酮类、挥发油类、皂苷类和绿原酸类等4大类，其次为甾醇类、糖类、无机元素类等成分。

分布区域：产于安徽南部、浙江、江西、福建西北部、湖北西南部、湖南南部至西部、广东（翁源）、广西东北部、四川东南部及贵州东部和西北部。生于海拔600～1800m。

核心产区：湖南隆回、溆浦，重庆秀山等地。

（三）华南忍冬

别称：大金银花，山金银花，土银花，左转藤，山银花，黄鳝花，土忍冬，银花藤（广东）。

经济价值：花供药用，曾为华南地区"金银花"中药材的主要品种，有清热解毒之功效。藤和叶也入药。

分布区域：华南忍冬的产地为广东、广西、浙江、江西、福建、湖南和海南等。越南北部和尼泊尔也有分布。生于海拔最高达800m的丘陵地的山坡、杂木林和灌丛中及平原旷野路旁或河边。

华南忍冬在海南省大部分县市均有分布，但主要分布在海拔800m以下的海口琼山、火山岩地区、文昌、屯昌、琼中、白沙、万宁和儋州等，但分布较零散[61]。适合生长的土壤类型有很多种，如赤红壤、滨海沙土、石灰（岩）土和水稻土等。广泛的分布环境造就了海南产华南忍冬生态习性的多样性。由于海南不同地域的水分分布不同，华南忍冬的开花持续时间有较大的区别，如在琼北火山岩地区，由于水资源十分缺乏，其花期较短，一般只持续半月左右，而且有时还存在隔年开花的现象；而在文昌等水资源丰富的地区，花期较长，在4—6月均能开花。海南少数地方也将大花忍冬（*Lonicera macrantha*）当作山银花收购和使用。

核心产区：广西忻城等地。

（四）红腺忍冬

别称：菰（菇）腺忍冬，光冠银花（中药大辞典），山银花（浙江），大银花（湖南），狗银花（广东）。

经济价值：本种的花蕾供药用，在浙江、江西、福建、湖南、广东、广西、四川和贵州等省（自治区），曾作"金银花"收购入药。

分布区域：产安徽南部，浙江，江西，福建，台湾北部和中部，湖北西南部，湖南西部至南部，广东（南部除外），广西，四川东部和东南部，贵州北部、东南部至西南部及云南西北部至南部。日本也有分布。生于灌丛或疏林中，海拔200～700m（西南部可达1500m）。

核心产区：广西马山等地。

（五）黄褐毛忍冬

别称：银花，金银花。

价值：在贵州为常用苗药，以藤、叶、花同等入药，但以花为常用。

分布区域：集中分布在贵州、云南东南部、广西西北部等地，尤其以贵州中部和西南部野生资源最多，多分布于海拔 750～1400m 的山坡、山脚、水边、路旁或灌丛中。

核心产区：贵州省黔西南地区等地。

二、人工栽培

忍冬属药典植物的主要经济产品为金银花和山银花。我国是金银花/山银花的主产国，种质资源丰富，在大江南北均有栽培。忍冬属药典植物栽培区域多数与自然分布相吻合，但亦有部分引种到自然分布区之外。比如山东临沂就有引自南方的灰毡毛忍冬零星栽培。

（一）忍冬

由于野生资源比较丰富，所以人们早期所使用的忍冬均是采集的野生品，并且药用器官主要为茎叶。有关金银花人工栽培的最早记载，亦见于宋代的《苏沈内翰良方》，其卷第九称："可移根庭栏间。以备急。"此后，金银花种植记载见于地方县志，如据清光绪二十二年（1896 年）编撰的《费县志》记载。由此可知，以药用部位金银花为主要目的的忍冬人工种植至少始于 1133 年前，至今已有 800 多年的历史。而大面积人工种植，首先始于山东费县，包括今平邑县等地，始于 1796 年前后，至今也有 200 余年栽培历史[17]。不过也有资料称，河南省封丘县种植忍冬已有 1500 多年的历史了。这方面的数据还较混乱，各地都想证明本地种植历史最为悠久，但需要拿出确凿证据才行。

20 世纪 50 年代，金银花野生资源较多，加之用量较少，药材产销基本平衡。此后，因市场需求不断加大，而野生资源采集越来越难，产量也不稳定，所以从 70 年代开始，引种试种逐渐展开。至 70 年代末，全国金银花总产已突破 2000t。进入 21 世纪后，随着金银花产业化经营的不断深入和发展，基地建设规模越来越大。

金银花为中国十大常用中药材之一。据调查归纳，国内金银花的主要产区有山东、河南、河北等省，其中山东省平邑县、河南省封丘县、河北省巨鹿县是金银花的主要种植地区。

1. 山东平邑

山东省平邑县栽培忍冬（金银花）历史悠久，质量上乘，金银花产量占全国总产量的 1/2 以上（不包括山银花），年交易额 4 亿元以上，居全中国之首，是中国最大的金银花集散地。20 世纪 80 年代以前，平邑县的忍冬（金银花）还只是农民在自家宅院周围种几墩，用于采集保健之茶。后来，由于市场的拉动，并且由于忍冬耐涝、耐旱，在盐碱地、山岭薄地、路旁地堰、河边堤岸、房前屋后以及果树间都可生长，不仅可获得额外的经济收入，而且还能保持水土，绿化环境，忍冬也就越来越受到当地农民的喜欢，金银花产业逐渐成为一个特色产业而发展起来。

目前，全县种植忍冬面积达 65 万亩，年产干花 1.8 万 t。据调查，全县 95% 乡镇种有忍冬，其中山丘地区多种植毛花系列（图 1 - 31），而平原地区种植鸡爪系列（图 1 - 32）。调研中，平邑县副县长王霞介绍说，20 世纪 50—60 年代，忍冬种植主要用于田坎水土保持，70 年代后渐成规模，这几年发挥了很好的经济开发作用。她告诉我们说，在平邑县南部的四、五个乡镇，农民收入的70%～80%来自金银花种植交售。

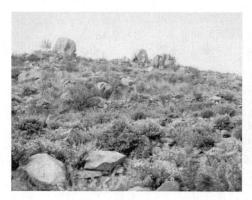

图1-31　山丘区栽培的"毛花系列"
（山东平邑）

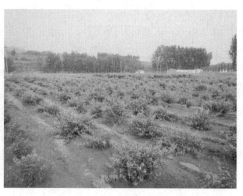

图1-32　平原区栽培的"鸡爪系列"
（山东平邑）

由于物流的需要，在平邑县的流峪镇和郑城镇（图1-33），都建起了金银花药材交易市场，吸引了100多家省内外客户常年在园区内经营。金银花专业批发市场的建立，带动了一批个体私营企业、个体工商户的发展，在全县形成了行销商、坐商、小商贩等大、中、小不同层次的金银花购销队伍，全县有10万余人从事金银花中药材贩销，销售额在500万元以上的金银花营销大户达140多家，吸引了20多个省、市的药材公司、制药厂在县里设立收购点或办事处。香港"王老吉"、北京"同仁堂"、"哈药"集团、南京金陵制药等均在平邑县有金银花项目。

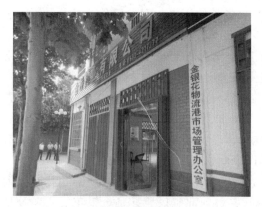

图1-33　金银花物流港市场管理办公室
（山东平邑）

平邑县是中国金银花原产地和主产区。1993年，金银花被确定为平邑县"县花"，1995年，平邑金银花被农业部评为"中国中草药金银花优质产品"。2000年3月，被国家林业局命名为"中国名特优经济林金银花之乡"。2007年9月，平邑金银花通过中国国家质检总局地理标志产品的评审，成为山东省临沂市第一个获得国家地理标志保护的农产品（2007年第138号）。在2015年中国医药最具影响力榜单评选中，山东省平邑金银花规范化种植基地获"中国优质道地中药材十佳规范化种植基地"称号。

2. 山东费县

山东费县忍冬（金银花）种植历史悠久。据清光绪二十二年（1896年）编修的《费县志》载："花有黄白，故名金银花，至嘉庆初，商旅贩往他处，辄获厚利，不数年，山角水沿栽植几遍"。1978年以来，随着农村经济体制改革，费县普遍实行了"花随地走，谁栽谁有"的金银花生产责任制，加上科学管理新技术的运用，使忍冬种植面积和产量都得到了大幅度增加。

目前，全县忍冬种植面积已达 10 余万亩。调研中，费县水保局局长林清东介绍说，费县丘陵占 76%，属泰山忻蒙山重点治理区；忍冬的种植，在水土保持综合治理中发挥了很好的作用。

3. 河南封丘

河南省封丘县地处豫北平原黄河滩区，处于暖温带半湿润季风气候区。四季分明，气候温和，光、热、水资源均十分充足。特有的自然地理条件与生态环境，非常适宜忍冬的生长。

封丘县专门成立了金银花产业发展委员会，理顺职能，明确责任，常抓不懈，形成合力，扎扎实实做好封丘金银花开发这篇大文章。制定优惠政策，加大对金银花的支持力度。同时，还成立封丘金银花产业发展合作社，完善金银花服务发展网络，创新金银花生产组织形式，为农民提供信息、技术、资金等一系列服务。封丘县定期举办"中国·封丘金银花节"，在金银花生产基地和国内外药材市场之间架起了一座宽阔的桥梁，大大提高了封丘金银花在国内外药材市场的销售量。封丘县还扶持龙头企业注册了"豫封""豫绿"牌等金银花商标，取得了国家原产地标记注册证。"豫绿"牌金银花荣获"河南省名牌农产品"称号，通过了农业部农产品质量安全中心的无公害农产品认证。

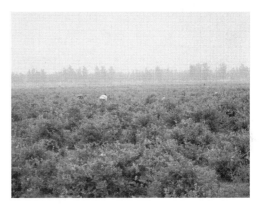

图 1-34 树型金银花（河南封丘）

2003 年 3 月 18 日，国家质量监督检验检疫总局通过了对封丘金银花原产地域产品的认证，并颁发了原产地域产品认证书。

全县历史上忍冬种植面积曾达到 30 万亩，目前保有种植面积 8 万亩。2004 年被国家林业局命名为"中国金银花之乡"。调研中，县农业局金银花产业发展办公室主任王广军告诉我们，当地生产上栽培品种基本上为大毛花系列，经销上多被商户称为"树型金银花"（图 1-34）。

4. 河南淅川

河南省淅川县为了加速推进高效生态农业发展，改变行政干预的传统做法，通过出台扶持政策、制订奖补措施等，用市场化机制刺激产业发展。2012 年年初，淅川县出台了《关于加快推进茶产业发展的实施意见》等一系列文件，大力扶持发展金银花、茶叶等生态产业，并从资金扶持、品牌认证、基地建设等方面给出了一系列优惠政策。

优厚的政策"红包"，极大调动了企业参与生态农业的积极性。一些龙头企业，如福森集团采用"公司＋基地＋农户"模式，借助移民搬迁后的土地和劳动力资源优势，发挥公司在资金和技术等方面的优势，对种植农民提供苗木、技术指导等服务，给予资金支持，实施优惠保底价格收购，辐射带动农民种植忍冬。

目前，淅川县连片种植忍冬已达 8 万亩，年产值 8 亿元以上，增加农民收入 3 亿元以上❶。

❶ 鄢光哲，河南南阳：淅川县金银花种植面积已达 8 万亩，http：//www.jyhzj.com/news/show-1893.html。

种植开发金银花不仅成为淅川的支柱产业之一，也成为"南水北调"渠首保水质促民富的示范项目，能很好地保护丹江口水库水质和生态环境，生态效益、经济效益、社会效益在这里实现了完美结合。

5. 河北巨鹿

据清光绪版《巨鹿县志》记载金银花为中药材种植之首，自明代就有栽培。现代规模

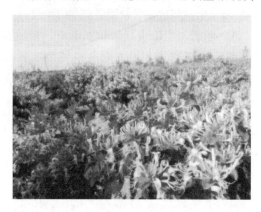

图1-35　种于沙质碱性土的忍冬
"巨花1号"（河北巨鹿）

种植始于1973年，"非典"后巨鹿忍冬（金银花）种植得到长足发展。河北省巨鹿县对金银花种植、加工高度重视，并当作一项富民强县的产业来抓，成立了以金银花为主的"中药材产业发展办公室"主抓，建立了严格的市场监管制度，严厉打击掺杂使假，禁止劣质产品流入市场，确保市场交易公平。目前全县忍冬种植面积超过8万亩，年产干花1.3万t，主栽品种为"巨花1号"（图1-35），巨鹿已成为我国重要的金银花种植和集散地区之一。

2007年以来，巨鹿县以整合农业资金项目发展金银花产业为契机，从提高花农组织化程度入手，在推广新型烘干技术的同时，发展扶持金银花种植、销售专业合作组织98家，80%的花农加入了合作社，实现了一家一户生产与市场的有效对接。全县金银花产业不断壮大，产业链逐步拉长，初加工企业达69家，深加工企业21家，开发金银花食品、含片、花茶、饮料等产品20多个。建有规模很大的金银花专业交易市场，常驻商户超过230家，年交易额超过13亿元人民币。

2010年巨鹿县金银花在国家工商总局成功注册金银花原产地标志，2011年被中国经济林协会命名为"中国金银花之乡"。

6. 贵州绥阳

贵州省绥阳县根据《中国药典》颁布后出现的各种情况，通过认真调研分析，求真务实，决定了从河北巨鹿等地引进"巨花1号""北花1号"等忍冬优良品种，在山丘区试验种植（图1-36），目前已种植忍冬11万亩（另还种有灰毡毛忍冬10万亩左右）。种植户达1万多户，产业收入在2亿元左右。从河北巨鹿来绥阳兴办绥阳绥花树形金银花农业发展有限公司的总经理尼胜礼，在品种引进、示范基地建设以及产品加工方面，起到了很好的带头作用，可谓居功至伟。

绥阳县把金银花产业作为后续支柱产业来进行培育后，纳入了《绥阳县国民经济和

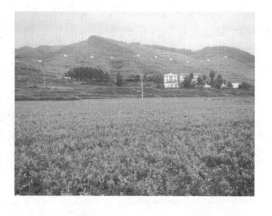

图1-36　集中连片的万亩忍冬（贵州绥阳）

社会发展第十二个五年规划纲要》《绥阳县中药材产业发展规划》，同时还进入了《贵州省"十二五"特色农业发展规划子规划》《全省县域农业特色主导产业发展规划》《贵州省中药材产业发展扶贫规划（2012—2015 年)》)。在园区建设上，绥阳更加注重发挥规划引领作用，建设现代科技育苗、种植示范区、加工交易区、科技研发和示范展示区、农业观光产业带、加工生产产业群。同时，注重项目、资金的整合，采取"政府投入、企业投入和整合资金投入"的方式，已累计整合 1.8 亿元人民币投入园区基础设施及基地建设。

在抓好现有企业和专业合作社建设的基础上，绥阳县大力开展招商引资，以培育更多、更优、更强的经营主体，形成了金银花种植、加工、销售一体化发展。目前，全县已培育金银花深加工企业、专业合作社、粗加工厂、种植场等相关经营主体 40 家。郎笑笑、实心人等金银花产品成功上市，中华老字号老谢氏金银花蛋糕、菲律宾金银花日化等一批围绕金银花产品研发的知名企业入驻产业园建设，极大地提升了绥阳金银花的知名度和影响力。金银花茶、金银花凉茶、金银花洗面奶等 40 多个产品，已经成功开发并上市销售❶。

通过不懈努力，绥阳县获得了金银花国家地理标志保护、绥阳金银花注册商标，特别是于 2013 年被中国经济林协会命名为"中国金银花之乡"；小关乡银花村获得农业部颁发"一村一品"示范村称号；贵州绥阳小关金银花山区特色农业示范区纳入全省"5 个 100工程"建设范围。

7. 其他

山东省蒙阴县忍冬主要在联城镇种植，多位于田坎，既可保持水土，又可充分利用土地资源。调研中，县人大副主任马佳群告诉我们，全县山丘区面积占总土地面积的 95%，多用于发展林果业，其中忍冬种植面积达 3.5 万亩。

河南省新密市（原名密县）种植历史悠久，源远流长，明代李时珍在《本草纲目》中提到"金银花出密县五指山"。清嘉庆二十二年《密县志》载"金银花品香味俱佳，山中种植者，颇多受利"。1980 年全国医药总局在北京召开的评比会上，新密市金银花被评为全国同类之冠，誉为特级二花，因而有"密县二花甲天下，特级银花第一家"的赞誉。目前，新密市忍冬栽植面积 1 万多亩，约 300 余万墩，年产密二花 55t，只能满足需求量的1/10，成为国际市场的抢手货。新密市的忍冬种植，多位于梯田坝地；也有与核桃等乔木混交的模式。

此外，在全国范围内，如辽宁、吉林、北京、山西、内蒙古、陕西、甘肃、宁夏、新疆、四川、贵州、西藏、广东、广西、浙江、湖北等省区，都有从忍冬主栽区开展的成功的引种栽培。

北京市于 2009—2011 年，从山东、河北、河南等地引进忍冬 6 个品种，开展了成活率、产量和质量研究[62]。从植株性状来看，亚特 1 号、巨花 1 号和金丰 1 号为直立型，方便整枝和摘花；从植株越冬率来看，亚特 1 号、金丰 1 号、巨花 1 号、红色金银花均在80% 以上，抗寒性较强，能安全越冬；从单株产量来看，巨花 1 号产量居首，干花产量达50.9kg/亩；亚特 1 号居第二，干花产量 45.7kg/亩；从有效成分含量来看，各品种绿原

---

❶ 蒋宗仁，绥阳：金银花产业发展综述，http://www.gz.xinhuanet.com/2014-11/28/c_1113446179.htm。

酸和木犀草苷均达到药典标准，其中红色金银花的含量最高。综合性状以巨花 1 号、亚特 1 号和金丰 1 号为好。

山西省忻州市于 1996 年从河南省新密市五指岭半山区引入忍冬，经过 10 余年驯化培育取得成功，已经扩大面积进行推广。

甘肃省漳县通过引种试验，成功种植了忍冬。处于库姆塔格沙漠中的甘肃敦煌，也成功运用忍冬进行了城市绿化美化。

宁夏回族自治区于 2001 年初将忍冬优良品种大毛花，由山东省平邑县引种到贺兰县金山乡，试种成功。虽然引种地较原产地金银花中的绿原酸、总黄酮含量较低，存在着一定的差异[63]，但在条件较差的干旱半荒漠地区引种成功就已实属不易。王坤等[64]测定发现，宁夏固原、贺兰等地引种栽培的金银花，其绿原酸含量为 2.6%～3.8%，木犀草苷的含量为 0.063%～0.110%。宁夏栽培金银花中绿原酸和木犀草苷的含量，均达到《中国药典》2015 年版一部的规定。

新疆维吾尔自治区新和县于 2003 年开始引种种植忍冬，目前全县种植面积已达 1 万亩以上。

西藏自治区达孜县邦堆乡从 2012 年开始，就开始试验种植忍冬，目前共种植 1300 多亩，包含 14 个品种。目前，拉萨市 7 县 1 区都开展了忍冬规模化种植，面积达 12802 亩❶。更值得一提的是，种植金银花不仅有较高的经济效益，能带动农牧民增收致富，同时忍冬还有保持水土和防风固沙等生态作用。西藏得天独厚的光热资源，为忍冬生长提供了良好条件。与内地相比，采收自无污染的雪域高原上开出的金银花，对商家来说更具选择优势。因此，西藏金银花产业有着广阔的发展前景。

四川省泸州市从山东省平邑县引种了 2000 株忍冬，分别栽培于泸州市江阳区和泸县，并于第二年进行了扦插分株。经过 3 年的培育，将收获的干花与济银花比较，二者外观相近；采用 HPLC 法同时测定了 4 种主要活性成分绿原酸、木犀草苷、异绿原酸 A 和异绿原酸 C 的含量，二者基本一致；泸州引种金银花与山东金银花 HPLC 指纹图谱相似度均在 0.970 以上，相似度较高，表明二类样品的整体质量相近。试验说明，在四川泸州引种山东忍冬是可行的[65]。

浙江省文成县银星种植场示范基地，于 2003 年从河南封丘引入金丰 1 号苗木 3 万余株，种植 300 多亩进行引种试验。经观察，金丰 1 号生长良好，2005 年普遍开花，而且从 5 月中旬一直到 9 月都连续开花，可采摘 4 次花蕾，产量高，在浙江推广种植十分成功[66]。浙江省永嘉县也从山东引种栽培忍冬获得成功。

湖北省罗田县位于大别山南麓，具有典型的山地气候特征，气候温和，雨量充沛，史上就拥有丰富的野生金银花资源——盘叶忍冬（Lonicera tragophylla）。2007 年之前，罗田县已有农户种植金银花，但未成大的规模，全县种植面积不到 3000 亩。2009—2011 年，全县开始从河南封丘、山东平邑等地引进忍冬优良品种，种植面积快速增长。截至目前，罗田忍冬种植面积已近 2 万亩左右。此外，湖北省随州、神农架、宜昌等多地也种植

---

❶ 王珊，"金银花开"致富路——达孜县邦堆乡金银花种植基地见闻，http：//epaper. chinatibetnews. com/ xzrb/html/2015－07/03/content_629650. htm。

忍冬资源。

（二）灰毡毛忍冬

灰毡毛忍冬是南方山银花种植的主体，人工种植面积大，山银花产量高，据悉能占到全国金银花/山银花产量的一半以上。目前，灰毡毛忍冬的主栽区位于湖南隆回、溆浦，重庆秀山以及贵州务川等地。

1. 湖南隆回

湖南省隆回县自古以来，全境林间山地广泛分布着大量的野生灰毡毛忍冬，每到花开季节，花香四溢，香飘万里。尤以县西北部中山区的灰毡毛忍冬分布最广、开花最艳、香气最浓、药性最佳。该地区瑶汉"游医"常竞相上山采摘配药，用以医治"疑难杂症"。南宋时期，战乱频繁，相传当时湘中等地瘟疫盛行，民间就广泛采用灰毡毛忍冬藤叶煎熬后口服，效果极佳。

20世纪60年代前后，野生灰毡毛忍冬资源遍布隆回县山野村寨。在小沙江等高寒山区的灰毡毛忍冬不仅花蕾产量较高，而且质量上乘，但收购数量不多，多数资源浪费于山野。1971年以后，随着市场需求增加，少数农户尝试将野生改为家种，但发展缓慢。1980年后，全县种植面积几起几落，特别是1998—1999年发现并新育"花蕾型"金翠蕾、银翠蕾等优良品种后，"隆回金银花"声名大振。至2010年全县种植面积已达21万亩（图1-37）。2015年调研时，据湖南省隆回县金银花产业开发办公室有关人

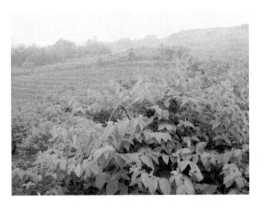

图1-37　漫山遍野的灰毡毛忍冬（湖南隆回）

员介绍，目前全县保有面积15万亩，干花产量达1.2万t，产值3.2亿元。

为解决银花销售问题，20世纪90年代，隆回县在小沙江镇建立了以金银花为主的中药材市场，到21世纪初，隆回县小沙江镇已成为全国著名的金银花集散地，产品远销河南、湖北、江苏、广东、广西等24个省（自治区、直辖市），并在广西玉林、广州清平、江西樟树、安徽亳州等国内十大药材专业市场都设立了窗口，一部分优质产品还销往越南、新加坡等东南亚市场。该县建立了一支以金银花为主的中药材营销队伍，在20多个省建立了中药材商品信息交流网络，销售渠道畅通。全县以小沙江镇为中心、以金银花为主的中药材市场已初具规模，有经营门面近百个。国家林业局于2001年命名隆回县为"中国金银花之乡"。国家质量监督检验检疫总局公告2005年第25号确定隆回金银花为原产地保护产品，保护范围包括湖南省隆回县小沙江镇、司门前镇、金石桥镇、鸭田镇、虎形山瑶族乡、麻塘山乡、大水田乡、羊古坳乡等8个乡镇所辖行政区域。

2. 湖南溆浦

湖南省溆浦县从20世纪70年代开始，实行野生山银花（灰毡毛忍冬）人工驯化栽培，选育出了湘蕾系列、银花王等品种，推进了种苗规范化和基地良种化。近年来通过土地流转，发展农业公司、专业合作社和种植大户，实行集中连片规模开发。如四宝山公司

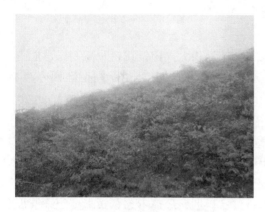

图1-38 湘蕾系列灰毡毛忍冬荒山
种植（湖南溆浦）

建成2000亩基地，雪峰农业公司1000亩，紫金银花公司开发3000亩。同时，对于传统灰毡毛忍冬园，通过高接换种、老园新栽等手段，加大了湘蕾系列比例（图1-38）。

2009年，县里通过农机补贴等方式，鼓励和引导农户购买烘干机械，淘汰传统加硫熏晒方式，加工产品着色好，整齐一致，品质提高。2011年，建立万水科技等烘制企业2个，发展家庭作坊加工厂120多个，共引进烘干机械310多台套，年加工干花5500余t。全县建立银花茶加工企业7家，创建湘蕾、四宝山、君健、顺成等品牌，年加工量达5t。

2010年，全县种植面积达到8.6万亩（仅龙庄湾就达3万亩），年产干花6000多t，产值近3亿元。2011年后，受《中国药典》事件影响等多种原因，种植面积下降较多，目前全县保有面积约4万亩。

3. 重庆秀山

重庆市秀山土家族苗族自治县山银花产业腾飞，得自于自有品种"渝蕾1号"（灰毡毛忍冬）。1999年6月，回乡农技校毕业生张胜海发现了1株连续1个月处于花蕾状态的变异灰毡毛忍冬，移栽到自家田里。之后，他请来有关专家，用秀山本地的野生灰毡毛忍冬为砧木进行嫁接，成活108株，之后又嫁接成活2万株。重庆中药研究院副院长李隆云在看了这株野花后，连称是"金银花中的奇葩"，并现场命名为"渝蕾1号"。据重庆市药品检验所检测，"渝蕾1号"绿原酸含量高达7.1%。2008年3月，"渝蕾1号"成为国家工商总局认定的著名商标。种苗培育成功后，张胜海成立了公司，发展银花培育、种植及加工开发[1]。历经多年培育、繁殖，"渝蕾1号"家族不断壮大，名气越来越响、规模越来越大、效益越来越好。

"秀山金银花"于2009年11月27日，经农业部决定准予登记"农产品地理标志保护"，地域保护范围为秀山县中和镇、平凯镇、清溪场镇、隘口镇等32个乡镇。

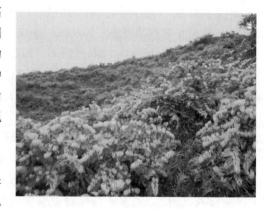

图1-39 遍布四荒地的灰毡毛忍冬（重庆秀山）

秀山县中药材产业办主任刘朝政告诉我们，目前秀山县灰毡毛忍冬的种植规模已逾30万亩（图1-39），鲜花产量超过3万t，25个乡镇6万户花农收入近3亿元。虽然近年

---

❶ 重庆商报，重庆：花农年赚2亿元秀山金银花"钱"景如花，http://news.yuanlin.com/View/160676/0.htm。

来山银花价格暴跌，但秀山县从2012年以来，每年对收购加工业主给予收购加工补贴和销售奖励，包括低温烤房设备补贴、外包装补贴、基地肥料补贴、确定收购指导价等，并严禁业主压级压价、打白条等。通过这些措施，保证了秀山的山银花资源不至于大起大落，从而平稳发展，渡过难关。

2010年11月，"秀山金银花"以"YH1108"代码正式登录重庆农畜产品交易所，成为继生猪之后，又一远期交易的大宗农产品。当年，不到一个月时间，近600t各个标准等级的银花干品，在农交所被大部分来自外地的交易商买走。目前，秀山县银花产业龙头企业已达30余家（市级龙头企业7家），银花专业合作社40余家。红星中药建成了500t的绿原酸提取车间、3000t的中药饮片车间和500m²的组培室；祥华生物建成了615t植物中间体提取车间；奇秀食品建设的银花凉茶生产线一期工程已经投产。同时，通过与企业、科研单位合作，已形成银花产品链，如金银花茶、金银花露、金银花水、金银花浸膏、金银花胶囊、金银花含片以及针剂、复方药品等。

不仅如此，小小的银花产业还吸引了颇为挑剔的风投的"目光"。2011年年底，深创投、重庆科技风投引导基金、娃哈哈集团等共同出资筹建"重庆红土创新创业投资基金"，首批投资目标就瞄准了红星中药材开发有限公司。2014年1月24日，全国中小企业股份转让系统（新三板）迎来了重庆秀山金银花中药材股份有限公司（秀山金银花）挂牌，证券代码430696。这是重庆第5家新三板挂牌企业，也是首家重庆非主城区挂牌企业[1]。据了解，"秀山金银花"总股本630万股，成立于2007年，法定代表人（董事长）为闫晓霞女士，主营银花种植、加工、销售及相关技术服务，为当地银花龙头企业。

4. 贵州务川

在贵州省务川仡佬族苗族自治县，自古盛产金银花，田边地角，山野灌木之地，随处可见。金银花不仅是务川一道独特的美景，也是当地林农增收致富的重要渠道（图1-40）。

2011年以来，务川县整合巩固退耕还林、石漠化治理、林业植被恢复等资金1609万元，用于务川县银花产业发展。目前，务川县有300亩以上的灰毡毛忍冬种植大户12户，建立1000亩以上的基地5个。为大力发

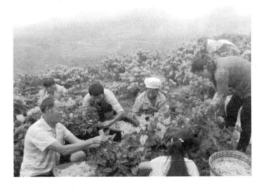

图1-40 村民采收银花（贵州务川）

展银花产业，务川县整合资金，采取大户引领、合作社抱团等方式，推进银花产业持续、稳定发展。务川县政府专门成立银花办公室，指导全县银花产业的发展，建立健全银花产业管护制度。同时，县里还不断加大对银花龙头企业和合作社的扶持力度，协调信用贷款向龙头企业和农民专业合作社等倾斜，并采取切实措施帮助花农和企业打开销路，通过互联网与外地银花商贩联系收购业务。

2015年调研时，务川县石朝乡副乡长王丽介绍说，2012年开始全乡种植灰毡毛忍

❶ 刘勇，秀山金银花今日登陆新三板，http://finance.ifeng.com/a/20140410/12084938_0.shtml。

冬，现面积已达 1.2 万亩。计划全乡种植面积达到 1.5 万亩，人均拥有 1 亩花。她说，这两年金银花收入好，许多打工的也回家种金银花了。她告诉我们，前两年有湖南老板收花，现今乡里投资建厂，开展初加工，以解除农民后顾之忧，让农民获得更多更持续的收入。

目前，务川县累计种植银花（主要为灰毡毛忍冬，还有一些忍冬）9 万余亩，过半面积已经进入盛花期。种植面积中，约大部分为灰毡毛忍冬种下的金翠蕾、银翠蕾，仅有 1 万多亩忍冬（来自河北的"中丰二号"）。在成立县级银花协会的基础上，务川县成立乡镇村银花产业专业合作社 27 家，引进银花种植企业 6 家。务川县于 2014 年被中国经济林协会命名为"中国金银花之乡"。

5．其他

如前所述，贵州绥阳种有灰毡毛忍冬 10 万亩。

湖南省除前述重点种植区外，新化县、辰溪县山银花类药典植物种植规模也较大。

湖南省新化县于 20 世纪 70 年代开始，栽培本地野生的灰毡毛忍冬。90 年代中后期，在奉家镇、水车镇建立了万亩种植基地，随后辐射到高寒山区。2000 年之后，与隆回县小沙江镇接壤的新化县水车、奉家以及与它们相邻的天门、文田等乡镇，开始从隆回县小沙江镇和溆浦县龙庄湾镇引进良种，产量得到大幅度提高。2008 年全县基本普及良种，出现种植高潮。到 2010 年种植面积最大，达到 4 万余亩，产值达 3 亿元。新化县中药材协会会长卢政坤说，从 2004 年起，新化县就开始逐步淘汰硫黄熏蒸这一传统的加工方法，而起用机械杀青、烘干方法；2005 年以来引进整套机械烘干设备 82 套。目前因价格原因，部分农民弃种或改种其他，全县种植面积降至 1.5 万亩。

湖南省辰溪县灰毡毛忍冬种植面积以 2010 年最高，达 3.1 万亩；由于价格原因影响农民积极性，目前种植面积已下降至的 2.7 万亩。种植区域包括坡地和农地，坡地略多，干花亩产约 200～250kg，干花销售至亳州、玉林等药材市场。全县烘干设备有 69 台套。调研中，辰溪县金银花协会副理事长邹敏言告诉我们，全县原计划种植规模达到 10 万亩，在 2011 年价格大跌后，这一目标受到了严重影响。不过目前情况有所好转，灰毡毛忍冬资源建设正在复苏中。

桂北的资源县是广西银花种植另一大产区，灰毡毛忍冬栽培面积约 3.9 万亩，年产干花 1000t 左右。此栽培区为广西高海拔、高寒山区，多是利用稀灌木丛作为攀援物进行栽培，或选择坡度较大处，沿山坡水平线修筑高位梯级畦，在畦面上种植，将植株修剪培育成直立型花丛，加以开发利用。

除此之外，还有：湖南常德、绥宁、汝城、保靖、炎陵、双峰、资兴、攸县、浏阳等地；湖北恩施、十堰、黄石、黄冈、荆州等地；重庆武隆、垫江、云阳、涪陵等地；四川宜宾等地；贵州丹寨、德江等地；云南思茅、景东、昆明等地；广西南宁、贺州、桂林、隆林等地；广东平远、南雄等地；浙江乐清、开化、永嘉等地；福建诏安等地，都在人工规模种植灰毡毛忍冬。

（三）华南忍冬／红腺忍冬

在历时两年多的调研中，在华南忍冬、红腺忍冬的原主产区，多未看见集中连片种植，只在广西忻城发现有华南忍冬规模种植，马山有红腺忍冬种植。

1. 广西忻城

据史料介绍，从明弘治十年（1497年）芝州（忻城县古称）到清代末年的忻城县，历代县官向朝廷王侯进贡忻城手工艺精品土锦时，还配送特产"三宝"，即芝州的金银花、黄烟、古蓬之黄精，古有"贡必三宝"之说。

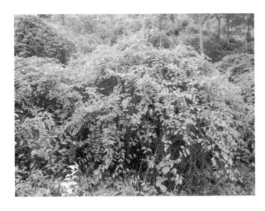

图 1-41　种植于山麓的华南忍冬（广西忻城）

忻城县主要以华南忍冬种植为主（图 1-41），分早、中、晚熟。早熟品种开花于 3 月底 4 月初，占总面积的 2.5% 以下；中熟品种花期 4 月中旬，占总面积 95% 以上；晚熟品种花期在 4 月底至 5 月初，年可开二次花，占总面积的 2.5% 以下。此外，还有少许红腺忍冬，当地又称为鸡爪金银花。

至 20 世纪 50 年代，柳州中药批发站设点在广西忻城收购金银花，其产品供柳州、桂林、成都等市制药厂作为中药加工原料，因花质量上乘，这些厂家对忻城县、马山县的金银花都作免检产品。自 20 世纪 70 年代末至 20 世纪 80 年代初，忻城县就开始推广华南忍冬人工栽培并获成功。1978 年柳州地区为了解决贫困山区群众温饱问题，提出了"依山靠山，开发石山区资源"的总体思路，号召村民利用荒山荒地种植发展华南忍冬、竹子，增加山区农民收入。当年县里从农业资金拨出 27 万元作华南忍冬发展专项资金，重点解决购华南忍冬苗和育苗时选购枝条的经费。当时北更、遂意各村屯都掀起种植华南忍冬高潮，至 1980 年就发展到 1.7 万多亩，且长势良好，至 1985 年华南忍冬就给许多农户增加收入，保证了能够安全度荒月。

到 21 世纪初，忻城县的银花产业已基本形成。2008 年，全县华南忍冬等总面积发展到 10 多万亩，银花干花产量达 1340 多 t、产值达 5360 万元。全县建立了 9 个华南忍冬生产示范样板片 8700 亩，有 2.55 万农户种上了华南忍冬，户均面积 1.96 亩，种植户银花年均收入 1200 元，山区大部分农户依靠种植华南忍冬甩掉了贫困的帽子。在曾被联合国粮食署官员称为"不适宜人类居住的地方"的北更乡，副乡长蒙凤慧介绍说，全乡在山坡、路边、河渠两侧种有华南忍冬等 2.7 万亩，亩产鲜花 500kg 左右。至 2010 年年底全县华南忍冬等种植面积达到 20 万亩，并制定了相关激励政策，分年度、分乡镇落实具体的任务，已初步成为全县继甘蔗、桑蚕之后的第三大支柱产业[67]。

2. 广西马山

在广西壮族自治区马山县，金银花原生于石山峰丛地区的石缝乱草之中，自古民间广采为药，量少价高。20 世纪 60 年代，有人发现如此名贵之花，可以扦条发根，种植于那"九分石头一分土、碗一块、瓢一块，一个草帽盖三块"的山地上，而且花质更好，产量更高，效益更好。于是纷纷仿效，将山地退粮种花，种植方法不断改进，种植规模逐年扩大。

全县现有 4.3 万亩银花类植物栽培或野生面积，主要为红腺忍冬（图 1-42），约 3.5 万亩；还有从山东引进的四季金银花忍冬品种等。在全县总面积中，仅加方乡就有 3.6 万

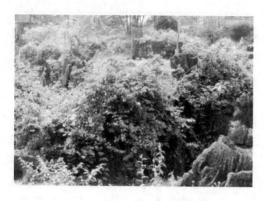

图 1-42　石灰岩区生长的红腺忍冬
（广西马山）

亩，户均 3.8 亩。2015 年全县年产干花 500t，马山县成为闻名全国的银花主产地。

每年 3—4 月，村村寨寨银花香，男女老少采花忙。马山金银花为农产品地理标志产品，产量高、质量好，一直畅销广州、深圳、香港和东盟各国。36 个外地老板来到这里承包荒山大种金银花。香港、广州、深圳等地花商也纷纷来到这里设点收购外销，大赚"花财"。加方街上也有 6 个本地老板筹资合股办起收购站，与外地花老板摆擂台，年均收购外销银花干花超 80t，成了全县个体纳税大户 ❶。

3. 其他

广西壮族自治区乐业、田阳、隆林和都安等县，种植有红腺忍冬和华南忍冬等山银花类药典植物资源[68]。此栽培区位于广西的中部，属典型的喀斯特地貌，是广西有名的石山地区，一般是在大石块的周围或岩缝中挖穴进行零散栽培，以大石块作为山银花藤蔓攀援的支架。年产干花数百吨。

（四）黄褐毛忍冬

在喀斯特地区，黄褐毛忍冬不是成树状生长，而是依靠枝条蔓延，一株就可以覆盖直径 3~5m 甚至更大的面积。黄褐毛忍冬可以在山石缝里扎根，而不需要精细的管理，管理粗放简单。贵州黔西南地区是黄褐毛忍冬的主栽区，特别是安龙县种植面积较大。

1. 贵州安龙

安龙县位于贵州省西南部，石漠化面积 500km²，占国土面积的 22.35％，是典型的石漠化地区。20 世纪 70 年代以来，安龙县通过孜孜不倦的探索和实践，在石漠化地区种植黄褐毛忍冬，取得了显著的生态、经济和社会效益，走出了一条可持续发展的治理石漠化成功之路。

安龙金银花是安龙县境内少数民族长期药用的"苗药""彝药"。安龙县种植黄褐毛忍冬起源于 20 世纪 70 年代末，地点是德卧镇大水井村。当时，大水井村村民高文科、白帮金到山中寻找野生药材，无意间发现了一株茂盛的野生金银花缠绕在大树顶端，两人如获至宝，摘回花瓣到镇上，当时就卖了好价钱。于是，一个把野生金银花移栽，进行人工种植的想法在该村萌生。在县上有关部门的引导、支持和帮助下，大水井村动员全村 400 多个劳动力用背篼到几公里之外去背土，花了 10 多万个劳动力，硬是在石旮旯里造出了千多亩"土地"。有了栽种的土地，村民们就到山上寻找野生黄褐毛忍冬苗培育。没有水，大家就用背篼装上坛子到 5km 以外去背，再一窝窝地浇。正是因为有了这样的精神，仅 1 年多的时间，千亩石山地就种上了 7 万多株黄褐毛忍冬。

1996 年，安龙县委、政府把德卧镇的黄褐毛忍冬种植模式在全县推广，并把银花开发列为该县的十大产业之一。1999 年，在民进中央、贵州省科技厅及州有关单位帮助下，安龙县开展了"喀斯特地区优质金银花种植生态与经济效益"的星火计划课题研究。通过努力，黄褐毛忍冬于 2008 年被录入《中华人民共和国药典》（2005 版增补版）。通过示范种植、项目科技培训，2002 年开始大面积推广。2007 年，安龙县成立了大水井银花协会。2009 年 6 月，安龙县从重庆引进了一套从杀青、冷却到烘干的一体化银花专用加工设备。德卧镇逐渐形成了自发的银花药源和集散市场。

自 2009 年以来，安龙县累计利用退耕还林工程、珠防工程、植被恢复、石漠化治理工程、金银花扶贫项目等建设资金 1696 万多元，完成银花生产标准化示范区项目建设 52200 亩，其中：种苗示范基地 300 亩，丰产示范基地 5000 亩，新建银花基地 46900 亩，示范农户达到 7500 多户。2011 年全县银花干花产量达 810t，产值 4300 万元，花农户均增收 1500 元，最高户收入达 10 多万元，收入上万元的花农户在 300 户以上。目前，全县黄褐毛忍冬种植面积保有 17 万亩。

2. 其他

贵州省黔西南地区除安龙县外，还有几个县种植面积也不少，其中兴义市种植面积达 1.5 万元，兴仁县种植 1.5 万元，贞丰县种植 1 万元。

兴义市则戎乡冷洞村从 2002 年开始因地制宜发展黄褐毛忍冬种植，村民由此走上脱贫致富路。2010 年遭遇百年不遇的特大干旱，大片黄褐毛忍冬枯萎面临死亡。面对大旱，冷洞村群众以不屈的抗旱壮歌，首创黄褐毛忍冬"滴灌"抗旱模式。在冷洞村，家家户户都种有黄褐毛忍冬，多的有十几亩，少的也有五六亩，村民们都觉得种植黄褐毛忍冬比种植其他农作物的收入要高，而且投入的劳动力还少一些。如今，全村黄褐毛忍冬种植面积达 3600 余亩，并注册了"万峰林金银花""冷洞金银花"商标，成立了种植经营合作社，银花产值已达 300 多万元，农民收入最多的达 3 万多元，最少的也有 7000 元左右，全村农民人均纯收入 60% 都来自银花产业，银花已成为冷洞村群众脱贫致富的"摇钱树"。2010 年 4 月 4 日下午，时任国务院总理温家宝来到义兴市冷洞村调研。在听了村支书朱昌国介绍当年战胜干旱、保住 3600 亩黄褐毛忍冬基地后，温总理称赞道，"这种精神就是不怕困难、艰苦奋斗、攻坚克难、永不退缩的贵州精神"。❶

第四节　生态体系构建布局

参照全国水土保持区划成果，在此基础上分区（落实到二级区）布局忍冬属药典植物，以为下一步生态体系构建奠定基础。

一、总体种植区划

如前所述，忍冬属药典植物，除忍冬为全国性分布外，灰毡毛忍冬、华南忍冬、红腺忍冬主要在南方大部分地区分布，黄褐毛忍冬在西南贵州、云南有所分布。从我们调查的人工种植来看，忍冬已引种栽培到全国各地，灰毡毛忍冬南方地区栽培较为普遍，黄褐毛忍冬在贵州黔西南地区广为栽培，而华南忍冬仅在广西忻城有栽培，红腺忍冬仅在广西马

---

❶　戴时昌，兴义市冷洞村朱昌国：石头上开满了金银花，http://www.jyhzj.com/news/show-1828.html.

山有栽培。

忍冬属药典植物的全国区划原则如下：

一是目前"金银花"价格看好，忍冬又适宜全国种植，规划中应占有优先考虑地位。但在灰毡毛忍冬、黄褐毛忍冬等传统种植区，不安排或小规模试验种植，避免造成争执打架。

二是从目前"山银花"市场较为低迷的情况来看，灰毡毛忍冬、黄褐毛忍冬等传统种植区，应以稳定、提高为前提；在其他适宜地区虽可适度推广，但种植面积应小而精，积蓄力量，蓄势待发。

三是华南忍冬、红腺忍冬虽然目前种植面积较小，但考虑到不同种的特点，特别是还没有研发清楚的因素，应给予一些区域不大面积的种植安排。研发成果的突破，这些区域就有可能就成为下一阶段推广的种源区。

四是未进入药典的细毡毛忍冬等忍冬属植物，也应留有适度区域进行种植，保护资源。相信随着研发深入，一些忍冬属植物还会陆续进入药典的。所以在区划时，适度给以考虑。

五是规划不仅有种的区别，更重要的是良种的选用。在生态建设中，作为全国性适宜种忍冬，建议推广"北花1号"品种；而在南方大部分地区可以栽培的灰毡毛忍冬，建议推广"渝蕾1号""金翠蕾""银翠蕾"这三个品种；至于推广范围较小的红腺忍冬、华南忍冬和黄褐毛忍冬，也应尽量选择生态经济功能较好的优良品种推广运用。

忍冬属药典植物的区划，参照全国水土保持区划[69]，按照"适地适树"原则进行，其规划成果如下所述。

（一）东北黑土区

东北黑土区（Ⅰ）忍冬属药典植物资源，按二级类型区对位配置情况见表1-8，适宜6个二级类型区（4个省、自治区）的植物均为忍冬。配置时，除东北漫川漫岗区（Ⅰ-3）基本上布设在坡耕地埂带；松辽平原风沙区（Ⅰ-4）布设在沙化土地外，其余植物多布设在山丘地和丘岗地各立地条件类型，以等高带状分布格局布置。

表1-8　　　　　　　东北黑土区（Ⅰ）适宜配置的忍冬属药典植物

二　级　区		省（自治区）	忍冬属药典植物
代　码	名　称		
Ⅰ-1	大小兴安岭山地区	黑、蒙	忍冬
Ⅰ-2	长白山—完达山山地丘陵区	黑、吉、辽	忍冬
Ⅰ-3	东北漫川漫岗区	黑、吉、辽	忍冬
Ⅰ-4	松辽平原风沙区	黑、吉、辽	忍冬
Ⅰ-5	大兴安岭东南山地丘陵区	黑、蒙	忍冬
Ⅰ-6	呼伦贝尔丘陵平原区	蒙	忍冬

（二）北方风沙区

北方风沙区（Ⅱ）忍冬属药典植物资源，按二级类型区对位配置情况见表1-9，适宜4个二级类型区（4个省、自治区）的植物均为忍冬。本区植物配置多以防风固沙为主要目的，应配置在丘间低地，或地下水位较高的立地条件下，其他立地类型要考虑搭配灌溉设施。

表 1 - 9　　　　　　　　北方风沙区（Ⅱ）适宜配置的忍冬属药典植物

二 级 区		省（自治区）	忍冬属药典植物
代　码	名　称		
Ⅱ-1	内蒙古中部高原丘陵区	冀	忍冬
		蒙	忍冬
Ⅱ-2	河西走廊及阿拉善高原区	甘	忍冬
		蒙	忍冬
Ⅱ-3	北疆山地盆地区	疆	忍冬
Ⅱ-4	南疆山地盆地区	疆	忍冬

（三）北方土石山区

北方土石山区（Ⅲ）忍冬属药典植物资源，按二级类型区对位配置情况见表 1 - 10，适宜 5 个二级类型区（9 个省、自治区、直辖市）配置的植物均为忍冬。忍冬主要布设在低山丘陵区及河漫滩等各种立地条件类型。

表 1 - 10　　　　　　　北方土石山区（Ⅲ）适宜配置的忍冬属药典植物

二 级 区		省（自治区、直辖市）	忍冬属药典植物
代　码	名　称		
Ⅲ-1	辽宁环渤海山地丘陵区	辽	忍冬
Ⅲ-2	燕山及辽西山地丘陵区	蒙、辽、京、津、冀	忍冬
Ⅲ-3	太行山山地丘陵区	京、冀、豫、蒙、晋	忍冬
Ⅲ-4	泰沂及胶东山地丘陵区	苏、鲁	忍冬
Ⅲ-5	华北平原区	京、津、冀	忍冬
Ⅲ-6	豫西南山地丘陵区	豫	忍冬

（四）西北黄土高原区

西北黄土高原区（Ⅳ）忍冬属药典植物资源，按二级类型区对位配置情况见表 1 - 11，适宜 5 个二级类型区（6 个省、自治区）的植物均为忍冬。本区配置时，在宁蒙覆沙黄土丘陵区（Ⅳ-1），主要布设在丘间低地；在晋陕蒙丘陵沟壑区（Ⅳ-2），主要布设在沟坡和滩地；在其他各类黄土区，如降水较少，则主要种植在阴沟坡和沟滩地；如降水较多，则种植在梁峁坡、梁峁顶。

表 1 - 11　　　　　　　西北黄土高原区（Ⅳ）适宜配置的忍冬属药典植物

二 级 区		省（自治区）	忍冬属药典植物
代　码	名　称		
Ⅳ-1	宁蒙覆沙黄土丘陵区	蒙、宁	忍冬
Ⅳ-2	晋陕蒙丘陵沟壑区	晋、蒙、陕	忍冬
Ⅳ-3	汾渭及晋南丘陵阶地区	晋、陕	忍冬
Ⅳ-4	晋陕甘高原沟壑区	晋、陕、甘	忍冬
Ⅳ-5	甘宁青山地丘陵沟壑区	甘、宁、青	忍冬

（五）南方红壤区

南方红壤区（Ⅴ）忍冬属药典植物资源，按二级类型区对位配置情况见表1-12，计在9个二级类型区（12个省、自治区、直辖市）安排灰毡毛忍冬、华南忍冬、忍冬等3种忍冬属药典植物。主要配置在陡坡耕地以及山丘区各种立地条件类型。

表1-12　　　　　　南方红壤区（Ⅴ）适宜配置的忍冬属药典植物

二　级　区		省（自治区、直辖市）	忍冬属药典植物
代　码	名　称		
Ⅴ-1	江淮丘陵及下游平原区	沪、苏、浙、皖	灰毡毛忍冬、忍冬
Ⅴ-2	大别山—桐柏山山地丘陵区	鄂、豫、皖	灰毡毛忍冬、忍冬
Ⅴ-3	长江中游丘陵平原区	鄂、湘	灰毡毛忍冬、忍冬
Ⅴ-4	江南山地丘陵区	浙、赣、皖	灰毡毛忍冬、忍冬
Ⅴ-5	浙闽山地丘陵区	浙、闽	灰毡毛忍冬、忍冬
Ⅴ-6	南岭山地丘陵区	桂	灰毡毛忍冬、华南忍冬、忍冬
Ⅴ-7	华南沿海丘陵台地区	粤、桂	华南忍冬、忍冬
Ⅴ-8	海南及南海诸岛丘陵台地区	琼	华南忍冬、忍冬
Ⅴ-9	台湾山地丘陵区	台	—

（六）西南紫色土区

西南紫色土区（Ⅵ）忍冬属药典植物资源，按二级类型区对位配置情况见表1-13，计在3个二级类型区（7个省、直辖市）安排灰毡毛忍冬、忍冬等2种植物。主要配置在陡坡耕地田面或埂带，以及山丘区各种宜林立地条件类型。

表1-13　　　　　　西南紫色土区（Ⅵ）适宜配置的忍冬属药典植物

二　级　区		省（直辖市）	忍冬属药典植物
代　码	名　称		
Ⅵ-1	秦巴山山地区	甘	忍冬
		豫	忍冬
		鄂	灰毡毛忍冬、忍冬
		陕	忍冬
		川	灰毡毛忍冬、（细毡毛忍冬）、忍冬
		渝	灰毡毛忍冬、忍冬
Ⅵ-2	武陵山山地丘陵区	鄂、湘、渝	灰毡毛忍冬、忍冬
Ⅵ-3	川渝山地丘陵区	川、渝	灰毡毛忍冬、忍冬

（七）西南岩溶区

西南岩溶区（Ⅶ）忍冬属药典植物资源，按二级类型区对位配置情况见表1-14，计在 3 个二级类型区（4 个省、自治区）安排所有 5 种忍冬属药典植物资源。本区石漠化十分严重，忍冬属植物可布设在裸石缝隙间，因地制宜，见缝插针。

表 1-14　　　　　　　西南岩溶区（Ⅶ）适宜配置的忍冬属药典植物

二级区		省（自治区）	忍冬属药典植物
代码	名称		
Ⅶ-1	滇黔桂山地丘陵区	桂	华南忍冬、红腺忍冬、灰毡毛忍冬、忍冬
		黔	黄褐毛忍冬、灰毡毛忍冬、忍冬
		川	灰毡毛忍冬、忍冬
		滇	灰毡毛忍冬、忍冬
Ⅶ-2	滇北及川西南高山峡谷区	川	灰毡毛忍冬、忍冬
		滇	灰毡毛忍冬、忍冬
Ⅶ-3	滇西南山地区	滇	灰毡毛忍冬、忍冬

（八）青藏高原区

青藏高原区（Ⅷ）忍冬属药典植物资源，按二级类型区对位配置情况见表 1-15，计在 5 个二级类型区（3 个省、自治区）安排忍冬种植。本区雅鲁藏布江河谷及藏南山地区，是西藏人口密度最高的地区，适宜种植忍冬。其余类型区以试验性质，可安排一些忍冬探索种植。

表 1-15　　　　　　　青藏高原区（Ⅷ）适宜配置的忍冬属药典植物

二级区		省（自治区）	忍冬属药典植物
代码	名称		
Ⅷ-1	柴达木盆地及昆仑山北麓高原区	甘、青	—
Ⅷ-2	若尔盖—江河源高原山地区	甘、青、川	—
Ⅷ-3	羌塘—藏西南高原区	藏	—
Ⅷ-4	藏东—川西高山峡谷区	川、藏、滇	忍冬
Ⅷ-5	雅鲁藏布江河谷及藏南山地区	藏	忍冬

二、近期种植规划

在我国，许多事情往往容易一烘而上，忍冬属药典植物的种植也不例外，其后果往往是大起大落，最终损害农民利益。因此，一定要重视适度规模，踏准阶段性步伐。要全盘考虑，综合国内外市场需求、不同区域间需求、不同行业间需求、年际间变动等因素，做出适宜的近期（2016—2025 年）种植规划。

（一）现有资源面积估算

从我们调研以及收集资料的分析来看，忍冬、灰毡毛忍冬是目前资源面积最大的两种。

1. 忍冬

从山东平邑、费县、蒙阴，河南封丘、淅川、新密，河北巨鹿，贵州绥阳等忍冬主栽区的面积来看，约有 115 万亩；非主栽区面积主要靠近年来调研、网上搜集资料统计等估算，约 25 万亩。两者合计 140 万亩。

2. 灰毡毛忍冬

从湖南隆回、溆浦、新化、辰溪，重庆秀山，贵州务川、绥阳等灰毡毛忍冬主栽区的面积来看，约有 80 万亩；非主栽区面积主要靠近年来调研、网上搜集资料统计等估算，约 20 万亩。两者合计 100 万亩。

3. 其他

红腺忍冬按广西马山 3.5 万亩、其他地区 0.5 万亩匡算，约 4 万亩。

华南忍冬按广西忻城 18 万亩、其他地区 2 万亩匡算，约 20 万亩。

黄褐毛忍冬按贵州省黔西南地区 21 万亩、其他地区 2 万亩匡算，约 23 万亩。

细毡毛忍冬按四川南江种植 35 万亩计。

以上 5 种忍冬属药典植物及细毡毛忍冬，匡算的目前资源面积约为 140＋100＋4＋20＋23＋35＝322 万亩。

（二）近期种植规划

以下根据忍冬属药典植物的资源特性、市场需求等，做出未来 10 年（2016—2025 年）的种植规划。

1. 忍冬

适宜种植区域，包括除了沙漠、冻原以外的全国所有省、自治区、直辖市。

考虑到金银花销售价格较为坚挺，加之医药、食品、日化等行业的新产品用量逐年递增，全国范围内引种忍冬的趋势还会继续发展。据此，未来 10 年忍冬资源建设面积，按 70 万亩为宜。

2. 灰毡毛忍冬

适宜种植区域，包括淮河流域以南所有省、自治区、直辖市。

考虑到山银花销售价格下降的影响，特别是在医学研究没有重大突破之前，山银花在医药行业的用量十分有限，不过在食品等行业用量应是逐年看涨的。据此，未来资源建设仍主要在中南、西南地区，新增面积以 30 万亩为宜。

3. 其他

适宜种植区域，红腺忍冬包括长江流域以南一些省、自治区、直辖市；华南忍冬包括广东、广西和海南等地；黄褐毛忍冬包括贵州、云南、广西等地。

考虑到红腺忍冬、华南忍冬、黄褐毛忍冬在一些地区的种植传统，与灰毡毛忍冬区划原则基本相同。据此确定的未来资源建设区域，红腺忍冬仍在广西马山等地，华南忍冬在广西忻城等地，黄褐毛忍冬在贵州黔西南地区等地。细毡毛忍冬不再扩大种植面积。近期规划新增面积，红腺忍冬、华南忍冬、黄褐毛忍冬的新增面积分别以 0.4 万亩、2 万亩和 4.6 万亩为宜。

以上忍冬属药典植物 5 种，未来 10 年（2016—2025 年）的种植规划面积为 70＋30＋0.4＋2＋4.6＝107 万亩。

规划实施完毕时（2025 年），全国忍冬属药典植物资源总面积将达到 332＋107＝429 万亩。

（三）注意事项

结合忍冬属药典植物种植区划，尊重各地种植传统，应重点做好以下五个方面的工作。

一是以"中国金银花之乡"、一些传统的金银花种植地区以及一些新品种所在地区为核心，重点放在更新、改造、提高上来，切实追求最佳经济效益。工作重心宜放在推出新品种、打造名品工程、开发新产品上来。

二是忍冬种植遍布南北，但在南方灰毡毛忍冬、黄褐毛忍冬等种植地区，尽量不要挖旧栽新，以防劳民伤财。不同忍冬属植物，各有不同功用。随着研发的深入，相信种间区别会逐步体现出来，从而可以据此合理搭配种植不同品种，统筹安排。

三是规划地区要坚持适地适树原则，引进适合当地条件的忍冬属药典植物优良品种，注意种植和管护技术，搞好配套的采收、储藏和运销体系建设。种植既要考虑规模化，也应防止盲目扩大面积，杜绝出现物贱伤农等不良后果。

四是忍冬属药典植物苗木繁育以各种核心种植区域为主，短途调运，易早调运，种植成活后结清余款，以防止苗木运输中出现的技术问题以及其他不正之风。

五是产区金银花/山银花资源建设尽量与当地加工企业加工能力相挂钩，种、加双方之间建立稳定的购销合同，是对双方都有利的一件事情，必须给予高度重视。

（本章主要执笔人：胡建忠　邙源临　蔡建勤　殷丽强　李蓉　温秀凤　王德胜　刘育贤　杨茂瑞　耿慧芳　马为民　夏静芳　等）

本 章 参 考 文 献

［1］　中国科学院中国植物志编辑委员会．中国植物志：第 72 卷［M］．北京：科学出版社，1988．

［2］　徐常青，刘赛，陈君，等．正品金银花与山银花微量元素图谱与药性分析［R］．中国金银花节暨金银花高峰论坛，山东平邑，2011．

［3］　陈青松．部分地方政府保护假冒金银花生产销售［J］．中国企业报，2013（4）．

［4］　周凤琴，李佳，冉蓉，等．我国金银花主产区种质资源调查［J］．现代中药研究与实践，2010（3）：21－25．

［5］　李林，陶正明，雷海清，等．浙江产金银花的调查与评估［J］．浙江农业学报，2007（6）：431－434．

［6］　蓝云龙，王庆霞，朱云国，等．浙江西南野生金银花种质资源的特性研究［J］．中草药，2012（12）：2490－2493．

［7］　郭艳萍，丁文静，张李娜，等．金银花新品种中花 1 号特征特性与栽培技术要点［J］．山东农业科学，2012（1）：121－122．

［8］　谭忠，沈华，徐常青，等．四倍体金银花新品种九丰 1 号的特征特性［J］．作物杂志，2005（1）：55－69．

［9］　张芳．金银花种质资源初步研究［D］．济南：山东中医药大学硕士学位论文，2005．

［10］　孙稚颖，姚辉，王振中，等．金银花种质资源遗传多样性的 ISSR 分析六［J］．世界科学技术—中医药现代化，2013，15（9）：1890－1895．

［11］　蒋俊君，叶红霞．金银花良种选育研究现状与对策［J］．浙江农业科学，2013（12）：1590－

1592，1605.

[12] 杨进，李晓玲，陈可夫，等."中银一号"金银花修剪技术研究 [J]. 中药材，2006，29（11）：1131－1133.

[13] 李晓玲，杨进，陈可夫，等.树型金银花"中银1号"施肥技术 [J]. 湖北农业科学，2007，46（1）：64－67.

[14] 王晓明，罗金塔，宋庆安，等.金银花（灰毡毛忍冬）新品种的选育 [J]. 湖南林业科技，2004（6）：15－18.

[15] 吴庆华，韦荣昌，凌征柱，等.山银花早丰1号选育报告 [J]. 作物杂志，2012（6）：142－143.

[16] 刘豫东，张桂伟，刘世尧."雷雨一号"山银花及其培育亲本绿原酸含量测定 [J]. 西南师范大学学报（自然科学版），2011，36（1）：73－77.

[17] 吴叶宽，李隆云，马鹏.金银花丰产优质种植技术 [M]. 北京：中国三峡出版社，2008.

[18] 康帅，张继，王亚丹，等.金银花与山银化的生药学鉴别研究 [J]. 药物分析杂志，2014，34（11）：1913－1921.

[19] 杨翠玲.易混品金银化与山银花的鉴别 [J]. 山西中医学院学报，2006，7（4）：48－49.

[20] 张玲，彭广芳，钟方晓，等.山东金银花挥发油的化学成分分析 [J]. 时珍国药研究，1996，7（2）：89－91.

[21] 刘家欣，谷宜洁.湘西金银花挥发油化学成分研究 [J]. 分析科学学报，1999，15（1）：66－69.

[22] 邢学锋，陈飞龙，安春志，等.河南省密县金银花挥发油化学成分研究 [J]. 第一军医大学分校学报，2005，28（2）：114－115.

[23] 何兵，冯文宇，田吉，等.四川泸州山银花发油化学成分气相色谱-质谱联用分析 [J]. 时珍国医国药，2007，18（10）：2368－2369.

[24] 赵东岳，李勇，丁万隆.我国金银花栽培品种的遗传多样性 [J]. 世界科学技术：中医药现代化，2011，13（4）：650－653.

[25] 董桂灵，胡尚钦，陈晓敏，等.不同金银花种质资源 ISSR 遗传多样性研究 [J]. 四川大学学报：自然科学版，2009，46（6）：1834－1837.

[26] 陈念，赖小平.药用植物 DNA 条形码物种鉴定技术 [J]. 中药材，2010，33（4）：648－650.

[27] 张璐，刘丽娟，陈随清，等.叶绿体 DNA 序列分析在药用植物鉴定中的应用 [J]. 河南中医学院学报，2008，7（4）：94－96.

[28] 陈士林，姚辉，宋经元，等.基于 DNA barcoding（条形码）技术的中药材鉴定 [J]. 世界科学技术：中药现代化，2007，9（3）：7－12.

[29] Kress W J，Wurdack K J，Zimmer E A，et al. Use of DNA barcodes to identify flowering plants [J]. Proceedings of the National Academy of Sciences of the United States of America，2005，102（23）：8369－8374.

[30] Ding X Y，Xu L S，Wang Z T，et al. Allele－specific diagnostic PCR authentication of *D. devonianum* from other *Dendrobium* species [J]. Acta Pharm Sin，2002，37（11）：897－901.

[31] Crockett S L，Douglas A W，Scheffler B E，et al. Genetic profiling of *Hypericum* (St. John's Wort) species by nuclear ribosomal ITS sequence analysis [J]. Planta medica，2004，70（10）：929－935.

[32] 宁淑萍，颜海飞，郝刚，等.植物 DNA 条形码研究进展 [J]. 生物多样性，2008，16（5）：417－425.

[33] Selig C，Wolf M，Mulller T，et al. The ITS2 database II：homology modelling RNA structure for molecular systematics [J]. Nucleic Acids Research，2008，36 (Database issue)：D377－D380.

[34] Dassanayake R S，Gunawardene Y I，Silva B D. ITS－2 secondary structures and phylogeny of Anopheles culicifacies species [J]. Bio－information，2008，2（10）：456－460.

[35] 刘震，陈科力，罗炮，等 . 忍冬科药用植物 DNA 条形码通用序列的筛选 [J]. 中国中药杂志，
2010 (19)：2527 - 2532.

[36] 崔志伟，王康才，郑晖，等 .DNA 条形码序列对不同品种金银花的鉴定 [J]. 江苏农业科学，
2013，41 (8)：43 - 45.

[37] 于燕莉，向凤宁，夏光敏，等 .DNA 序列分析在金银花品种鉴定中的应用 [J]. 山东科学，
2000，13 (4)：39 - 40，61.

[38] 李萍，邢俊波 .5S - rRKA 基因问区序列变异用于金银花道地性研究初探 [J]. 中草药，2001，32
(9)：834.

[39] 杨飞，张敏，彭兴扬，等 . 金银花 5 个品系的 RAPD 分析及 DNA 指纹图谱的建立 [J]. 武汉植
物学研究，2005，25 (3)：235 - 238.

[40] 向增旭，郭巧生 . 不同金银花种源间遗传关系的 RAPD 分析 [J]. 植物资源与环境学报，2007，
16 (2)：57 - 59.

[41] 赵东岳，李勇，丁万隆 . 我国金银花栽培品种的遗传多样性 [J]. 世界科学技术-中医药现代化，
2011，13 (4)：650 - 653.

[42] 瞿飞，孙志佳，陈爱茜，等 . 金银花道地药材的地理标志保护研究 [J]. 山东农业科学，2012，
44 (2)：67 - 71，76.

[43] 杨吉华，王华田，张光灿，等 . 金银花水土保持效益的研究 [J]. 生态学杂志，1997，16 (3)：
35 - 38.

[44] 胡普辉，杨雪红 . 中国金银花发展现状及对策探讨 [J]. 陕西农业科学，2009，55 (5)：
104 - 106.

[45] 孙令学，王晓峰，王磊 . 金银花的丰产栽培技术与经济效益研究 [J]. 中国水土保持，2000
(11)：29 - 30.

[46] 陇光国 . 喀斯特山区生态建设与金银花（黄褐毛忍冬）产业发展 [J]. 贵州农业科学，2005，33
(2)：103 - 104.

[47] 王光全，孟庆杰，张志忠 . 金银花生物学特性及其栽培利用 [J]. 江苏林业科学，2000，27 (6)：
36 - 37.

[48] 毛启政 . 西部开发的先锋高效植物 [J]. 湖北林业科技，2002 (3)：58.

[49] 班越非 . 金银花与矿区绿化 [J]. 辽宁林业科技，2005 (3)：60 - 61.

[50] 胡艳生，胡兰捷 . 湖北省罗田县金银花产业发展的 SWOT 分析 [J]. 安徽农业科学，2012，40
(36)：17815 - 17817.

[51] 陇国光 . 喀斯特山区生态建设与金银花（黄褐毛忍冬）产业发展 [J]. 贵州农业科学，2005，33
(2)：103 - 104.

[52] 葛菁华，曾令祥，朱国胜 . 贵州省金银花种植产业发展现状及存在的问题研究——以黔南州为例
[J]. 安徽农业科学，2012，40 (11)：6826 - 6828.

[53] 徐斌武 . 金银花在肉鸡饲料中的应用效果研究 [J]. 中兽医医药杂志，2014 (2)：59 - 61.

[54] 佚名 . 畜禽养殖中金银花的应用 [J]. 北方牧业，2014 (23)：29.

[55] 周东，隋锡兰 . 双黄连口服液对鸡呼吸道病的治疗效果 [J]. 中国家禽，2001，23 (2)：28.

[56] 任艳，于明，韩玉忠，等 . 中草药复方制剂对肉鸡新城疫的防治研究 [N]. 辽宁农业职业技术学
院学报，2007，9 (4)：1 - 4.

[57] 陈文云，姜文娟，张彩英 . 双黄连粉针剂对猪气喘病的临床试验 [J]. 中兽医学杂志，2008 (4)：
48 - 50.

[58] 王秀敏，韦旭斌，崔晓霞，等 . 银黄酸注射液对人工感染猪肺疫的防治效果 [J]. 中国兽医杂志，
2006，42 (7)：39 - 40.

[59] 郭纯，杨华，李梦芸，等 . 金银花专用化生产发展策略研究 [J]. 湖南农业科学，2013 (23)：84

－86，92.

[60]　朱小强，王慧英，张家秀，等．生态环境对金银花生长开花影响的研究［J］．陕西农业科学，2006（5）：51－53.

[61]　胡远艳．海南产山银花（华南忍冬）的种质资源调查［J］．安徽农业科学，2012，40（19）：10071－10072.

[62]　李琳，王俊英，曹广才．药用植物金银花［M］．北京：中国农业科学技术出版社，2012.

[63]　白明生，李国旗，姚澍辉，等．宁夏引种金银花与原产地金银花中绿原酸和总黄酮含量的比较测定［J］．安徽农业科学，2008，36（28）：12308－12310.

[64]　王坤，朱金霞，郑国宝，等．宁夏栽培金银花质量分析［J］．宁夏医学杂志，2011，33（3）：225－226.

[65]　何兵，彭锋，田吉．泸州引种金银花与山东金银花 HPLC 指纹图谱的比较［J］．湖北农业科学，2014，53（8）：1905－1908.

[66]　李林，刘雪芬，闫田力，等．浙江引种金银花质量初评［J］．浙江农业科学，2008（3）：283－284.

[67]　李文付，黄大勇．广西喀斯特峰丛地区金银花产业开发与可持续利用［J］．广西林业科学，2006，35（1）：46－48.

[68]　吴庆华，韦荣昌，林伟．广西山银花生产现状、问题与对策［J］．农业研究与应用，2012（5）：53－56.

[69]　胡建忠．全国水土流失区高效水土保持植物资源配置与开发利用［M］．北京：中国水利水电出版社，2016.

第二章　忍冬属药典植物生态体系建设与维护

忍冬属药典植物生态体系是全国生态体系的重要组成部分。全国生态体系，从林种的角度出发，包括了防护林、用材林、经济林、燃料林、特种用途林等 5 大林种，构成了第一层体系；而在第一层体系之外，则是涉及前述一种或多种用途的不同树种的具体林分，这是第二层次。忍冬属药典植物，与其他千千万万种植物一起，就位于这一层次之中（图2 - 1）。

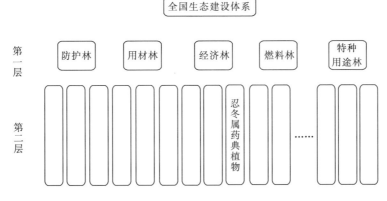

图 2 - 1　忍冬属药典植物在全国生态建设体系中所处地位

忍冬属药典植物生态体系构建的核心内容，应主要包括区域布局模式的选择、育苗种植管护等技术的配套，以及原料采收及后处理过程的跟进等。

第一节　区域布局模式

区域布局模式指的是在大中尺度上，忍冬属药典植物在各自适生区域的布局模式。主要包括荒山造林式、复合农林式、四旁绿化式和园林美化式 4 种。

一、荒山造林式

利用忍冬属药典植物进行荒山造林，几乎是大江南北通用的一种方式。荒山造林往往结合工程整地，如水平阶、水平沟、反坡梯田、鱼鳞坑、穴状整地等，通过集水、保土，为种植忍冬属药典植物创造良好条件。一般来看，水平阶、水平沟、反坡梯田在种植后，能维持很长时间用于涵养水源，保持水土；鱼鳞坑的使用时间居中；而穴状整地的使用时间较短，一般两三年后已经看不出整地痕迹，因此水土保持作用较差，不过由于此时忍冬属药典植物已经基本形成冠型，可以在一定程度上弥补这一功能缺失所造成的水土保持作用下降。但在水土流失严重地区，一般不提倡穴状整地。

　　工程整地后，一般运用优质扦插苗，确定适宜种植密度后，精心种植。由于灰毡毛忍冬等山银花类树体庞大，一般株行距配置较大；而忍冬树体相对较小，种植时密度较大。图2-2～图2-4所示为忍冬属药典植物，在荒山种植数年后的林相图。

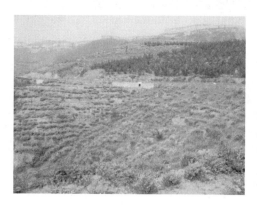
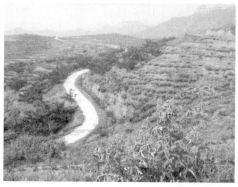

图2-2　忍冬荒山造林（山东平邑）

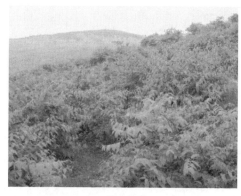
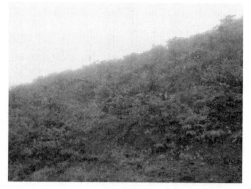

湖南隆回　　　　　　　　　　　　　　湖南溆浦

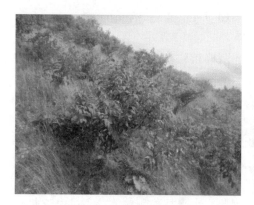
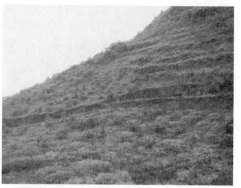

贵州丹寨　　　　　　　　　　　　　　贵州务川

图2-3　灰毡毛忍冬荒山造林

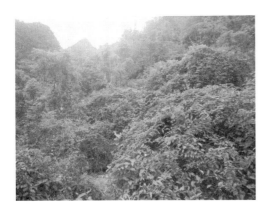

图 2-4 华南忍冬荒山造林（广西忻城）

山东省临沂市，在 20 世纪 80—90 年代，就采用这种模式，在全市境内开展了以水土保持小流域综合治理为目标的忍冬种植。我们调研时，当地干部介绍说，目前全市上百万亩的忍冬资源，多数得益于早先开展的水土流失综合治理工作。2003年，由民进中央倡导实施的贵州省黔西南州 30 万亩黄褐毛忍冬种植项目，也属于这种模式。

二、复合农林式

复合农林式指全方位、多层次利用空间、时间的一种方式。此处"复合农林"中的"林"，指的是忍冬属药典植物。所以这种模式，是忍冬属药典植物与农作物、果树、药用植物等之间形形色色的复合。20 世纪 80—90 年代，复合农林业（立体农业）建设在华夏大地方兴未艾。忍冬这种传统植物，也成了复合农林的弄潮儿，发挥了积极作用。

（一）林农复合

林农复合包括地坎栽植型（护埂式）和林粮间作型等，既可充分发挥忍冬属药典植物对立体空间各种资源的充分利用功能，又可很好地发挥护地固土作用。

1. 地坎栽植

地坎栽植适用于山区梯田地坎栽植。即在梯田的外沿栽植忍冬属药典植物，株数视梯田田坎宽度而定。石坎可在坎内侧地栽植，让藤蔓顺坎爬下；土坎可栽植于坎顶及坎坡上。这一模式可充分利用土地资源，提高土地利用率及收益，解决林农争地的矛盾，便于山区群众接受。图 2-5～图 2-8 所示为地坎栽植的实地拍摄图。

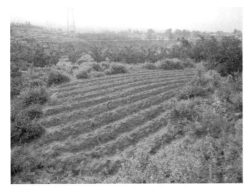

图 2-5 农地四周栽植忍冬（山东平邑）

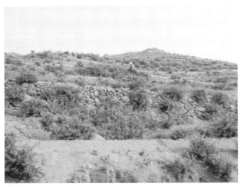

图 2-6 田坎地头栽植忍冬（山东平邑）

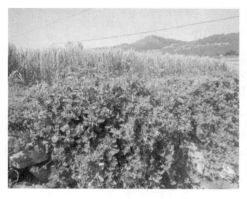 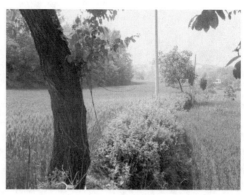

图 2-7 金银花藤茎全部布满田坎　　　图 2-8 田边护坎的忍冬
（山东平邑）　　　　　　　　　（河南新密）

2. 林粮间作

林粮间作是一种忍冬属药典植物与粮食作物之间，呈行状、带状或块状的间作模式，既可充分利用土地，又可发挥忍冬属药典植物的水土保持、防风护田等功能，以形成一种区域生态平衡。如图 2-9～图 2-11 所示。

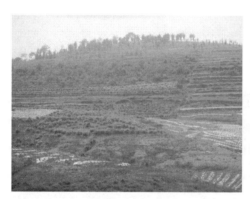 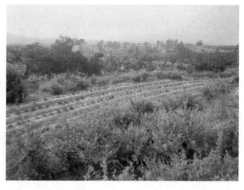

图 2-9 忍冬与农作物块状复合种植　　　图 2-10 忍冬＋土豆间作
（山东兰陵）　　　　　　　　　（山东平邑）

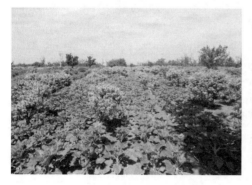 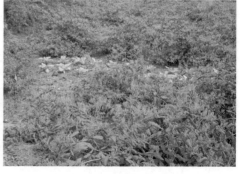

图 2-11 忍冬＋油葵间作（河北巨鹿）　　图 2-12 灰毡毛忍冬＋烤烟间作（四川南江）

李晓玲等[1]在地处江汉平原的湖北省钟祥市七里湖，先种植3行忍冬带，株行距为1.4m×3.2m，带间套种萝卜3行，忍冬带与萝卜之间的间距以50～80cm为宜；等金银花和套种作物收获后，在带间再套种一茬甘蓝，经济效益可达16.3万元/hm²（2007年）。同时，在忍冬带间套种花生，忍冬花生的带间距为90cm，也可比纯种植忍冬效益好，经济效益可达10.0万元/hm²（2007年）[2]。

此外，还有忍冬属药典植物与经济作物，如烤烟等的间作种植模式（图2-12）。

（二）林果复合

此模式指的忍冬属药典植物与果木类之间的复合，亦即混交，可以充分利用果树间的空地，通过种植忍冬属药典植物，进一步增加经济收入。在山东、河南、河北等省，这种复合模式都有成功的报道，如图2-13～图2-17所示。陕西在退耕还林还草地，还推行过核桃与金银花混交的模式。

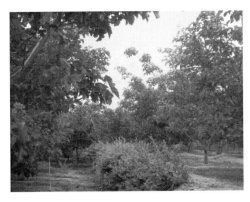

图2-13　忍冬＋山楂复合模式
（山东费县）

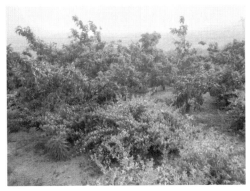

图2-14　忍冬＋桃树复合模式
（山东平邑）

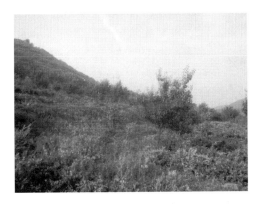

图2-15　忍冬＋杏树复合模式
（山东兰陵）

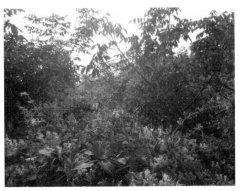

图2-16　忍冬＋核桃复合模式
（河南新密）

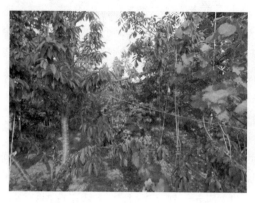 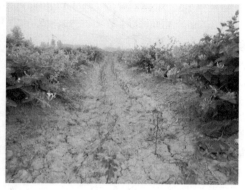

图 2-17 樱桃＋忍冬复合模式（河南新密）　　图 2-18 忍冬＋菊花复合模式（河南封丘）

（三）林药复合

忍冬属药典植物由于生长周期原因，一般要 3 年以上才能进入盛花期。前 1～3 年主要是培育高产树形，短期内效益虽有，但不是十分明显。在树间套种药材，达到以药养花目的，降低生产成本。药用植物宜选取株型矮小、生长周期短、见效快、适宜套种的植物品种。

在忍冬属药典植物生长前期，生产上一般采用与五味子、生地、板蓝根、桔梗、黄芪、黄芩、紫菀、菊花、元胡、白芷、甘草、贝母等药材间作（图 2-18）。

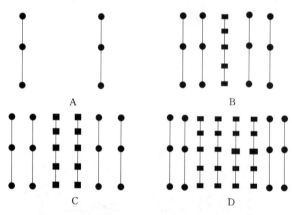

图 2-19 灰毡毛忍冬＋菊花间种模式图

A—对照组（单种山银花）；B—两行山银花间种一行野菊花；
C—两行山银花间种两行野菊花；D—两行山银花间种
四行野菊花
●—山银花；■—野菊花

张建海等[3] 在重庆市秀山县隘口镇进行了灰毡毛忍冬行间种植野菊花的试验。种植密度分别为 1 行、2 行、4 行野菊，以单种灰毡毛忍冬作为对照组。野菊花种植采用正交试验设计，以氮肥量（尿素，A）、磷肥量（磷酸二氢钙，B）、钾肥量（硫酸钾，C）、种植密度（D）为考察因素。灰毡毛忍冬正常施肥。灰毡毛忍冬种植的行间距为 200cm×200cm，野菊花种植的行间距为 40cm×40cm，每个种植小区面积为 12.5m²，共 10 个种植小区（其中，1、2、3 小区间种一行；4、5、6 小区间种两行；7、8、9 小区间种四行；10 小区作为对照）。

间种模式如图 2-19 所示。

试验表明，间种 2 行野菊花可以显著增加灰毡毛忍冬千蕾质量；间种 1 行野菊花没有显著影响；间种 4 行野菊花使灰毡毛忍冬千蕾质量有下降趋势。分析原因：第一，试验选择的是 3 年生或 4 年生的灰毡毛忍冬，植株相对较小、行间距较大，间种 1 行野菊花对灰毡毛忍冬产量影响很小；第二，从栽培时间来看，野菊花一般是在 3 月底、4 月初移栽，这时植株长得也比较小，到 5 月底、6 月初才逐渐进入生长旺盛期，而这个时期灰毡毛忍冬的花蕾已经可以采摘，二者生长时期的差异，导致间种野菊花对灰毡毛忍冬产量没有太大的影响；第三，2 行种植的施肥可能影响到灰毡毛忍冬的生长，使山银花产量增加；4 行种植由于密度较大，而影响到了灰毡毛忍冬的产量。在综合分析各对比主要药效成分的基础上，认为 3～4 年生灰毡毛忍冬与野菊花间种，以 2 行野菊花为最佳。

在忍冬属药典植物进入丰产期后，形成了一定的荫蔽度，可套种喜阴的药材品种，如白术、麦冬、半夏、北柴胡、苍术、华细辛、太子参、拳参等。

忍冬属药典植物还可以与枸杞等较为高大的木本药材进行混交，发挥不同品种对不同立体空间的高效利用（图 2-20）。

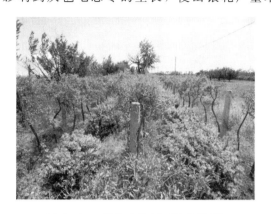

图 2-20 忍冬＋枸杞（河北巨鹿）

三、四旁绿化式

我国南北方农村，都有利用忍冬属药典植物进行四旁绿化的习惯，在美化环境的同时，增加经济收入。特别是在 1984 年 9 月 20 日第六届全国人民代表大会常务委员会第七次会议通过《中华人民共和国森林法》后，义务植树在全国范围内掀起了一个个新的浪潮，其中，四旁绿化又成了义务排头兵。忍冬属 5 种药典植物，在四旁绿化中发挥了积极的作用。

四旁绿化，北方平原区常选用大毛花、大麻叶等忍冬品种，株行距 1m×1.5m；北方山丘区常选用大毛花或鸡爪等忍冬品种，株行距 1m×1m。南方山丘区常选用湘蕾、渝蕾等灰毡毛忍冬品种，株行距 2m×2m。四旁绿化由于光照较为充足，一般 3～4 年即可达到盛花期。如图 2-21～图 2-25 所示。

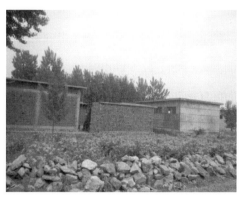

山东兰陵

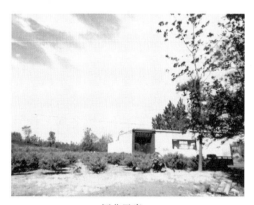

河北巨鹿

图 2-21 房前屋后忍冬绿化

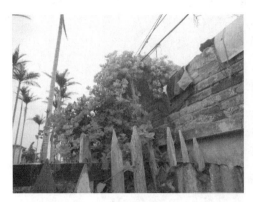

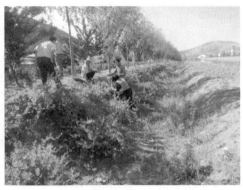

图2-22 房前屋后华南忍冬绿化
（广东湛江）

图2-23 路边忍冬绿化
（山东平邑）

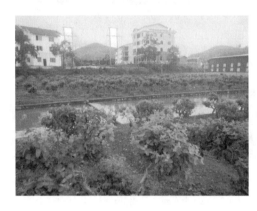

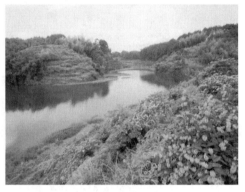

图2-24 渠边忍冬绿化
（贵州绥阳）

图2-25 水库边灰毡毛忍冬绿化
（重庆涪陵）

四、园林美化式

忍冬属药典植物生产的金银花/山银花为我国传统名花，花色奇特，色、香俱佳，在园林中应用广泛，是一种非常传统的园林绿化树种。常用作垂直绿化材料，也是理想的地被植物和护坡植物。

改革开放极大地提高了我国的国民经济总体水平，与此相对应，在城市、村镇、工矿区、居民点等的园林式美化，已成为新的时尚。在园林美化方面，忍冬属药典植物当仁不让，发挥着十分重要的作用。忍冬属5种药典植物，常丛植或群植在景区中，营造出各种不同的景观效果[4]。

（一）垂直绿化

垂直绿化的形式很多，包括廊架、篱垣、微型垂直等模式。

1. 廊架绿化

金银花/山银花是最早和最广泛应用在园林上的一种垂直绿化植物。人们利用金银花枝繁叶茂、花色艳丽、果香袭人的优点，将其作为廊架绿色植物，以达到营造绿色空间氛围的效果，同时还能起到遮阳纳凉、美化环境的作用，为城市园林增添美景[5]，如图2-

26 所示。

2. 篱垣绿化

利用金银花/山银花在栅栏或围墙上进行缠绕攀附，在不影响分隔空间功能的前提下，使其显得亲切自然，既可美化环境，又起到了很好的防护作用（图 2-27）。

3. 微型垂直绿化

金银花/山银花枝叶纤细柔软，易于牵拉，非常适合做阳台等微型空间的垂直绿化。绿化时可引导植物藤茎缠绕在阳台栏杆或窗户攀爬，还可人工设计造型使其腾空延伸，使人足不出户便能亲近绿色，欣赏繁花似锦（图 2-28）。

（二）景区造景

忍冬属药典植物的花蕾（金银花/山银花）及藤茎，是景区绿化的亮点，视觉效果突出，在景区、工矿办公生活区以及住宅小区，都能发挥很好的绿化、美化和净化的作用。

1. 园门造景

随着我国景园建设如火如荼地开展，园门成为了景园的首道形象和名片。利用忍冬属药典植物的藤蔓缠绕性能，对园门进行装饰和绿化，使得建筑与植物配合得相得益彰。尤其在金银花/山银花的盛花期，门廊花团锦簇，为景园增添了独特的田园风光，吸引了越来越多的观光人群。

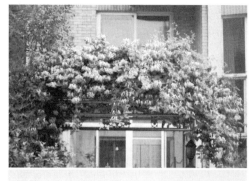

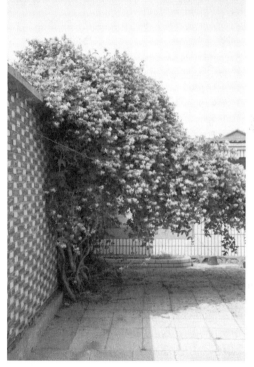

图 2-26　金银花（忍冬）藤架

2. 专类园绿化

忍冬属药典植物适应性强，耐修剪，对环境要求不高，可用于岩石园、药物园、植物园等专类园建设，增加园区的景观多样性（图 2-29）。

3. 盆景营造

忍冬属药典植物萌芽能力很强，枝条柔软耐蟠扎、耐修剪且根系发达，主干自然蜿蜒且变化多端，可作为优良的树桩盆景材料，老干扭曲奇特，潜在芽萌生力强，老的桩景即可萌出新枝芽，观赏价值很高。以忍冬属药典植物制作的盆景，采用老桩效果最好，姿态古雅，美观大方（图 2-30）。这类盆景可春季观叶，夏季观花，秋季观果，冬季观枝（北方）。在南方地区，冬季亦可观叶甚至观花。

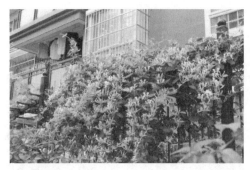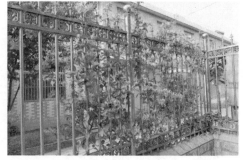

图 2-27 金银花（忍冬）篱垣绿化

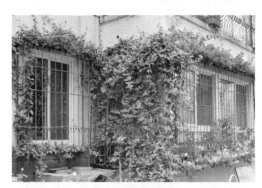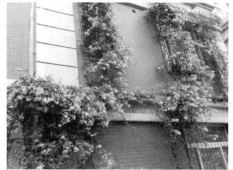

图 2-28 金银花（忍冬）垂直绿化

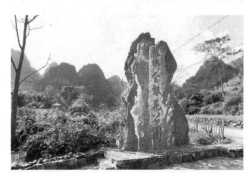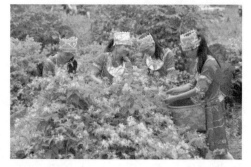

图 2-29 瑶乡金银花公园（广西马山）

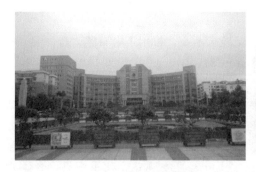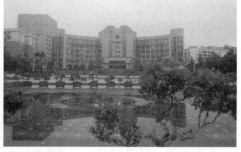

图 2-30 广场忍冬盆景（贵州绥阳）

第二节 育苗种植管护

忍冬属药典植物，首先在保证良种良法生产苗木后，再按照适地适树原则，科学配置，精心种植，并分季节实施各类管护措施。

一、苗木繁育

忍冬属药典植物苗木繁育方式包括种子繁殖和无性繁殖。无性繁殖包括扦插、分株、压条繁殖等，近年来一些新品种的组培繁殖也得到了逐步运用。总体来看，一般生产实践中多采用扦插育苗方法[6]。

（一）种子繁殖

这种方式在生产中已经彻底被无性繁殖所取代，应用很少，即使应用，也多属于科研性质，是获取优良品种的重要途径。

1. 采种

将当年成熟的果实采回，放入水中搓洗，去净果肉、杂质，取成熟种子（图2-31）晾干备用。

2. 催芽

春播需要进行催芽处理，而冬播起到了低温处理作用，省去了催芽过程。将种

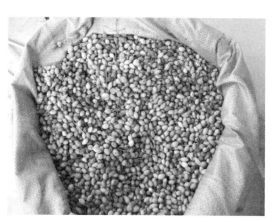

图2-31 忍冬种子

子放在35～40℃的温水中浸泡24h，取出拌2～3倍湿沙（含水率60%）置于温暖处催芽约2周，待种子有30%裂口时即可播种。如将种子在冰箱中置80天，发芽率可达80%左右[7]，低温处理，可促进种子萌发。忍冬属种子放恒温箱内发芽不好，宜用变温处理。对不同种源忍冬属药典植物发芽实验的结果表明[8]，温度变化对种子发芽影响较大，变温相对恒温条件下有更好的发芽率。

3. 播种

种子一般采取春播，北方地区也可冬播，一般应在土壤封冻之前进行。春播时期因南北方温度差异而分异很大，南方地区一般2～3月，北方4～5月为宜。

播前亩施有机肥2000～3000kg，耕翻整平后做畦，将苗床浇水湿透。当表土稍干时，可进行条播或撒播，播种量约0.445～0.667g/m²，播后覆细沙土0.5cm以下。在干旱地区，播后盖草以保持湿润。一般10天左右即可出苗。

4. 田间管理

苗木出土后，前期生长较慢，要保持苗圃地较为湿润的条件，及时松土锄草。苗高10cm左右时，应结合浇水追施一次氮肥。苗木快速生长期（一般7月前后），要追施一次复合肥。南方地区一般当年秋季可出圃造林（图2-32），北方地区翌春起苗栽植。

（二）扦插繁殖

扦插育苗繁殖系数较高、成活率高、收效快，特别是能保持品种的原有特性，是忍冬

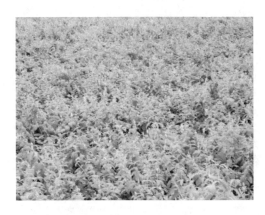

图 2-32　灰毡毛忍冬种子育苗苗圃

属药典植物育苗的主要方式。

1. 扦插时期的选择

扦插时期的选择，主要应考虑温、湿度等环境因素对扦插的影响。忍冬扦插条件，应以温度 15～30℃、湿度 80％左右为宜。生产上常配合修剪，获取插条，在春、夏、秋均可进行扦插。理想的育苗时期为 7 月下旬至 8 月下旬，此时温度较高，昼夜温差小、雨量充沛、空气湿度大，利于插穗生根，苗木 10 月下旬至 11 月上旬即可出圃移栽。

2. 育苗地的选择及整地作床

育苗地选择得好坏与否，直接影响着苗木的生长。为了便于管理和满足插穗生根、苗木快速生长的需要，一般选择作业方便、地势平坦或坡度较缓的半阴地，且是土层深厚肥沃、排灌良好的沙质壤土或壤土地作苗圃。苗圃地耕翻前 3～5 天浇一次透水，然后每亩施农家肥 3000kg，磷肥 50kg，硫酸亚铁 5kg，并施入 16kg 黑矾进行土壤消毒，深翻 30cm 以上，随耕随耙做床。干旱地区做低床，湿润地区做高床。

苗床消毒的方法有下面的几种，任选一种就可以了：

（1）每平方米苗圃地用等量式（即硫酸铜：石灰：水的比例为 1：1：100）波尔多液 2.5kg，加赛力散 10g 喷洒土壤，待土壤稍干即可扦插。

（2）用 50％多菌灵可湿性粉剂，每平方米施用 1.5g，或按 1：20 的比例配制成消毒土撒在苗床上，能有效地防治苗期病害。

（3）用 50％水溶代森铵 350 倍液，每平方米苗圃土壤浇灌 3kg 稀释液。

（4）用 3‰硫酸亚铁溶液处理土壤，每平方米用药液 0.5kg。

3. 插穗的选择与处理

插穗的选取对生根有显著影响，徒长枝和过嫩的枝条成活率不高，多年生枝条生根迟，苗木质量差，这几类枝条均不宜作插条。理想的插条应从品种纯正、生长健壮、无病虫害的植株上选取。所选的枝条应该是生长充实、木质化程度一般、略变红褐色的 1～2 年生枝条。

所选枝条截成长 30cm 左右的插条，每个插条带 2～3 节；然后，摘去下部叶片，留上部 2～4 叶；插条上端在芽的上方 1～2cm 处剪成平口，下切口最好在插穗最后一个芽的基部削成平滑的斜面以利生根。插条要按大小分级，并且每 100 根或 50 根扎成一捆，以便掌握育苗数量。

扎好后的插穗基部要在生根剂中浸蘸，浸深 4cm 左右，晾干后既可扦插。另外，适度降低激素浓度和浸泡时间，有利于插穗生长量的提高，以及壮苗的培育。

扦插一般在上午 10 时以前及下午 4 时以后进行，当天采条，要求当天插完。

4. 扦插及扦插后管理

在整平耙细的插床上，按行距 15～20cm、株距 5cm 用打孔机划线引孔，然后将插穗插孔内，按紧压实；入土深度为插穗长度的 1/3～2/3。插穗要用清水浇透，用 75％ 的甲基托布津或 75％ 的百菌清或 50％ 的多菌灵的 800 倍溶液进行喷洒消毒；用竹片在 苗床上弯成弓形，再用塑料薄膜覆盖做成小拱棚，以便于保温保湿，上面再覆盖双层 85％ 的遮阳网。小拱棚两侧用泥土压紧，不能留有空隙。但小拱棚两端不必封死以便 通风和检查。平时用砖石压紧，以防透气漏风。扦插后，由于小拱棚整天封闭，棚内 空气湿度饱和，因而可以大大减少喷水次数，防止喷水过多后容易造成的烂条现象， 如图 2-33 所示。

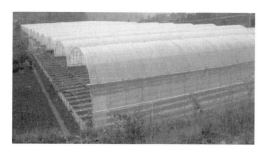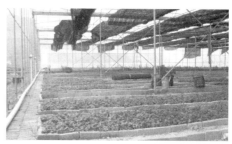

图 2-33 忍冬大棚嫩枝扦插杯装苗（贵州务川）

插穗生根需要充足的水分，覆盖薄膜的苗床，苗木扦插后 7 天内，在每天通风时需浇水 1 次，以后逐渐减少浇水次数，生根以后可 5～10 天灌水 1 次。为了防止拱棚内微生物的滋生，每隔 5～7 天喷施 75％ 的甲基托布津或 75％ 的百菌清或 50％ 的多菌灵的 800 倍溶液进行喷洒消毒。大田苗木根部直接覆盖塑料薄膜，也是促进苗木快速成苗的重要手段（图 2-34）。

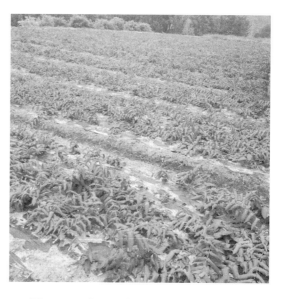

图 2-34 大田覆膜促进灰毡毛忍冬扦插苗 生长（四川南江）

扦插 10 天后揭开一层遮阳网，留一层再过 20 天后揭开。扦插 15～20 天后即可全部生根，此时拆除薄膜，同时进行少量追肥，每亩撒施尿素和磷酸二氢钾各 3kg 左右，40 天以后追肥量可加大到 8～10kg。

土壤通气状况直接影响生根和根系生长，苗木生根后即可进行中耕，初次中耕要离开 插穗 5cm 远，不能撞动插穗，并注意中耕不可太深，苗木进入旺盛生长期后，中耕深度 可适当加深。

当苗木新发枝条长到 25～30cm 时要及时摘心，以利枝条发粗，并为将来整形打好基 础，同时也利于促使其他枝条生长，达到长势均衡健壮。培育 60 天后，苗木可起苗出圃 定植（图 2-35）。

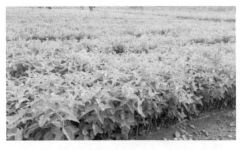

苗圃

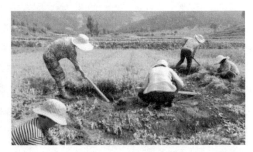

起苗

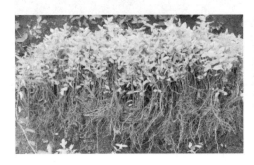

待运苗木

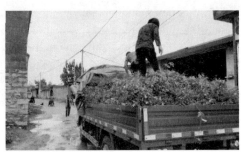

装运

图 2-35 忍冬苗木起苗及装运（山东平邑）

（三）压条繁殖

压条繁殖可于秋、冬季植株休眠期或早春萌发前进行。选择 3～4 年生已经开花、生长健壮、产量高的忍冬属药典植物作母株，将近地面的 1 年生枝条弯曲埋入土中，在枝条入土部分将其刻伤，压盖 10～15cm 细肥土，再用枝杈固定压紧，使枝梢露出地面。若枝条较长，可连续弯曲压入土中。压后勤浇水施肥，第 2 年春季即可将已发根的压条苗截离母体，用于栽植。

压条繁殖方法，不需大量砍藤，防止造成人为减产。倘若留在原地不挖去栽种，因有足够营养，也比其他藤条长得茂盛，开的花更多。比起传统的砍藤扦插繁殖，压条繁殖除能提早 2～3 年开花并保持稳产、增产外，更重要的是操作方便，不受季节和时间限制，成活率也高。

（四）嫁接繁殖

嫁接繁殖，主要包括砧木培育和嫁接两大步骤。

1. 砧木培育

可采用忍冬、灰毡毛忍冬、红腺忍冬等的种子播种培育成砧木。在霜降前后，当忍冬属药典植物浆果成熟后，应及时采集果实，置清水中揉搓，漂去果皮及杂质，捞出沉入底层的饱满种子，晾干储藏备用。亦可随采随播。注意种子不能晒干。若翌年春播，于播前 40 天将种子取出，用 40℃温水浸泡 24h，捞出与 3 倍的湿砂层积催芽，当有 50% 的种子裂口露白时，即可筛出种子进行条播。

在畦面上按行距20cm开横沟，深3～5cm，播幅宽10cm，将催芽籽均匀地撒入沟内，覆土压紧，盖草保温保湿，保持土壤湿润，每亩种子用量1～1.5kg。10天左右出苗，齐苗后揭去盖草，加强苗床常规管理。

当苗高15cm时，摘去顶芽，促进加粗生长。当年秋季或翌年早春便可用于嫁接。

2. 嫁接

嫁接时间分春季和秋季嫁接。具体嫁接时间因年份、地域不同有较大的差异。同一年份、同一地点则主要受月平均气温、平均湿度制约，也受光照、砧木生长势、砧木和嫁接品种的生物节律（物候）的影响。各地确定具体嫁接时间时，应主要参考当地的物候期。在南方地区，秋季气温高，空气干燥，接穗应妥善储藏，最好是随采随接。据湖南省隆回县试验研究，适宜的嫁接方法主要有三刀法、腹接、切接和根接等法。

（1）三刀法。在切接的基础上进行了改进，接穗削法为三刀，并适当增加砧、穗削面长度，嫁接成活率比普通切接提高10％～15％。

（2）腹接。腹接是秋季不截干的一种嫁接方法。苗木和大树高接换种均可采用。主要步骤如下：

一是开砧。在砧木基部平直、光滑的一面往下轻削一刀，长3cm左右，稍带木质。圃地嫁接，砧木削的部位应离地面6～8cm，以利于翌年春季补接。

二是接穗的削法。先将穗条剪成带2个饱满芽，长约6～8cm的穗段，将穗段下部的芽削去。第一刀，在芽的下部平直的一面削一个长约3cm的长削面，要求光滑、平直，深达木质部。第二刀，在长削面的背面削一马耳形的斜面，与长削面相交成45°。第三刀，在马耳形斜面的上部，长削面的正背面削一短的削面，长约2.5cm。同样要求光滑、平直、深达木质部，长、短二削面平行。

三是配合。将削好的接穗插入开好的砧木接口中，长削面向内，使砧穗形成层对准，如砧穗大小不一致，可对齐一边。

四是绑扎。先用宽1～1.5cm的塑料带绑扎紧，再加上一长方形的罩（单芽不加罩，用塑料带将接穗完全包裹），上下用塑料带扎紧。

（3）切接。砧木树液尚未流动或砧木较小时适用此法。多用于春天嫁接。主要步骤如下：

一是剪砧。在砧木离地面约5～6cm平直光滑处剪断，削平剪口，在断面平直的一侧自下而上轻轻地斜挑一刀，削成一小斜口。

二是开砧。在小斜口的木质部与韧皮部之间垂直向下切一刀，要求平直、光滑，长3～3.5cm，稍带木质部。

三是削接穗。与上述的腹接接穗削法基本相同。不同之处是，穗段可选用1～2个芽，但不必削去下部的一个芽。

四是配合。与上述的腹接基本相同。

五是绑扎。先用剪好的塑料膜带将砧、穗固定，紧包2～3圈，再包砧木侧面伤口的下部和断面，要求封密包紧。

（4）根接。常用切接和劈接，以劈接较为普遍。湖南省隆回县嫁接多采用根接法。具体操作如下：

先选择无病虫害、表皮无机械损伤的 1～3 年生、根径粗在 0.3～2cm 的灰毡毛忍冬根，将根剪成长 10～15cm 的根段供嫁接用。如根太细（0.5cm 以下），则采用接根法嫁接，即将穗段下部劈开，同一穗段接两段根。根的粗度在 0.5～2cm 则采用劈根根接法。绑扎均同常规方法。

嫁接完毕后，将根接苗按接穗、根砧大小分级，放入温室苗床（如无温室，地窖也可），用湿润砂覆盖，促使早产生愈伤组织。注意经常检查，精细管理。如苗芽萌动，应立即栽植在苗床里。根接苗从温室到苗床各个操作环节中，都注意切勿触动嫁接口，以免影响成活，如图 2-36 所示。

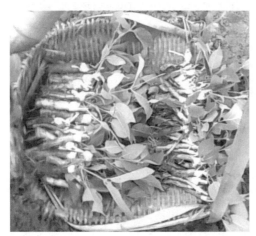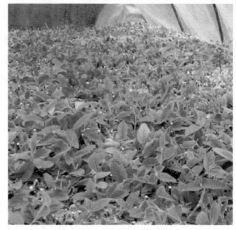

图 2-36　灰毡毛忍冬根接苗（湖南隆回）

（五）组培繁殖

目前人们对金银花产品的需求，无论在数量和质量上都急剧增长，实际生产能力还不能满足需要。运用现代生物技术，进行新品种培育，有望成为解决产量和质量问题的有效手段。组织培养技术（图 2-37）是植物脱毒和快速繁殖的有效手段，探索忍冬属药典植物的组培技术有重要的经济意义。

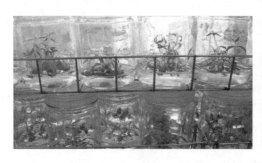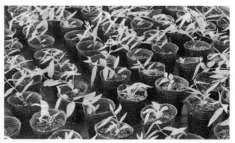

图 2-37　灰毡毛忍冬组培苗（湖北武汉）

1. 忍冬

孟庆杰等[9]在山东利用带腋芽的忍冬（凤爪金银花）幼枝茎段，总结出了一套组培技术，下面加以详细介绍。

（1）培养条件。以 MS 为基本培养基，单位为 mg/L（下同）：①诱导丛芽培养基：MS＋BA 1.0＋NAA 0.1；②继代培养基：1/2MS＋BA 0.5＋NAA 0.08＋IBA 0.2；③生根培养基：1/2MS＋IAA 1.0＋NAA 0.04。以上培养基 pH 值均为 6.0，各分别加 3％的蔗糖和 0.7％的琼脂。培养温度 24～28℃，每日光照 12h，光照度 2000～2200lx。

（2）无菌材料获得。取带腋芽的幼枝茎段，剪取 1.5～2.0cm 长，用自来水冲浇，剪去叶后，70％酒精浸泡 30～60s，无菌水冲浇 3～4 次，转入 0.1％升汞水溶液中灭菌 7～8min，再用无菌水冲浇 5～6 次，备用。

（3）丛生芽诱导。将无菌茎段接入诱导丛生芽培养基，每瓶 5～6 个，每一茎段有两个对生芽体，培养 22 天，每个芽体从基部增殖出 5～7 个新梢，形成丛生芽。

（4）丛生芽快繁。将丛生芽切割成小段，接种于继代培养基上，35～40 天又形成大量丛生芽，将其继代培养，即可源源不断地获得大量丛生芽。

（5）生根。将上述高约 1.5cm 的小芽（丛生芽）转接到生根培养基上，小芽基部愈伤组织不断形成扩大，25 天后从愈伤组织周边形成根，且发出侧根。诱导生根率最高可达 91％。

（6）移栽。当丛生苗根长到 1.5～2.0cm 时，取出洗净根部，移栽于温室内河沙、蛭石混合（体积比 1∶1）的基质上，温度 15～25℃，适当遮阳，每天喷雾 3～5 次，相对湿度保持在 80％～85％。

（7）炼苗。小苗经温室驯化约 21 天后，移栽入大田。移入初期，加遮阳网并经常喷水，温度不宜高于 28℃，成活率可达 90％以上。

刘连芬等[10]采用茎、叶、芽作外植体，用不同的激素组合进行对照实验，以探索忍冬的组培条件，发现芽是忍冬组织培养的最佳外植体，IAA 和 NAA 的最佳浓度均为 1mg/L，6－BA 的最适浓度为 0.1mg/L；确定适宜的初代培养基为：MS＋6－BA 0.1mg/l＋NAA 1mg/L，诱芽培养基为：MS＋6－BA 0.1mg/l＋NAA 0.02mg/L。

2. 灰毡毛忍冬

灰毡毛忍冬是南方地区栽培的主要品种，其试管育苗的比例正在逐年扩大。

（1）培养条件。改良 MS 是 MS 基本培养基中的硝酸钾为零，磷酸二氢钾、硝酸铵、氯化钙和硫酸镁的用量分别减半。以上培养基均附加 3％蔗糖、0.7％琼脂，pH 值为 5.8。培养温度（25±2）℃，光强度 30～40μmoL/(m² · s)，光照时间 12h/d。

（2）启动培养。取带腋芽或顶芽的嫩茎段，剪去叶片，留叶柄基部，先用自来水冲洗 3～5 遍，用软毛刷蘸洗洁精溶液轻轻刷洗，再用自来水冲洗洁净。将外植体置于超净工作台，用 75％酒精浸泡 10s，无菌水冲洗 2～3 次，再用 0.1％升汞溶液（加入 2～3 滴吐温 80，其主要成分为失水山梨醇脂肪酸酯聚氧乙烯醚）消毒 5～6min，无菌水冲洗 4～5 次，用消毒滤纸吸干表面水分。将茎段切成 1.5～2.5cm 长的小段，接种到启动培养基 MS＋6－BA 1.0＋NAA 0.1mg/L 上。25 天高长至 1.5～2.0cm。

（3）增殖培养。将启动培养萌动的嫩梢，剪切成 2.0～2.5cm 长的茎段，金翠蕾和银翠蕾转接到增殖培养基改良 MS＋6－BA 0.5mg/L ＋NAA 0.01mg/L ＋生物素 D1.0，白云则转接到增殖培养基改良 MS＋6－BA1.0mg/L ＋IBA0.1mg/L ＋生物素 D1.0 上进行继代培养。增殖系数为 4.7，培养 25 天的苗高 2.8cm，芽苗粗壮。

（4）生根培养。将 2～3cm 高的丛芽切成单株后，转入生根培养基 1/2MS＋IBA 3.0＋活性炭 200 上，20℃下培养 25 天后，生根率达 98.7%。

（5）试管苗移栽。生根培养 25 天左右的苗高达 3cm 以上时，采用独创的"塑料杯单株一步移栽法"，不需炼苗，直接从培养瓶中取出试管苗，洗掉根部培养基，在 0.1% 瑞毒霉-锰锌溶液中浸泡 3min，栽入盛有黄心土、炭化谷壳灰、细砂混合（1：2：2）基质的塑料杯中。以 0.1% 瑞毒霉溶液淋透基质，再用组培废弃的封口膜封口保湿，置于自动喷雾的塑料大棚中。30 天后，揭开封口膜，40 天后可移入大田，成活率达 95% 以上。如图 2－38 所示。

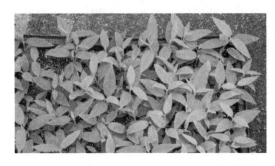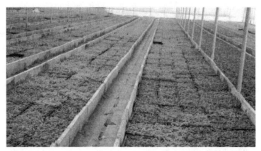

图 2-38　灰毡毛忍冬组培苗（湖南隆回）

王慧俐等[11]探讨了以灰毡毛忍冬的茎段为外植体，进行快速繁殖的技术方法。外植体的表面灭菌方法，为先在浓度 70% 的酒精中浸泡 30s，用清水冲洗 2 次，再转移到 0.1% 的 $HgCl_2$ 溶液中浸泡 8～10min，然后用无菌水清洗 4～5 遍。此方法外植体的污染率较低，成活率最高。最佳的外植体诱导培养基为 MS＋1.5mg/L 6－BA＋0.1mg/L NAA，外植体的萌发率可达 100%，增殖系数可达 4.0。最佳的不定芽增殖培养基为 MS＋1.0mg/L 6－BA＋0.1mg/L NAA，增殖系数可达 3.5，最佳的生根培养基为 MS＋0.8mg/L NAA，生根率为 90%。这一研究为灰毡毛忍冬的快速繁殖提供了理论依据，对生产实际有一定的参考价值。

梁小敏等[12]在江西樟树做了忍冬组培试验，发现：①在忍冬优良品种快繁中，材料的选择应该以茎尖为主，当以茎尖作为外植体时，材料在添加生长调节剂 6－BA 0.5～1.0mg/L，NAA 0～0.3mg/L 或 IBA 0.1mg/L 的培养基上启动状况都比较好。如果要以忍冬的茎段作为外植体，则应加大生长调节剂的浓度，否则容易产生大量的愈伤组织；②在进行增殖培养时，低浓度的 6－BA 和 NAA 或 IBA 配合使用有利于植株增殖；当 6－BA 浓度达到 1.0mg/L 时，与浓度为 0.2mg/L 的 NAA 配合，会导致试管苗的玻璃化和大量的愈伤组织产生，而配合添加 IBA 状况可以得到明显改善。但总的来说，添加 6－BA 0.5mg/L ＋IBA 0.10mg/L 的培养基最有利于忍冬的增殖培养；③在忍冬的生根培养时，以 1/2 MS 为基本培养基，添加 NAA 和 IBA 都能够生根，但 NAA 的生根状况不是最理想的，而使用 1.5mg/L 的 IBA 生长调节剂培养基更有利于植株的生根。

易霭琴等[13]以初代外植体采自湖南省隆回县小沙江生产基地的灰毡毛忍冬新品种"金翠蕾"为试验材料，通过对不同基质、不同容器、不同季节环境温度、不同生根状况对组培苗移栽成活率的影响研究，认为选择组培苗生根25天左右、根长在1~3cm、根数在3根以上，以黄土∶河沙∶糠壳灰（1∶2∶2）为基质，以一次性塑料杯为容器，选择在春末夏初日平均气温在25℃左右，移栽成活率可以达到92%~96%。

（六）非试管快繁

这是湖南省隆回县试验成功的一种快繁技术—非试管高效快繁技术（TERNPC）。说白了，就是利用灰毡毛忍冬的两叶两芽，直接接种在辅助有简易条件的大田沙床上，每20~60天繁殖一代，繁殖系数可达2~15以上。该技术由于采用独创的一系列有效的标准化技术措施和管理经验，可在简易条件下，使千千万万经特殊训练的普通人员，直接在田间操作实施，增强了其易传性和大众化，增强了实际上的综合快繁效率，最大限度地降低了工厂化植物育苗的生产成本。

1. 原苗选择

一般选用优良品种的试管苗，或其第一代苗作为母本苗。

2. 快繁材料的选择与处理

从母本上选取两叶两芽的半木质化嫩枝做材料，下端剪成斜形，叶片保留三分之一，每50根扎成一小捆，用300mg/kg的ABT6生根粉，浸泡下端斜面2~3h，稍晾干后立即进行扦插。

3. 扦插方法

扦插基质是泥灰土＋珍珠岩（1∶3），用75%甲基托布津1000倍溶液消毒。用扦插盘盛满扦插基质，将插条1/2~2/3斜插入孔内，压实按紧，随即浇1次水，置于全光照间歇喷雾条件。半个月左右便可生根和萌发新芽。

二、田间配置

忍冬属药典植物田间配置模式，指在田间小尺度上的配置，与前述区域大中尺度格局不同。田间配置模式主要有簇墩、树形、支架和攀石4种，其中簇墩、树形是将植株不断进行修剪整理，使树冠成簇墩，或外观呈直立灌木状的2种配置模式，种植密度较大，同时减少了支架等投入；支架、攀石是利用忍冬属药典植物藤蔓不断延伸的特征，使枝条沿人为助搭的支架或山石生长，以扩大树体营养体积，增加产量的2种配置模式。田间配置模式，有别于前述区域配置模式这种"大模式"，亦可称为"小模式"。

（一）簇墩配置

簇墩配置是最为常见的一种忍冬属药典植物配置模式，适用于忍冬、灰毡毛忍冬种下大部分品种。

即把忍冬属药典植物按一定株行距栽植后，当年发枝一结束，即将树体修剪成矮小丛状、分枝成伞形的小灌木配置模式[14]。以后每年基本上结合冬季修剪，维持为自然圆头型或伞状形（仍无主干）。在山东临沂、重庆等地，应用很广，如图2-39和图2-40所示。

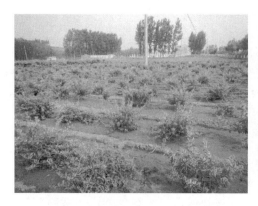 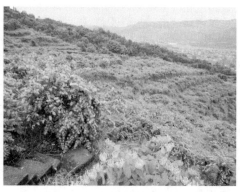

图 2-39　忍冬簇墩式配置（山东平邑）　　图 2-40　灰毡毛忍冬簇墩式配置（重庆秀山）

（二）树形配置

树形配置适合于树型金银花等品种。即将呈树型的忍冬属药典植物，按一定株行距定植后，将主干定高为 30~40cm（或 20~30cm），促发侧枝，形成小冠树型。每年结合冬剪，定型为伞形或自然开心形（仍保有主干）。

这种模式最常见于河南封丘、新密，河北巨鹿等地，如图 2-41 所示。

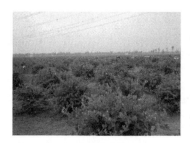 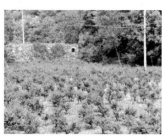 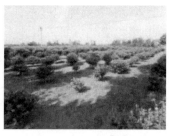

河南封丘　　　　　　　　　河南新密　　　　　　　　　河北巨鹿

图 2-41　忍冬树形配置

（三）支架配置

事实上，5 种忍冬属药典植物，甚至其中的"树型金银花"，在不控制树体、放任生长时，均会发展为藤本状植物，这是由忍冬属药典植物的自身生物学特性所决定的。因此，需要人为搭架，扶持其生长发育。这种模式的资源利用效率更高，但设置支架等的成本，是一个限制因素。

1. 篱架式

按株行距，沿树行每隔 20~30m 立一木桩或水泥柱，柱间在距离地面 1.3m 高处横向拉一钢丝，形成篱架。使主蔓延伸到钢丝后，进行上部摘心、下部抹除萌芽。以后每年结合冬剪，使单个植株形成有多个粗壮直立主蔓在篱架上攀爬，行内多个植株形成一个树篱整体，树篱间（行间）通道可供生产管理。如图 2-42 所示。

2. 立柱式

按株行距，在每一定植点旁插一小规格水泥桩或木桩，使植物蔓藤依托柱桩生长。同样结合冬剪，形成有粗壮直立主蔓的圆柱形树体。这种模式在贵州黔西南地区常见（图 2-43）。

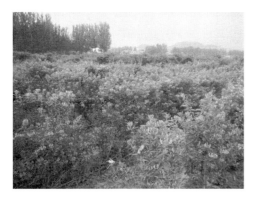

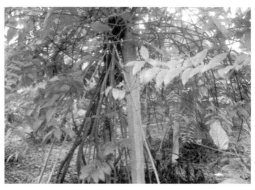

图 2-42　忍冬（九丰 1 号）篱架式配置（山东平邑）　　图 2-43　黄褐毛忍冬立柱式配置（贵州安龙）

3. 拱架式

采用拱形水泥桩或彩钢作支架，桩高 1.8～2m，桩距 2～3m，拱架间距离 1～1.5m（图 2-44）。这种模式放任藤蔓生长，树体体积更为庞大，对光热能资源利用效率更为充分。

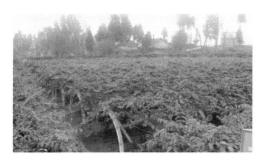

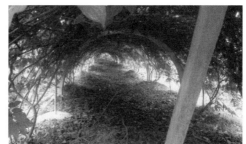

图 2-44　黄褐毛忍冬拱架式配置（贵州安龙）

前述 3 种一般适用于平地、缓坡地，其中前 2 种适用于水平阶整地的坡面。

（四）攀石配置

攀石配置适合于石灰岩地区，不管南方北方，均可运用这种模式。这种模式最大的特点，就是就地取材，巧用自然山石为支架，变废为宝，见缝插针定植，同时，避免出现前 3 种模式辅助材料及建设费用问题。在北方适用品种为忍冬，在西南地区适用品种为黄褐毛忍冬、灰毡毛忍冬。在贵州黔西南地区、重庆东南部等，应用最广，如图 2-45 所示。

此外，在田间配置时，可依据忍冬属药典植物所处年龄或不同生长发育阶段，适度与农作物、药材、牧草，甚至果木类进行搭配，以增加空间利用，产生更多的综合效益。

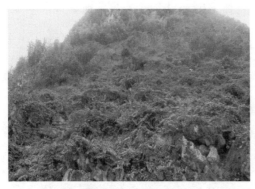
黄褐毛忍冬(贵州兴义)

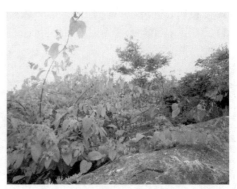
灰毡毛忍冬(重庆酉阳)

图 2-45　石漠化区攀石配置

三、整地栽植

根据适地适树原则，选择适宜的立地，搭配适宜的品种，细致整地，精心栽培。

（一）选地

忍冬属药典植物对土壤及水分条件要求不严，能抗旱、耐涝、耐瘠薄。但是作为一种高效的经济植物，且以花蕾丰产为经营目的，则必须集约化管理。

以经济效益为主要目标的，应选择向阳、土层较为深厚、土壤肥沃疏松、透气、排水良好沙质壤土栽植。如具灌溉条件则更好。

（二）整地

在地表以土为主的非石灰岩地区，选好地后，应在种植前 1~2 月，深翻土壤 30cm 以上，打碎土块。栽植密度可选 2m×2m 或 1.5m×2.0m，即每亩栽苗 166 株或 220 株。冬前挖定植沟，沟宽 80cm，深 80cm，或挖定植穴，穴大小 80cm×80cm×80cm，表土、心土要分开，并筑成外高内低的鱼鳞坑，沟或穴底填稻草或玉米秸秆或青杂草，每亩施堆肥 4000~5000kg，钙镁磷肥 150~300kg，秸秆或青杂草 3000~5000kg，或者每穴施菜枯饼 0.2~0.3kg，或复合肥 0.15kg，或农家肥 15kg，并将表土回穴。基肥适当深施，且与土混匀，再覆土。坡地可实行水平阶整地，略成反坡，阶宽 1.5m。

石灰岩地区，应在大石块周围选择土壤较多、潮湿的一侧挖穴。穴尺寸：长×宽×深为 40cm×40cm×40cm，每穴施用土杂肥 5~6kg、复合肥 50g，覆土回穴与肥料拌匀。较小的石块周围，挖 1~2 穴即可；较大的石块周围，亦根据实际情况而定栽植数株，一般穴间距 3~4m。

（三）栽植

在北方一般为春季栽植，或雨季栽植，秋季栽植使用较少。在南方地区，一般栽植时间有春、晚秋或冬季，即 11 月至翌年 3 月下旬之间。栽植时，先将苗木在清水中浸泡 8~10h，然后将根系沾泥浆栽植。泥浆中最好放 500~700 倍甲基托布津或百菌清及 50~100mg/kg 生根粉，以提高苗木栽植成活率。

苗木栽植时，在前述已整地、铺施底肥的沟或穴内，先覆盖 2~3cm 的土，再将苗木根系舒展开，栽植在定植穴中，并踩紧土，浇透定根水（即使下雨天也浇水）。要求栽植穴定植苗后成小馒头状，苗木栽植深度以齐嫁接口为宜。

为了提高苗木栽植成活率，苗木定植前或栽好后，必须去掉 2/3 的叶片。成活后，通过整形修剪，使匍匐藤形成直立单株的矮小灌木。增加分枝，扩大树冠，可大幅度提高产量。

广西石漠化地区（当地俗称石山）[15]，石多土少，水土流失严重，土层瘠薄，易受干旱危害。生产中常选用夏季或夏初季节，选择阴雨天带土移栽。将营养袋小心撕开，不让根部土团散开，覆土以盖过土团为宜，并压实。每穴种植 1～3 株。一般在石块周围栽种 1～2 株，藤蔓攀援覆盖石头，即不用搭棚架，又方便采花，是当地群众增收脱贫和生态重建的一种新途径。

四、抚育管护

核心技术包括整形修剪、土肥水管理、保花促花和病虫害防治等。

（一）整形修剪

忍冬属药典植物自然更新的能力较强，新生分枝多，枝条自然生长时则匍匐于地，接触地面处就会萌生新根，长出新苗，从而妨碍通风透光。为使株型得以改善且保证成花的数量，需对其进行合理的修剪。修剪应根据栽培的品种、苗龄及枝条的类型具体确定。

1. 整形

可分常规整形和立杆辅助整形 2 种。

常规整形通常于移植后 1～2 年萌芽之前进行。选择生长健壮的枝条作为主干，留 30～40cm，将顶梢剪去，以促进侧芽萌发成枝，再在主干上选留 5～6 个生长旺盛的枝条做主枝，其余的抹除，以后每个分枝再留 5～7 对芽。

立杆辅助整形针对藤本型，是将茎蔓攀援在高 1.3～1.6m 的立杆上，插杆后将地上部分全部剪去，只从根部生长的分蘖枝中选留 1～3 个生长旺盛的枝，将其缠绕在立杆上，让其在辅助杆上向上生长，以形成直立的中心杆。

每年冬、夏两季进行修剪。冬剪主要掌握"旺枝轻剪，弱枝重剪，枯枝全剪，枝枝都剪"的原则；夏剪要轻，夏剪应当对二、三茬花有明显的增产作用。

2. 打顶

当年新抽的枝发育成花枝，打顶促使多发新枝，达到枝多花多的目的。打顶方法是，从母株长出的主干留 1～2 节，2 节以上用手摘掉，从主干长出的一级分枝留 2～3 节，3 节以上摘掉，以后从 2 级分枝上长出的花枝一般不打顶，让其自然开花，一般节密、叶细的幼枝即是花枝，应保留。无花的生长枝节长，叶较大枝条较粗，消耗养分应剪掉。通过打顶使每一株都形成丛生的灌木状，增大营养空间，促使大批花蕾提早形成，进而达到高产的目的[16]。

3. 剪枝

忍冬属药典植物在生长过程中，新枝越多，结的花就越多，其枝条就越容易衰老。修剪是促进其新陈代谢，提高金银花/山银花质量和产量的重要措施。以忍冬修剪为例，以下介绍的是山东省平邑县试验总结的"三次修剪法"。

第一次修剪在每年立春前。将枝条顶端剪去，促使枝下部逐步粗壮，枝条能直立生长。较大的花墩应除去老枯枝和内堂无效枝，生长旺盛的要轻剪，生长弱的老花墩要重剪。通过修剪，把花墩剪成伞形，使当中高四周低，以便丛生的枝条通风透光，多结花针。

第二次修剪是在小满之后头茬金银花采完时进行。把花墩当年生长的旺壮枝条剪去1/3～1/2，促使金银花第二次发新枝。

第三次修剪应在 7 月上旬进行。根据长势情况进行适当修剪。

通过三次修剪，可有效促使金银花长出新枝条，结出新花针来。这一修剪法，可使金银花产量提高 52.8%。

（二）土肥水管理

土壤的肥沃程度直接影响到金银花/山银花的丰产稳产。土壤要长期保持疏松，通透性好，保水保肥，才能有利于根的生长发育，所以在忍冬属药典植物整个生育期内，必须经常进行土壤管理工作。

1. 深翻园地

为防止土壤板结，减小土壤容重，提高其保水保肥能力，对忍冬属药典植物园地要求每 4 年深翻一次，深度 40～50cm。方法是：距主干 20～30cm 先出沟，依次外延，将表土和基肥混合翻入地下，整平地面。对于黄黏土进行压砂，厚度 10～20cm，然后深刨，使土沙均匀混合。对于瘠薄的山地，若有土源，可进行压土加厚土层，为根系生长发育创造良好的条件。

2. 合理施肥

忍冬属药典植物施肥，一般包括基肥、追肥和叶面施肥 3 种。

（1）基肥。基肥要以腐熟的有机肥为主，并配以少量 N、P、K 肥或三元复合肥。施肥时在植株周围挖开 1 条环状沟，将有机肥和化肥混合后撒入沟中，肥种以农家肥为主，配施少量化肥。施肥量可根据植株大小而定，大植株每墩施土杂肥 5～6kg、化肥 50～100g，小植株可适当减少；土壤肥沃，可少施或不施，以避免植株疯长。实践证明，冬施比春施效果好。

在北方忍冬主栽区，基肥的施用方法[17]有以下几种：

环状沟施肥法：在花墩外围挖一环形沟，沟宽 20～40cm，深 30～50cm，按肥、土1∶3 比例混合回填，然后覆土填平。

条沟施肥法：在行间（或隔行）挖 1 条 50cm 深、40～50cm 宽的沟，肥土混匀，施入沟内，然后覆土。采用这种方法施肥比较集中，用肥经济，但对肥料的要求较高，需要充分腐熟，施用前还要捣碎。

全园撒施法：将肥料均匀撒在植株行间，然后深刨翻入 20cm 左右深的土壤内，整平。这种方法施肥范围大，肥料分布均匀，有利于根系吸收。缺点是施肥较浅，肥料损耗较大。

在湖南隆回，一般在 3 月上中旬施肥。施肥重点是有机肥，也可以掺少量的氮磷钾肥和复合肥。一般幼树每亩施肥 2m³ 左右，大树每亩 3～5m³ 有机肥。具体方法是，在植株树冠投影外围，开宽 30cm、深 40cm 的环状沟（注意勿将主根切断），将肥料与一半坑土掺均，填入沟内，然后填入另一半土。

（2）追肥。一年追肥3次，第一次在6月上旬进行，以后在每次花蕾采收后追肥，每亩追施20kg碳铵或10kg尿素。施肥方法是在树冠周围垂直投影处，挖5～6个深15cm的小穴，施入肥料、填土封严。为防烧苗和提高肥效，每次追肥后都要浇水。

追肥时应结合中耕除草进行，春、夏季应以施稀薄人畜粪水为主，亩施1000～2000kg；入冬前，施腐熟的堆肥、厩肥，酌加饼肥，以助越冬。

（3）叶面喷肥。为了促进植株的生长和成花数量，可在花芽分化时，用2000～3000mg/L的磷酸二氢铵溶液喷施于叶面。采花后，有条件的可主追尿素1次。

萌芽后新梢旺盛生长期和每次夏剪新梢长出以后，叶面喷施肥料的浓度：尿素0.3%～0.5%，磷酸二氢钾0.2%～0.3%，硼砂0.3%，叶面喷肥的最佳时间是上午10时以前和下午4时以后，叶背面为喷肥的重点部位。

徐迎春等[18]发现，在新梢旺长期喷施全营养叶面肥，可提高花枝比例，促进花枝生长，增加叶面积，提高产量和绿原酸含量。其中，高氮型肥料效果最为显著；尿素和磷酸二氢钾的效果小于全营养叶面肥。

为了给忍冬栽培管理提供科学依据，兰阿峰等[19]在陕西汉中取样，分别研究了质量浓度为0（对照）、100mg/kg、300mg/kg、500mg/kg和1000mg/kg赤霉素，对忍冬花期、单株产量及品质的影响。结果表明，与对照相比，在忍冬叶片完全展开且花芽分化前喷施100～1000mg/kg赤霉素，可以使金银花的始花期提前4～6天，盛花期提前8～10天，从而使金银花的采收期提前；喷施不同质量浓度的赤霉素使金银花单株产量提高了3.6～9.0g，千蕾重提高1.73～5.45g，花蕾长度增加0.49～1.39cm，金银花中绿原酸含量提高6.4～13.0g/kg。其中300～1000mg/kg赤霉素处理，明显提高了金银花的品质和产量，应为金银花成花调控的最佳质量浓度。

方华舟[20]通过采用不施肥、仅施用无机肥、仅施用有机肥、无机肥有机肥结合施肥的4种不同施肥方式，发现施肥能显著提高金银花产品的产量和质量。仅施用无机肥与仅施用有机肥差别不显著；仅施用有机肥更优于仅施用无机肥；有机肥无机肥结合施肥，十分接近于仅施用有机肥；仅施用有机肥效果最佳。

张建海等[21]为探索适宜银花高产优质种植中的氮磷钾最佳施肥效应模型，采用"3414"不完全正交设计的氮磷钾3因子施肥试验，对试验材料的产量和品质进行统计分析，初步建立了氮磷钾肥配施效应模型与银花产量和品质之间的关系，在不同施肥措施中N2P2K2处理的产量和品质最佳（2代表中肥），不施或者少施肥均导致产量和品质不同程度下降。单因子效应分析表明，随着施氮磷钾肥的提高，药用有效成分绿原酸和木犀草苷的含量呈先升后降的趋势。双因素交互效应分析结果表明，氮磷钾肥相互作用都存在一个值域，低于这个值域时氮、磷肥，氮、钾肥间都表现为协同促进作用，高于这个值域时则都表现为拮抗作用。模型优化结果表明，综合考虑银花产量和花中绿原酸与木犀草苷的含量及累积量等因素，银花大田试验适宜的氮肥施用量为26.78～35.42g/株，磷肥施用量为16.46～24.37g/株，钾肥用施量为32.57～46.62g/株。

3. 灌水排水

忍冬属药典植物喜湿润，一般要做到封冻前浇一次"封冻暖根水"，翌春土地解冻后，浇一次"润根催醒水"，以后在每茬花蕾采收后，结合施肥浇一次"促蕾保花水"，每次追肥时都要结合灌水，以促进肥料分解，加速根系吸收。土壤干旱时要及时浇水。

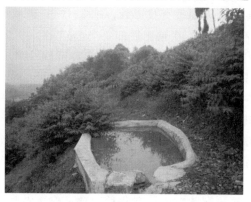

图 2-46 备用的坡地集水池（湖南隆回）

在生长季节，为了防止干旱，可在一些易集水的坡面建立蓄水池或窖，集蓄雨水，以备干旱时灌溉之用（图 2-46）。

忍冬属药典植物萌芽期、花期如遇干旱，必须浇水。在地下水位较高的立地，要特别注意排涝，因长期积水影响土壤通气，根系缺氧严重时会引起根系死亡，叶面发黄，植体枯死。

根据忍冬属药典植物的生长需求，必须得浇封冻水。可在初冬浇灌并且灌饱浇足，最好挖沟漫灌，能促进受伤根的愈合，提高地温，加速有机养分的分解，为翌年生长发育奠定良好的基础。

（三）保花促花

花期遇干旱无雨或雨水过多，都可能会引起大量落花、沤花或未成熟花的破裂。可在花蕾普遍有 0.2~0.3cm 长时，进行一次根外追肥，以乐果 15g、尿素 0.5kg、清水 20kg 混匀喷施。结合实行天旱淋水、雨多排渍的措施，则能有效减少落花，促进花蕾生长。

（四）植物保护

植物保护包括病虫害防治和杂草防除两方面，特别是前者，是影响忍冬属药典植物能否正常发挥生态经济功能的关键。

1. 病虫害防治

金银花/山银花病虫害相对较少，虫害主要是鳞翅目、鞘翅目和同翅目害虫，如蚜虫、金银花尺蠖、棉铃虫、蛴螬、咖啡虎天牛、银花叶蜂、红蜘蛛等；病害主要有白粉病、褐斑病、褐腐病、根腐病、炭疽病、锈病等。

防治措施包括农业、物理、生物、化学等[22]，主要包括选用抗性品种、合理密植、整形修剪、改善通风透光条件、增施有机肥等增强抗性；用黑光灯、性引诱剂和有关农药进行防治。如图 2-47 和图 2-48 所示。

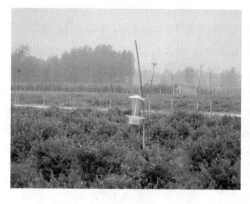

图 2-47 性引诱剂灭虫（河南封丘）

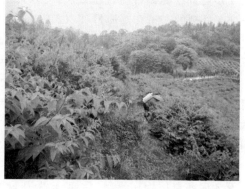

图 2-48 农民在给灰毡毛忍冬喷药(湖南隆回)

（1）农业防治措施。农业防治措施是治本之举，主要包括以下内容：

一是加强栽培管理，提高抗病能力。忍冬属药典植物生长期要增施有机肥料，控制施用氮肥，多施磷钾肥，促进树势生长健壮，提高植株的抗病能力。多雨季节及时进行排水，降低土壤湿度。适当修剪，改善通风透光条件，以利于控制病害的发生。

二是铲除越冬菌、虫源。结合冬季修剪，除去病枝、病芽，清扫地面落叶，并集中烧毁或深埋。早春将枝干上的老翘皮剥掉，将老叶除掉，可减少越冬虫卵。病虫害发生初期，应及时摘除植株病虫叶、病芽和病梢，控制菌源和虫源，减少危害。

三是根据害虫的生活习性，采取人工措施进行捕杀。整地或中耕时，进行人工捕杀地下害虫。农家肥要经高温堆制，充分腐熟，以杀灭虫卵。金龟子成虫有假死性，可敲击枝干后捕杀。利用一些害虫的趋光性，用黑光灯、马灯、电灯诱杀，灯下放置容器，盛水，滴少量煤油。利用一些害虫的趋化性，可用糖醋液（糖 5 份、酒 5 份、醋 20 份、水 70份、再加微量农药）诱杀。

（2）药物防治措施。药物防治是应急之举，但要注意选择使用高效、低毒、无污染、无残留农药。应科学合理地进行防治：一要对症用药，明确防治对象，在选择农药时，要弄清防治对象的生理机制和危害特点以及农作物的品种、生育时期等；二要搞好病虫调查，抓住关键时期施药；三是不能随意增加用药量或加大用药浓度；四是不能长期单一使用一种农药，以至抗药性逐年加重；五要混合使用农药，注意合理搭配；六要注意天气变化，选择适宜施药时间；七要注意农药的安全间隔期，安全间隔期内禁止施药；八要明确高效与高毒的概念；九要选用性能良好的器械，掌握正确的施药方法；十要注意操作规程。

1）枯萎病。枯萎病亦称根腐病，主要危害忍冬属药典植物输导组织，造成枝条、叶片枯萎死亡，最后导致整个植株枯黄死亡。病菌通过土壤和灌溉水传播。由地下害虫造成的伤口侵入植株根部，然后向地上部蔓延。一般 6—7 月高温多雨期间病害严重。

防治方法：在发病初期，用 2% 农抗 120 水剂 100mg/kg，或 50% 多菌灵可湿性粉剂800～1000 倍液，或 50% 托布津 1000 倍液，每 15 天喷药 1 次，连续 3～4 次。

2）白粉病。白粉病危害忍冬属药典植物叶片和嫩茎。叶片发病初期，出现圆形白色绒状霉斑，后不断扩大，连接成片，形成大小不一的白色粉斑，最后引起落花、凋叶，使枝条干枯。

防治办法：春季发芽前（芽萌动时）喷 1 次 5 波美度石硫合剂。花前喷 1 次 0.3～0.5 波美度的石硫合剂。如发病较重，头茬花后至 8 月间，每月需喷 1 次杀菌剂。常用的药剂除 0.3 波美度石硫合剂外，也可喷洒 2% 农抗 120 或 45% 硫黄胶悬剂 200～300倍液、15% 粉锈宁可湿性粉剂 1000～1500 倍液，50% 甲基托布津可湿性粉剂 800倍液。

3）褐斑病。该病 7—8 月发生较为严重。发病后忍冬属药典植物叶片上出现黄褐色病斑，病斑为圆形或因叶脉所限呈多角形，潮湿时叶背面生有灰色霜霉状物。

防治方法：在发病初期，喷 1:1:100 的波尔多液；或 70% 和 80% 代森锰锌可湿性粉剂 800 倍液，或 5% 菌毒清水剂 1000 倍液。每隔 7～10 天喷药 1 次，连喷 3～4 次，有较好的防效。由于病害由下而上蔓延，所以第 1、第 2 次喷药要重点防治下部叶片。

4）蚜虫。蚜虫主要危害叶片，造成叶片卷曲发黄、花蕾畸形，显著降低产量。

防治技术：一是早春防治。在忍冬属药典植物萌芽前，结合防治叶螨，喷5％柴油乳剂，杀死越冬蚜虫；二是生长期防治。5—6月是蚜虫猖獗为害期，亦是防治的关键期，因此在麦收前后要进行防治。药剂可选用10％吡虫啉（蚜虱净）可湿性粉剂5000倍液，1.8％阿维菌素乳油（虫螨克）6000倍液，99.1％加德士敌死虫乳油200倍液，50％抗蚜威（又称辟蚜雾）可湿性粉剂1500～2000倍液。每隔7～10天用药1次。

5）棉铃虫。棉铃虫主要危害嫩叶、花蕾，每年7—9月危害严重。

防治方法：一是用Bt防治棉铃虫。在棉铃虫卵孵化高峰期，喷施Bt乳剂400～500倍液，每隔2天喷1次，连喷3次；二是用杀铃脲、核型多角体病毒等防治棉铃虫。3％杀铃脲乳油3000g/hm² 或核型多角体病毒750g/hm²，在棉铃虫卵孵化高峰期喷施，每隔3天喷1次，有很好的杀卵、杀虫效果。

6）金龟子。金龟子（蛴螬）主要危害植株的根部，严重时能将须根全部吃光。蛴螬通常在春季和夏末秋初危害，尤其小雨连绵的天气，危害猖獗。冬季低温和夏季高温时蛴螬在深土层越冬和过夏。

防治方法：用25％辛硫磷微胶囊200～300倍液或90％敌百虫800～1000倍液浇灌受害植株的根部。成虫的防治可喷80％敌敌畏乳油、50％马拉磷乳油、50％辛硫磷乳油1000～1500倍液。

7）红蜘蛛。红蜘蛛主要指山楂叶螨。该虫主要危害叶片，使受害叶片失绿呈灰黄色斑点，造成叶片枯焦及提早落叶，被害嫩芽、花蕾发黄枯焦，不能展叶开花。6—7月高温干旱时危害严重。

防治方法：一是在早春发芽前，用晶体石硫合剂50～100倍喷枝干，以消灭越冬螨；二是生长期药剂防治。根据物候期，在第1茬花前、花后至麦收前后2个关键期进行防治。药剂可选用1.8％阿维菌乳油5000～8000倍液，15％扫螨净（哒螨灵）乳油1500～2000倍液，5％卡死克乳油1000倍液，5％尼索朗乳油或25％倍乐霸可湿性粉剂或73％克螨特乳油2000倍液，99.1％加德士敌死虫乳油200倍液，20％螨死净悬浮液2000～3000倍液。

8）咖啡虎天牛。咖啡虎天牛是危害忍冬属药典植物的重要蛀茎害虫，危害严重时造成茎干植死。

防治方法：清明前，天牛即将钻出土面时，用敌敌畏喷施植株根部；在产卵盛期用50％辛硫磷乳油600倍液喷射灭杀。7～10天喷1次，连喷数次。夏秋发现天牛寄生枝条时，可剪去被害幼茎20cm左右，并摘除枯株，集中烧毁或向虫孔注药。7—8月发现茎叶突然枯萎时，清除枯枝，进行人工捕捉。

9）山银花尺蠖。山银花尺蠖一般在头茬采收完毕时危害严重，幼虫几天内可将叶片吃光，初龄幼虫在叶背危害，取实下表皮及叶肉组织，残留上表皮，使叶面呈白色透明斑，严重时能把成片花墩叶吃光。

防治方法：冬季剪枝清墩，破坏害虫越冬环境，减少虫源；入春后，在植株周围1m内挖土灭蛹。幼虫发生初期用10％万安可湿性粉剂2000倍液或2.5％鱼藤精乳油400～600倍液喷雾防治。

2. 杂草防除

我国地大物博，跨越热带、亚热带、暖温带、温带、寒温带，森林、草原、荒漠以及青藏高原高寒区等植被带，各带有不同的气候、土壤、水文等生态特征，分布着不同的杂草类型。

忍冬属药典植物栽植成活后，要及时中耕除草。中耕除草在栽植后的前3年必须每年进行3～4次，发出新叶进行第一次，7—8月进行第二次，最后1次在秋末冬初霜冻前进行，并结合中耕培土，以免花根露出地面。3年以后可视植株的生长情况和杂草的滋生情况，适当减少除草次数，每年春季2—3月和秋后封冻前要进行培土。

根据《中药材生产质量管理规范》，GAP生产不容许使用除草剂。因此，目前金银花/山银花生产上多采用人工除草。2010年，北京市农业技术推广站用7种除草方式对忍冬田杂草进行控制，发现综合效益以园艺地布除草和保水效果最好，而且园艺地布覆盖处理的产量效益也最高，达到54249元/hm²，较人工除草的增加19197元/hm²。

（五）其他

包括北方地区的越冬管理，石灰岩地区的空间利用，以及更新重建等。

1. 越冬管理

为了提高金银花的产量和品质，在北方地区，必须抓好冬季管理这一重要环节[23]。

（1）冬剪。冬剪在每年的霜降后至封冻前结合整形进行。幼树冬剪的主要任务是根据目标树形，截枝、去枝和留枝，培养树形。为了提高前期产量，修剪不宜过重，在不影响树形的前提下，要尽量多留枝，剪留长度宁长勿短。盛产期大树的冬剪，主要任务是维持树形，稳定产量和提高品质。

修剪的主要技术：一是短截外围枝，保留长度多为3～5对芽，空间大的部位可留5～7对芽；二是疏除病虫枝、枯死枝，剪掉轮生枝、细弱枝、交叉枝、下垂枝等，丰产园大树每株留枝量100个左右，每公顷留枝37.5万～45万个。通过冬剪达到主干明显、主次分明，各级枝条顺生，枝条分布均匀，多而不乱，长势均衡。

（2）培土。在秋末冬初上冻前，结合除杂草，对忍冬根际进行培土，防止根部外露。

2. 林下经济

在西南石灰岩地区，每年在黄褐毛忍冬等种植地块近旁，可以套种玉米、黄豆等农作物（图2-49）。当种植和护理玉米、黄豆等作物时，顺便对黄褐毛忍冬等进行护理。收玉米、黄豆后的茎秆，可砍碎堆沤成优质有机肥，作为黄褐毛忍冬等过冬用肥。

湖南省隆回县雨山镇沙溪村，在灰毡毛忍冬林下养鸡、种菜、种药，搞综合经营。2014年，15户花农把平时森林管护砍下的树杈、木材加工剩余的木屑等做原料，利用林下空地发展食用菌和饲养家禽，废弃的菌棒和家禽粪便又为林木生长提供了有机肥料，户年平均纯收入达2.6万元；62户花农林下种草养畜，仅养殖牛羊一项，可为每户增收9000元；71户花农实行花菜套种模式，每户增收4000元左右；52户花农发展林下种植药材，每户增收7000元左右[24]。

山东省临沂市除了林农、林药、林经等复合模式外，也在林下放养家禽（图2-50），既利用林地的害虫及虫卵饲喂了家禽，又使禽粪直接肥田，两者相得益彰，良性发展。

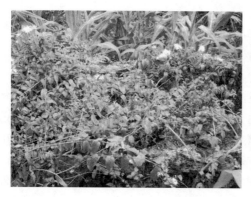

图 2-49　黄褐毛忍冬空隙栽植玉米
（贵州安龙）

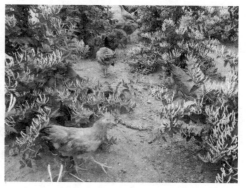

图 2-50　忍冬地里放养鸡群
（山东平邑）

3. 更新重建

忍冬属药典植物，一般当林龄达到 15～20 年时，经济产量已不适合继续经营。为了增加花蕾经济产量，需要将树体整体挖掉更新，按设计密度重新定植建园（参照前述有关内容）。

挖树体时，最好用挖掘机带土仔细挖出，以形成带土坨的树体，进一步可整形、修剪加工成盆景或绿化树销售，变废为宝，增加经济收入。

第三节　原料采收及处理

栽培忍冬属药典植物的目的，除了生态功能这一核心需求外，重点还要考虑经济开发功能，这一点是满足企业对原料、药农对收入需求的关键，也是关乎资源能否被保得住的前提。因为，没有经济效益的资源，占用了百姓有限的土地，药农是不会在管护上有任何投入的，甚至直接挖掉付之一炬。

一、原料采收

忍冬属药典植物一般栽后 2～3 年开花（有些栽植当年亦有开花），每茬花时间比较集中，大约为 15 天（金银花）～30 天（山银花），需要适时适法采收。

（一）采收时期

包括对金银花、山银花和忍冬藤的采收，采收时间因种、部位不同而有所差异。

1. 金银花

金银花的采收，既包括一年的采收季节，也包括一天具体的采收时刻。

（1）采收季节。金银花只在当季抽生的新枝上成花。观察不同物候期着生花蕾的花枝，就会发现，第一茬花枝属于一级分枝，以长、中枝的比例大，有花的节位较多（长枝 10 节以上，中枝 6～9 节），因此花蕾的数量高于后几茬花。其后 3 季花枝以短枝、顶花短枝为主，有花的节位少（短枝 3～5 节，顶花短枝 2～4 节），花蕾数量难免较少。

目前我国金银花主产区山东平邑、河南封丘、河北巨鹿等，每年可采金银花 3～4 次，分别称"头茬花、二茬花、三茬花与四茬花"。头茬花占全年花总产量的 50% 左右，二茬花占全年花总产量的 30％左右，三茬花占全年花总产量的 15％左右，四茬花占全年花总产量的 5％左右。头茬花采收时间约 5 月中旬，二茬花采收时间约 7 月上旬，三茬花采收时间约 8 月中旬，四茬花采收时间约 9—10 月。每季花采收时长约需延续一、两周时间。

忍冬为总状花序，花由下而上依次开放。下部的花开放，上部的还是花蕾或花蕾还没有形成。所谓二茬、三茬、四茬花，是在摘花后即剪去已摘过前茬花的老枝条，长出新枝条才能再孕蕾开花。忍冬全年生长，边生长边开花，边修剪边孕蕾开花，故忍冬从 5—10 月就陆续有花开放。春季头茬花由于有储藏于根部的过冬回流养分，产花多；之后各茬产量依次递减。因此，通过施肥适度补充养分，应该可以增加第二至第四茬花的产量。不过我国忍冬主产区，一般只采头、二茬花，很少有采三茬花的，而四茬花根本不采。

忍冬在生长过程中，开花次数多、花期短，开花时间受生境气候影响大，一般在平原和丘陵地区每年 4 月开花（甚至 3 月下旬）；在低山、中山和高山地区则推迟至 5—6 月开花，从 6 月中、下旬至 7 月上、中旬还会陆续多次开花。金银花每茬花要经过幼蕾（米粒）、三青、二白、大白、银花、金花等 6 个阶段（表 2-1），从孕蕾到开放约需 5～8 天，花期短促而集中（15 天左右）。由于金银花盛花期集中，各间隔时间很短，且开花不齐等，往往造成采摘鲜运、分拣和加工比较困难。金银花采收过早，花蕾未完全发育，有效成分含量低，质量差，产量也低；如待花朵全部开放后才采收，则花粉、香气散失，干燥率低，质量也差。因此适期采摘是保证金银花产量和质量的重要环节。药材的适宜采收时间要兼顾有效成分含量与产量，在二者均为最佳阈值的情况下视为药材的适宜采收期。

表 2-1　　　　　　　　　不同发育阶段金银花外部形态比较分析

类别	三青期	二白期	大白期	银花期	金花期
鲜花	花蕾棒状，上部膨大，长 2～3cm，色青黄	花蕾棒状，顶端明显膨大，并呈白色，蕾基较细而呈青色，长 3～4cm	含苞待放，整个花蕾几乎变成白色，仅其基部稍青，长 4～4.5cm	花蕾完全开放，下唇瓣反转，花柱外露，花色银白	色变金黄，随后枯萎凋谢
干花	花蕾棒状，不开裂，长 1.5～2.5cm，色青黄	花蕾棒状，不开裂，长 2.5～3.5cm，色黄白	花蕾上部开裂，但上唇瓣不反转，长约 3.5cm，色黄白	花开放，顶中端呈二唇形，上唇瓣反转，色较大白期较深	花瓣开裂，棕黄

不同物候期采收的金银花产量和质量存在显著差异。徐迎春等在河南省封丘县潘店乡屯里村人工栽培的 7 年生忍冬种植区进行定点测定分析[25]，发现：忍冬第一茬花期（2 月 14 日至 5 月 29 日）的产量最高，约占全年产量的 56.98％；以后各茬花的产量逐渐降低，第二茬花期（5 月 30 日至 7 月 3 日）产量占总产量的 28.14％，为一茬花产量的 49.39％；第三茬（7 月 4 日至 8 月 8 日）、第四茬（8 月 9 日至 9 月 12 日）花产量显著降低，仅分别为总产量的 8.39％和 6.48％。第一茬花千蕾重及绿原酸含量最高，第四茬花次之，第二、三茬花较低。这种差异主要与不同物候期间花芽分化历时、花枝的类型、叶面积、叶绿素含量等生物学因素有关，不同物候期的气温、日照时数、降水量等气候因子也密切影响药材质量。第一茬花发育期间，气温逐渐回升，但日均温不超过 20℃，较适宜新梢的生长和花芽分化；此时降水量很小，气候较干燥，而日照时数逐渐增加，有利于金银花的绿原酸积累。第二、三茬花发育期处于夏季高温多雨季节，不利于枝叶组织充实和花芽分化；而且降水量

大，也不利于绿原酸的积累。第四茬花发育期处于秋季，气温回落，降水减少，有利于枝叶生长、花芽发育，也利于绿原酸的积累，因此第四茬花的绿原酸含量较二、三茬花高。花蕾的含糖量以第二茬花最高，第一茬花次之，第三茬以后显著降低，第四茬最低。

中药材的质量受金银花生长发育节律和环境条件两方面的制约。不同物候期采收的金银花的产量和千蕾重出现差异，主要与花芽发育时间、枝条类型组成、叶片光合功能等生物学因素有关，同时，外界环境条件的影响也很重要。第一茬花处于早春至夏初这段时间，此期气温逐渐回升，日照时数逐渐增加，花枝的生长发育时间较充足，组织较充实，枝条增粗和伸长生长均较其后的几茬花强，因此花蕾的干重和绿原酸含量高。其后则因气温升高，降雨增加，次一级分枝的生长时间短，组织不充实，叶片面积扩展也小。

花蕾中绿原酸的积累机理目前尚不完全清楚。一般来说，同化物是绿原酸合成的原料，光是绿原酸合成的必要条件，温度和水分也影响绿原酸合成。因此，各茬花绿原酸含量之间存在差异可从两方面解释：一方面与同化物供应水平有关；另一方面与水分、光照，尤其是温度条件有关。同化物供应充足的一茬花枝花蕾不但绿原酸含量高，而且千蕾重似乎与绿原酸也呈正相关。可以看出，由于不同成花期的生物学条件和环境条件存在差异，造成了金银花质量的差异。这一物候学分析资料可为金银花生产提供参考，并为忍冬的生态学研究展现了前景。

花蕾的不同发育时期，亦对干物质重量影响甚大。张重义等[26]将豫北平原地区（封丘县）忍冬花蕾发育分为7个时期：幼蕾期（花蕾似米粒，绿色）；三青期（花蕾唇部已膨大，微向内弯曲，绿色）；二白期（花蕾唇部明显膨大，向内弯曲，绿白色）；大白期（花蕾唇部绿白色，含苞待放）；银花期（花初开放时为白色，全开放时长5～7cm，花筒状，二唇形，上唇四裂直立，下唇舌状反转）；金花期（花从银白色逐渐变金黄色）；凋花期（花开始萎缩凋谢，颜色逐渐变为棕褐色）。以千蕾重为衡量指标，金银花花蕾的干物质积累动态测定结果是：银花期＞大白期＞金花期＞凋花期＞二白期＞三青期＞幼蕾期。

在金银花的不同花发育期，检测到叶绿素、类胡萝卜素、木犀草苷、绿原酸及其他单体酚类物质[27]。叶绿素、绿原酸与总黄酮的含量变化趋势均为：初蕾期＞绿蕾期＞小白期＞大白期＞银花期＞金花期；木犀草苷的含量变化趋势为：绿蕾期＞初蕾期＞小白期＞大白期＞银花期＞金花期；而类胡萝卜素的含量变化趋势初期为：初蕾期＞绿蕾期＞小白期＞大白期＞银花期，但到了金花期其含量则急剧增加。当然，含量与产量相乘，才是判断最佳采摘的依据。

李娜等[28]研究陕西汉中忍冬多茬开花在产量、品质方面的差异，探讨了金银花的适时采收和质量控制依据，发现第一、二茬金银花对产量贡献最大，二白、大白综合品质最好，挥发油中维生素E和甾体组分值得重视。在四茬花中，第一、二茬花占总产量的80％以上，第一茬花单株花蕾个数几乎是其他三茬花的总和；第一茬花折干率以三青期为最高，第二茬花折干率以二白期最高。在品质指标上，第一茬花的绿原酸和总黄酮含量明显高于第二茬花的，其中以二白期的最高，分别达到3.5％、13.2％；第二茬花则以三青期的绿原酸和总黄酮含量最高，分别达到2.7％，11.6％；对第一茬花5个生长发育阶段花蕾样品的挥发油均检出了19种成分，主要为3大类，即正构烷烃类、脂肪酸类和甾醇类，含量最高的是正二十九烷和正三十一烷，5个发育阶段的相对质量分数分别在40％、

20％以上，维生素 E 的含量也比较高，达 8.15％～10.43％。

金银花指标成分含量差异较大，不仅与金银花的品种相关，而且还与其生长环境、栽培措施、采收时间及烘干方法等综合因素密不可分。李建军等[29]采集了封丘大毛花 7 个不同花期（幼蕾、三青、二白、大白、银花、金花、凋花期）的花蕾样品，并按照 2010 版《中国药典》规定方法及参考相关文献，采用高效液相色谱法测定其成分。不同花期鲜花蕾的千蕾质量为 25.80～138.40g，幼蕾期的千蕾质量最轻，金花期的千蕾质量最大；不同花期干花蕾的千蕾质量为 5.80～19.90g，幼蕾期的千蕾质量最轻，大白期的千蕾质量最大，其次为银花期和二白期。不同花期花蕾的折干率为 14.542％～28.831％，凋花期的折干率最高；其次是二白期，折干率为 22.062％；金花期的折干率最低。从干花蕾的千蕾质量高低可以得出大白期、银花期和二白期采收最佳。7 个花期样品绿原酸含量，除凋花期绿原酸（0.350％）和木犀草苷（0.036％）含量低于药典规定（分别为 1.5％和 0.05％）外，其他花期均高于药典规定的最低含量，绿原酸为 1.932％～2.501％，木犀草苷含量为 0.085％～0.207％，说明封丘大毛花是道地产区一个优质农家品种。

（2）一天的具体采收时刻。对于具体采收时间（表 2-2），一般认为，上午 9 时前所采摘的花蕾质量最好，因为此时露水未干，不会损伤未成熟的花蕾，而且金银花香气深，好保色。但是，有关测定发现，上午 11 时左右采摘，绿原酸含量最高。因此，建议在晴天上午采摘为好。

表 2-2　　　　　　　　　　一天不同时刻采收金银花绿原酸含量变化[30]

时　刻	二白期/％	大白期/％	银花期/％	金花期/％	平均/％
5：00	4.88	3.44	2.49	2.23	3.26
7：00	5.11	3.44	2.29	2.26	3.28
9：00	5.71	3.45	2.25	2.43	3.46
11：00	5.81	3.97	2.17	2.49	3.61
13：00	5.33	3.81	2.16	2.60	3.53
15：00	4.20	3.34	2.32	2.39	3.06
17：00	3.78	3.60	2.40	2.53	3.08
19：00	3.57	3.16	2.45	2.16	2.84

2. 山银花

湖南产灰毡毛忍冬不同采收期的含量，从高到低依次为三青期、二白-大白期和银花-金花期[31]，详见表 2-3，表中数据为 3 个重复的平均值。

表 2-3　　　　　　　　不同种质、不同采收期山银花的绿原酸含量　　　　　　　　％

采　收　期	野　生	栽　培
三青期	8.23	6.93
二白-大白期	6.95	5.66
银花-金花期	5.82	3.73

在湖南隆回，摘花最佳时间是花蕾上部膨大略带乳白色、下部青绿、含苞待放时，当地群众称之为"十分开花，九分采"。据研究，山银花在一天之内以上午 11 时左右绿原酸

含量最高，应为最佳采收时间。山银花过早、过迟采摘都不适宜，会影响花的药材品质。采下的花蕾尽量减少翻动和挤压，并及时送晒场或烘房。采收时亦应注意，不能带入枝杆、整叶及其他杂质。

产自重庆市秀山县的开花型和花蕾型灰毡毛忍冬[32]不同发育阶段的花蕾外观形态具有较大的差异，随着花蕾发育，产量逐渐增加。开花型灰毡毛忍冬花蕾开放后（银花期、金花期）绿原酸含量极显著降低，开花前（幼蕾期、青色期、大白期）质量无显著差异；花蕾型灰毡毛忍冬黄白期灰毡毛忍冬皂苷乙显著降低，幼蕾期和青白期质量无显著差异。一日内不同时段采摘的灰毡毛忍冬绿原酸和 3，5-二咖啡酰奎宁酸含量有显著差异。开花型灰毡毛忍冬的适宜采收期为大白期，采摘时段为上午 10 时以前和下午 6 时以后；花蕾型灰毡毛忍冬的适宜采收期为青白期，采摘时段为上午 8 时以前和下午 6 时以后。

黄褐毛忍冬由于开花期比较集中，主花期短，多为每年的 6 月初开花，单个花序开花时间 10 天左右，开花速度快，故采集时任务较重，实行全天采集。采收发育完整的待开的青白色花蕾（二白期）或初开放的白色花，即以花蕾由绿色转为白色，上部显著膨大，即将开放，所谓的"含苞待放"。将整个花序枝全部采下带回家中分类采摘，将开放的花和未开的花蕾分开，分类加工。黄褐毛忍冬有二季花和三季花品种，生产潜力大。

在广西石漠化地区的忻城县，华南忍冬栽后 2～3 年开始开花，每年 3—5 月为开花期（分早、中、晚品种）。生产上应掌握花蕾由绿变白，含苞待放时，在晴天早上露水刚干时采摘。采收过早或过晚都会影响品质。

3. 忍冬藤

忍冬藤为忍冬的干燥茎枝。该品呈长圆柱形，多分枝，常缠绕成束，直径 1.5～6mm。表面棕红色至暗棕色，有的灰绿色，光滑或被茸毛；外皮易剥落。枝上多节，节间长 6～9cm，有残叶及叶痕。质脆，易折断，断面黄白色，中空。无臭，老枝味微苦，嫩枝味淡。以表面色棕红、质嫩者为佳。秋、冬二季采割，晒干。有些地区结合采花，割条采收。

韩宁宁等[33]在湖北武当山地区取样，分析不同采收时期的忍冬藤中马钱苷的含量，发现不同采收时期变动幅度很大，为 0.55～2.57mg/g（表 2-4）。

表 2-4　　　　　　　　　　不同采收期忍冬藤中马钱苷含量对比

采收日期（年-月-日）	含量/(mg/g)	采收日期（年-月-日）	含量/(mg/g)
2011-01-18	2.03	2011-07-12	0.86
2011-02-13	1.21	2011-08-15	0.92
2011-03-20	1.08	2011-09-14	1.53
2011-04-19	0.92	2011-10-11	2.02
2011-05-10	0.63	2011-11-13	2.36
2011-06-09	0.55	2011-12-19	2.57

经分析，忍冬藤在秋末冬初时的马钱苷含量最高，即植株落果后至完全枯萎前，具体时间为 11 月中旬到 12 月上旬（武当山地区），含量达到最大。考虑到忍冬藤花即金银花，其性轻扬，走外，擅清肌清风热而止头痛；忍冬藤即金银花藤，走里，可清经络中之风热

而定经络疼痛。花走外，藤走里，入药部位不同，功效不同。因此，该研究从药材的功效角度，选用马钱苷作为指标成分，确定了武当山地区忍冬藤的最佳采收期。

（二）采收方法

采摘方法分为人工采摘和工具剪穗两种方法。金银花一般采取人工采摘方法，山银花两种方法都可选用。

金银花第一、二茬花占年总产量的80％左右，要抓好头茬、二茬的采摘。山银花全年一般只采一季。采摘时必须抓准抓紧，将达到采摘标准的花蕾，先外后内，自下而上进行采摘。采摘应分批分次进行。摘下的花蕾轻轻送放于容器内，不能挤压，避免伤花及发热。

采摘金银花/山银花的容器必须通风透气，一般采用竹篮或条筐，不能用书包、提包或塑料袋，以防采摘下来的花蕾蒸发的水分不易挥发再浸湿花蕾，温度不宜散发而发热发霉变黑等。采摘的花蕾均轻轻放入盛具内，要做到轻摘、轻握、轻放。如图2-51所示。

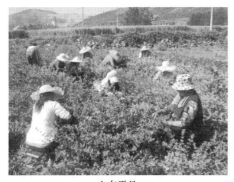
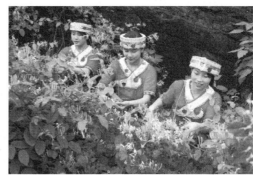

山东平邑　　　　　　　　　　　　　　　广西马山

图2-51　金银花（忍冬）采摘

山银花采摘时，将整个着花枝全部剪下，先堆于田边统一运回（图2-52），或放置于筐、背篓中带回家中，分类手工摘花，将花蕾和已开花分开置放（图2-53）。还可用简易机械进行分离，效率更高（图2-54）。

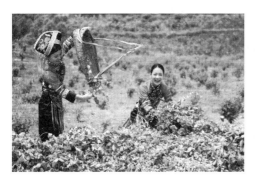
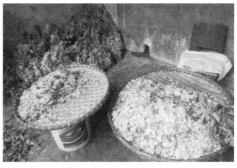

图2-52　采收的红腺忍冬花穗先集中在　　　　图2-53　黄褐毛忍冬剪条后在家
　　　田边待统一运回分拣（广西马山）　　　　　　　二次摘花（贵州安龙）

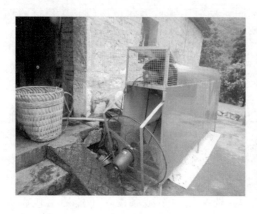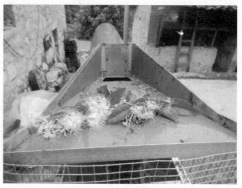

图 2 - 54　果枝叶简易分离机（贵州安龙）

忍冬藤应结合修剪，用修枝剪或镰刀割取。

精细采收的鲜花蕾，要在大路边设摊点边采边收（图 2 - 55），快速运回加工厂，尽早进行杀青烘干处理。

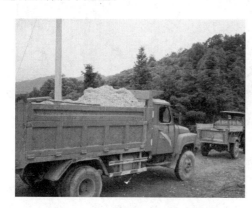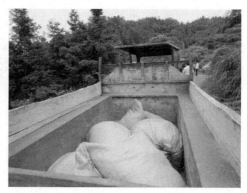

图 2 - 55　山银花（灰毡毛忍冬）鲜花蕾的收集运输（重庆秀山）

二、原料干燥

金银花在古代的干燥方法为阴干法，近代为晒干法，现代为多种方法并举[14]：除晾晒法外，还有土烤房法，但大多数选用各类现代化设备进行烘干的方法。

（一）晾晒法

晾花是将采摘的鲜花蕾置于阴凉处自然干燥，该法可保留花蕾中较多的营养成分和药用成分，但干燥速度慢，仅适于小量加工；而晒花是将采摘的鲜花蕾摊在苇席上，先放置在阴凉处 1～2h，然后移到阳光下晒 2 天，花蕾厚度 3～5cm，七、八成干后方可翻动，达到干燥标准后收起。

1. 传统晾晒法

选择背风向阳的平地、青石板，或可铺上芦席、竹笪，在早晨太阳未晒热地面之前，把花蕾薄薄地摊上一层，厚度以地表似露非露为宜。铺层易根据当地光照强度决定，北方阳光充足的地方，易稍摊厚些。铺层不宜太厚或太薄，太厚不易晒干，太薄容易晒枯发红。如图 2-56 和图 2-57 所示。

采摘回来的金银花/山银花，以当日晒干为佳。晒时用工具轻翻，不能用手翻动，也不可被雨淋湿，否则花蕾会变黑。

如遇阴天，可用微火烘干，但干后色暗，质量降低。

晒干后的金银花/山银花，以黄色、味清香为佳。

在河北巨鹿，采摘金银花后，用手均匀

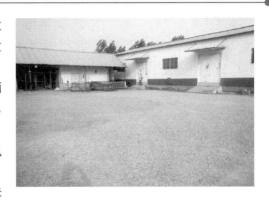

图 2-56　金银花（忍冬）场地自然晾晒
（山东平邑）

地撒在晾盘上，厚度 2cm，盘装好后先在阴凉通风干燥处放半天或一天，等花蕾收缩皱纹后，再在阳光下晾晒，3～5 天即可晒干。

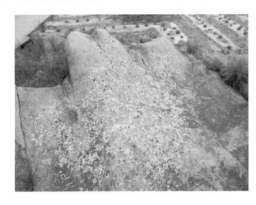
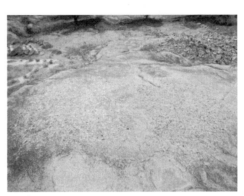

图 2-57　金银花（忍冬）就地晾晒（山东费县）

在湖南隆回，采收的花蕾晾晒时，以在水泥、石晒场晒花最佳，要及时将采收的山银花摊在场地，晒花层要薄，厚度 2～3cm，晒时中途不可翻动。在未干时翻动，会造成花蕾发黑，影响商品花的价格，以暴晒一天干制的花蕾，商品价值最优。晒干的花，其手感以轻捏会碎为准。晴好的天气当天即可晒好，当天未能晒干的花，晚间应遮盖或架起，翌日再晒。采花后如遇阴雨，可把花筐放入室内，或在席上摊晾，此法处理的花同样色较好、质较佳。

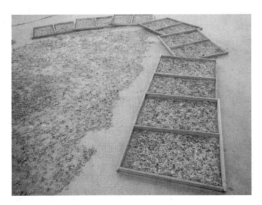

图 2-58　金银花（忍冬）筐晒（山东平邑）

2. 筐晒法

为了避免阴雨天气对露地摊晒的影响，一种便于搬运的筐架晾晒法应运而生。选用木条，制成长 170cm、宽 70cm、高 6cm 的筐架，用高粱秸或芦席做底，每筐可晒 3kg 左右，如图 2-58 所示。

晾晒法简单易行，适合广大农户运用。不足之处是受天气影响较大，阴雨天气时易使药材变褐变黑，严重降低药材等级，减少收入。

（二）土烤房法

这也是一种比较传统的方法。在阴雨连绵地区，可建立烘干房。按烘房两间计，长6m，宽5m。房子一头修两个炉口，房里修火道，火道采用回龙炕形式。屋顶留烟囱和天窗。在离地面30cm处，每间屋前后墙各留相对的一对通气孔。室内两侧离墙20cm处，摆设钢筋或木头烘架，架间留1.4m宽的通道。架长5.6m、宽1.6m、高2.6m。架分10层，层距20cm，底层离火道20cm。一次可烘鲜花500kg。

（三）设备烘干法

烘干设备主要由杀青机、高效节能热风炉（配强力风机）、立式多层翻转干燥箱、温控箱等组成。其烘干原理是，用热风炉产生的纯净热风，热风温度35～260℃可控，采用加热干燥和通风干燥两种方式，干燥、脱水同步进行，加强热风通风量的合理调整，多层烘干箱循环翻转，逐层烘干，充分利用热风，迅速烘干脱水，高效运行。烘干工艺如下：

（1）金银花/山银花烘干温度一般控制在80～130℃，立式多层烘干箱内物品经逐层循环脱水烘干，最终湿风由顶层直接排空，湿风与物品接触时间极短（5～12s），同时将每层观察孔打开一点，随时逐层排潮，这样就完全避免了湿风与物品接触时间较长而出现的"沤"变现象，保证了产品的颜色。

（2）烘干箱为5层结构，循环翻转，逐层烘干，最大程度的模拟阳光下的人工翻晒。

（3）第5层为较干的料，向上逐层渐湿，逐层脱水，较干的料接触的是干热风，较湿的料接触的是湿热风，避免了较湿物品直接接触干热风，最大程度的减轻近似阳光暴晒对产品的破坏。

目前，由于金银花/山银花的烘干多在乡镇进行，因此，生产实践中使用的烘干设备一般较为简陋，不过基本上也较传统晾晒法的效率提高很多。以下为一些金银花/山银花主要产区使用的烘干设施（图2-59、图2-60）。

河北巨鹿烘干时，每平方米放鲜花蕾2.5kg，厚度1cm，共铺架14～18层。花架在烘干机中架好后送入热风，此后花蕾的烘干经历塌架、缩身、干燥3个阶段。温度曲线为40℃－50℃－60℃－70℃，温度逐渐升高，此间要利用轴流风机进行强制通风除湿，整个干燥过程历时16～20h，待烤干后装袋保存。

在湖南隆回，花蕾在采用烘干法时，一般在30～35℃初烘2h，再升至40℃左右，经5～10h后，保持室温45～50℃，烘10h后，鲜花水分大部分排出；再将室温升高至55℃，使花速干。一般烘12～20h即可全部干燥。超过20h，花色变黑，质量下降，故以速干为宜。烘干时不能翻动，否则容易变黑。未干时不能停烘，否则会发热变质。

据研究，烘干花的产量和质量比晒干的高。干制后的花要及时用塑料袋包装扎紧，以免受潮。优质的商品花色黄白至淡黄，含苞未开，夹杂碎叶含量不超过3%，无其他杂质，有香气。自然干制的花较烘制的花有香气，药味淡。

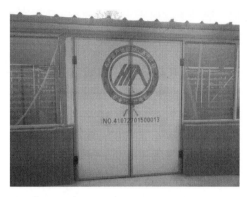

河南封丘

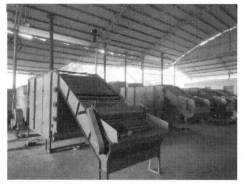

湖南溆浦

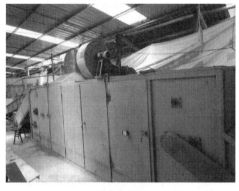

重庆涪陵

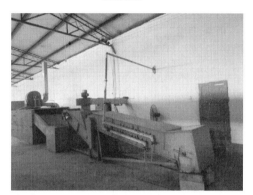

重庆武隆

图 2-59 金银花/山银花烘干设施

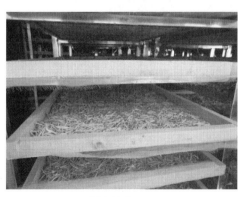

河南封丘

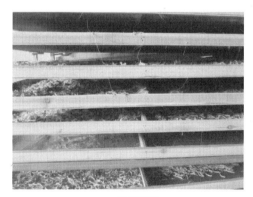

贵州绥阳

图 2-60 烘架上的金银花

(四) 杀青烘干法

本法是一种包含杀青和烘干 2 个步骤的较为成熟的一种方法。

1. 滚筒杀青

采用专用滚筒杀青烘干机 (图 2-61) 进行。将采摘后的金银花/山银花运至杀青房,

127

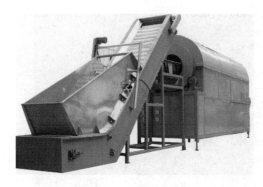

图 2-61　滚筒杀青机

摊在苇箔上，准备杀青。等滚筒温度升到 280℃时，向滚筒内投放金银花/山银花。调节滚筒内温度至 160℃，将杀青后的金银花/山银花均匀地铺放在 6 层百叶烘干机的最上层，铺放厚度平均 2~2.5cm，烘干的热火温度为 160~170℃，烘干 1~2min 后，用手动摇柄，使其落入第二层，继续如法烘干……到第 6 层时就已烘干。然后取出，稍晾，装袋储藏。

不足之处是技术要求较高，滚筒杀青火候掌握是关键。

2. 微波杀青

需要配微波杀青生产线和烘干设备（图 2-62）。烘干设备配以彩钢板烤房为好。微波杀青的最佳温度为 70℃，最高不超过 100℃为宜。微波杀青时，应尽量让鲜金银花/山银花边际排整齐，且中间均匀覆盖传送带，不留空隙。微波杀青后，烤房烘干时，烘干温度适当稍高，保持 60~70℃。经迅速杀青后的花蕾，容易干燥。

采用这种方法，绿原酸、木犀草苷、槲皮素含量都较常规烘干法有所提高；芦丁也只是二白期含量有所下降[34]。

不足之处是投资较大，耗电量大。

3. 蒸汽杀青

传统方法是将鲜花疏松地放入蒸笼内，厚度 2~3cm，分层放入木甑中，于沸水锅

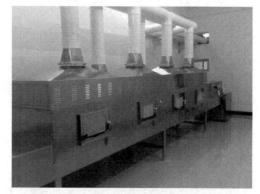

图 2-62　微波杀青机

中，以蒸盖上汽时计算时间，视其容器大小，蒸 2~3min 为好，取出晒干或烘干。注意蒸汽处理不宜太长，以防鲜花熟烂。此法增加了花中水分含量，要及时晒干或烘干；若是阴干，成品质量较差。

目前现代化的蒸汽杀青烘干生产线也已投入使用。不足之处是投资较大，厂房占用面积较大（图 2-63）。

北京市农业技术推广站试验了不同时间蒸汽杀青再烘干，发现金银花以蒸汽杀青 1min 为好，颜色较好，其绿原酸和木犀草苷含量分别为 4.14% 和 0.074%，相对 2min 以上时间含量有所提高。南方湖南等山银花产区，利用蒸汽杀青烘干技术，效果很好（图 2-64）。

金银花/山银花含有大量的酚类和黄酮类化合物，并且具有较强的抗氧化活性，且抗氧化活性与提取液的浓度呈正相关。不同干燥方法对金银花活性物质的质量分数和抗氧化活性有较大的影响[35]，其中微波干燥的时间最短，总酚和总黄酮的质量分数最高，分别为 (30.40 ± 2.75) mg/g、(61.24 ± 7.62) mg/g，并且抗氧化活性最强；鼓风干燥

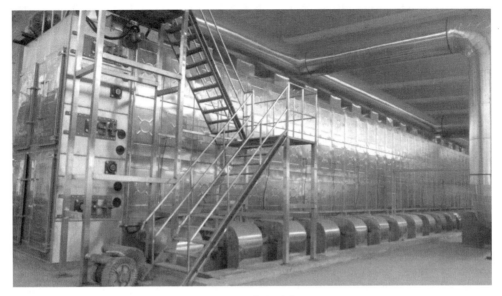

图 2-63 蒸汽杀青机

次之；而自然阴干的时间最长，总酚和总黄酮的质量分数最低，分别为（10.22±0.81）mg/g、（17.50±2.28）mg/g，且抗氧化活性最弱。这表明，过长的干燥时间会导致活性物质的流失，不利于保持金银花的活性成分。

彭菊艳等[36]采用真空干燥、冷冻干燥、微波干燥、蒸后烘干、烘干和晒干等 6 种干燥技术，对采自大白期的陕西南郑的忍冬花蕾-金银花进行了分析研究，发现蒸后烘干和微波干燥技术，可作为规模化干燥加工金

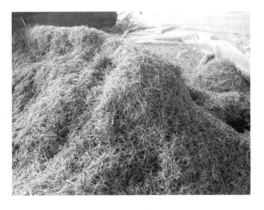

图 2-64 蒸汽杀青后的山银花原料（湖南隆回）

银花的最佳方法。试验结果表明：①微波干燥、蒸后烘干和冷冻干燥所获得的金银花外观品质好；②微波干燥、蒸后烘干和晒干技术所获得的水溶出物量和醇溶出物量高；绿原酸、总黄酮含量，以蒸后烘干含量最高，其次是微波干燥法，而烘干样品中含量最低；③真空干燥处理的金银花中游离氨基酸含量最高，烘干处理次之，冷冻干燥处理最低；而可溶性糖含量以晒干和蒸后烘干处理的最高，微波干燥和烘干次之；④晒干、冷冻干燥和微波干燥 3 种干燥方法，对金银花挥发油主要组分种类没有产生影响，但对相对质量分数仍有明显差异，只有晒干的金银花挥发油中检测出了 9，19-环化-羊毛甾烯醇，而微波干燥的样品中维生素 E 含量最高，挥发油中 γ-5-谷甾烯-3-醇、5，2-豆甾二烯-3-醇、菜子甾醇相对含量较其他方法明显高出很多。

陈德经[37]通过对大毛花（金银花）的不同干燥方法比较，发现干燥方法对其质量有较大影响。在色泽方面，微波干燥和烘干的为绿色，晒干和真空干燥的为黄绿色，真空冷冻干燥的为褐色；在绿原酸的含量上，微波干燥的为 5.93%，晒干的为 5.17%，烘干的

为 5.53％，真空干燥的为 3.95％，真空冷冻干燥的为 3.35％；干燥后每克金银花的含菌量分别为：微波干燥的细菌总数 $2×10^3$，晒干的为 $3.4×10^5$，烘干的为 $1.4×10^5$，真空干燥 $6×10^4$，真空冷冻干燥为 $4×10^4$。微波干燥方法热效率高、干燥速度快，能够较好的保持金银花的色、香、形良好，达到优等药用和食用金银花的要求，而且微波干燥金银花的绿原酸含量均高于其他干燥方法，并具有杀菌作用，还能杀死害虫和虫卵，延长了金银花的保存期。晒干、烘干时间长，带菌量大、易发霉、易生虫；真空干燥和真空冷冻干燥设备贵、干燥时间长，并对绿原酸的含量有一定影响，不宜采用。在各种干燥方法中，对于制作金银花茶和提取金银花中绿原酸等有效成分，微波干燥法最为适合。

李娟等[38]对采自河南信阳野生金银花大白期样品，采用阴干、烘干、蒸干和杀青 4 种方法，分析结果表明：①产品外观：用杀青法处理的金银花，颜色和外观形态均占有很大的优势；其次是蒸干法，而阴干和烘干法所得金银花在颜色和外观上则较差；②绿原酸含量：杀青法及蒸干法绿原酸含量较高，分别为 4.085％、3.220％；烘干法及阴干法含量则较低，分别为 2.843％、2.598％；③总黄酮含量：杀青处理的金银花总黄酮含量较高（11.972％），其次为蒸干（9.788％），而阴干和烘干处理的金银花总黄酮含量较低，分别为 7.557％、6.538％；④灰分：阴干法由于是露天干燥，灰分最大（9.25％）；烘干法第二（8.14％），杀青法（5.35％）、蒸干法（5.17％）则相对较小；⑤收干率：以杀青加工的金银花最高（45.9％），蒸干次之（44.7％），阴干第三（40.4％），烘干最低（36.1％）。总体来看，杀青法在产品的外观、绿原酸、总黄酮的含量上，占有很强优势，且总灰分较低，是金银花较佳的产地加工方法。

刘云宏等[39]对采自河南省洛阳市新安县金银花 GAP 种植基地的新鲜金银花进行了真空干燥试验，得到加热温度、干燥室压力和物料量等干燥参数对干燥特性的影响；通过二次通用旋转回归正交试验，建立了干燥时间和产品中绿原酸含量的模型方程；对干燥参数进行综合优化，得到最优工艺参数为温度 63.6℃、压力 800Pa、物料量 40g（一层物料），对应的干燥时间为 215min，绿原酸含量为 3.34％。通过验证实验，得到的实际干燥时间为 220min，产品的绿原酸含量为 3.31％。利用真空干燥技术进行金银花干燥，可在较短的干燥时间内得到高质量的制品。

三、原料分级

目前金银花/山银花分级还不规范，有国家规定的，有市场分等的，加之产地加工方法各地均有所不同，产生了商品的多种规格等级。

（一）国家规定

杀青烘干后的金银花/山银花，一般由有经验的技工，通过手工进行分选分等。如图 2-65 所示。

国家医药管理局与卫生部于 1984 年以国药联材字（84）联合下文颁布了 76 种药材商品规格标准，少部分药材有品别、规格、等级 3 个层次，大部分药材只有品别、等级 2 个层次，还有一些只有品别。金银花只有品别，没有规格。品别分为密银花、东银花、山银花，密银花、东银花均根据破裂花蕾、开放花、黄条、黑条、杂质多少与花的颜色分为一～四等，山银花只分为一、二等[14]。

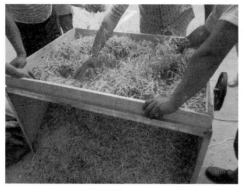
山东平邑

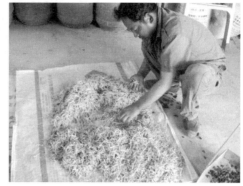
河南封丘

图 2-65　金银花分选

1. 密银花

一等：花蕾呈棒状，上粗下细，略弯曲。表面绿白色，花冠质厚稍硬，握之有顶手感。气清香、味甘微苦。无开放花朵，破裂花蕾及黄条不超过 5%。

二等：开放花朵不超过 5%，黑头、破裂花蕾及黄条不超过 10%。其余同一等。

三等：表面绿白色或黄白色，花冠厚，质硬，开放花朵、黑条不超过 30%，其余同二等。

四等：花蕾或开放花朵兼有。色泽不分。枝叶不超过 3%。其余同二等。

2. 济银花

一等：花蕾呈棒状，肥壮。上粗下细，略弯曲。表面黄白色、青色。气清香、味甘微苦。开放花朵不超过 5%。无嫩蕾、黑头、枝叶。

二等：花蕾较瘦，开放花朵不超过 15%，黑头不超过 3%。其余同一等。

三等：花蕾较小，开放花朵不超过 25%，黑头不超过 15%。枝叶不超过 1%。其余同一等。

四等：花蕾或开放花朵兼有，色泽不分，枝叶不超过 3%。

3. 山银花

一等：花蕾呈棒状，上粗下细，略弯曲，花蕾长瘦。表面黄白色或青白色。气清香、味淡微苦。开放花朵不超过 20%。无梗叶、杂质、虫蛀、霉变。

二等：花蕾或开放的花朵兼有，色泽不分。枝叶不超过 10%。无梗叶、杂质、虫蛀、霉变。

然而该标准与现实生产不相符，全国各地的药品收购、经营单位和医院药房、药店等使用单位，多未执行该标准。

（二）地方标准

以河北省地方标准《金银花干蕾质量》（DB13/T 668—2005）为例。

在河北省，金银花干蕾按质量分为一等、二等和三等 3 个等级。各质量等级指标应符合表 2-5 的要求。

同时，金银花干蕾的卫生指标应符合表 2-6 的规定。

表 2 - 5 金银花干蕾质量等级指标

项 目	一 等	二 等	三 等
基本要求	干蕾完整良好，洁净，气清香，味甘微苦，无异味，无不正常外来水分，具有本品种应有的特征		
颜色	黄白色	黄白色或青白色	黄白色或青白色
开放花朵	≤1%	≤5%	≤10%
褐蕾	无	≤3%	≤5%
含水量	≤10%		
绿原酸含量	≥2.0%	≥1.5%	≥1.5%

表 2 - 6 金银花干蕾的卫生指标

序 号	项 目	指标（mg/kg 干重）
1	砷（以 As 计）	≤2.0
2	铅（以 Pb 计）	≤0.8
3	镉（以 Cd 计）	≤0.12
4	汞（以 Hg 计）	≤0.04
5	敌敌畏	≤0.2
6	辛硫磷	≤0.05
7	氯氨菊酯	≤2.0
8	氨戊菊酯	≤0.2
9	多菌灵	≤0.3

（三）药材市场分等

目前，各药材市场以产地命名的金银花/山银花统货出现频率最多，并定价[40]。所谓中药统货，是指同一种药材，不同等级货物混合在一起。

1. 安国药材市场

河南、河北统货，河南选货，野生品统货，河北双花烘干品，河南绿花货，山东优质货，山东统货，优质烘干绿花，优质无硫绿色双花，过硫白花，湖南统货，山银花，金银花茶用优质品。

2. 亳州药材市场

河南统货，河南青花，河南纯净统货，河北统货，山东统货，优质货，山东上成货，湖南货，湖南优质花及质量差的山银花。

3. 禹州药材市场

河南货，色绿货，密县货，河南产一级货，统货，稍次货。

4. 成都药材市场

川银花，湖南统货，山东统货，山银花。

5. 三棵树药材市场

山东统货，河北统货，河南统货，河南青花。

6. 昆明药材市场

云南金银花优质货，统货。

7. 玉林药材市场

湖南统货，湖南金银花次货，广西金银花，广西统货，山东统货，山银花。

8. 廉桥药材市场

山东统货，嫁接金银花，野生银花，家种银花等。

各大药材市场以统货出现频率最高，量最大。

（四）其他

除大型药材市场对金银花/山银花有分级外，药店、药房甚至茶叶市场等，也对金银花/山银花分级有一定的要求。

1. 药店或药房

药店销售金银花名为密银花或济银花，有的药店销售山银花，有的药店将山银花作为金银花使用。

医院中药房和药店情况类似。

2. 茶叶市场

不分忍冬属药典植物种、亚种、品种，其花蕾统称金银花茶。

不同等级的金银花/山银花，根据质量好坏流向了不同市场。业界流传"一等药材供出口，二等药材进药房，三等与等外品进药厂"。不过，这一现象只针对药用而言，如果考虑到保健茶等食用，花蕾茶用的也是一等品。

四、原料真伪辨别

金银花作为一种传统大宗药材，由于其临床用量大，价格也较高，因此，常有不法商贩和一些药农以假乱真，牟取暴利，损害患者利益。

（一）花蕾真伪辨别

违法分子用伪品充真，用掺杂物增重，以达到非法牟利的目的。不过，只要认真、细心，真伪还是可以辨别的。

1. 常见伪品鉴别

常见金银花伪品，包括本属植物盘叶忍冬、苦糖果、红腺忍冬、净花红腺忍冬，以及苏木科植物湖北羊蹄甲（*Bauhinia hupehana*）、木犀科植物清香藤（*Jasminum lanceo-larium*）等。

（1）干品性状鉴别。

盘叶忍冬：花蕾长 5～7cm，上部直径 3～5mm，黄色或橘黄色，有稀疏毛茸，萼筒壶形，齿钝圆。

苦糖果：花蕾呈短棒状，单朵或数朵聚在一起，长 0.6～1.0cm，上部直径 3～5mm，黄白色或微带紫红色，毛茸较少，基部有的带小萼。

湖北羊蹄甲：呈长棒状，上部膨大，下部纤细，长 1.5～2.5cm，外表棕褐色，密被棕色短柔毛，萼筒长 1.3～1.7cm，裂片 2 枚，花冠棕褐色，花瓣 5 枚，雄蕊 10 枚，子房无毛，有长柄，味苦。

清香藤：呈长棒状，较均匀，上端稍钝，长 1.0～2.5cm。外表面棕色或黄白色，长约 2cm，裂片 4 枚，无毛，花短萼，绿色，裂片小，浅齿状，矩圆形或倒卵状矩圆形，长 0.7～1.0cm，雄蕊 2，味苦。

红腺忍冬：长 0.8～4.3（～5.7）cm，上部直径 0.5～2.2mm，褐棕色或褐色，密被毛，萼筒类球形，常呈墨褐色，齿有毛。

净花红腺忍冬：花蕾长 1.8～3.8（～4.0）cm，上部直径 1.5～3.0mm，浅棕或棕色，无毛或疏生毛，萼筒，齿缘有疏毛。

（2）粉末显微鉴别。

湖北羊蹄甲：粉末呈黄褐色或黄色，非腺毛极多，均为单细胞，呈披针形，长 124～334μm，直径 17～36μm，壁不均匀增厚，基部可见短圆形的细胞，先端钝。草酸钙方晶极多。花粉粒极多，黄褐色或淡黄色，极面观近三角形，赤道面观呈，外壁具点状起雕纹，萌发孔 3 个。

清香藤：粉末呈棕褐色，非腺毛极少，一般为单细胞，偶见有多细胞，可达 4 个以上，直径 24～25μm，壁薄，光滑，先端钝。草酸钙方晶较少，直径 11～18μm。螺纹导管，直径 10～12μm。石细胞呈长椭圆形，有的稍有棱角，外壁具棕色小斑点，直径 12～54μm，花粉粒极多，圆形或椭圆形，直径 47～66μm，外壁具不规则的条状或网状雕纹，萌发孔 6 个。花冠表皮细胞呈多边形，直径 8～17μm，可见乳头状突起的纹理。

红腺忍冬：粉末腺毛的腺头盾形或类圆形，红棕色，棕或浅棕色，直径 80～176μm，顶面观由 8～40 个细胞组成，腺柄由 1～4 个细胞组成，厚壁单细胞非腺毛长 38～1048μm，有的胞腔含小簇晶，也有砂晶。

净花红腺忍冬：粉末厚壁单细胞非腺毛长 32～488（～704）μm，直径 8～29μm，壁厚 3～10μm，胞腔大的不明显，有的螺纹较密，有簇晶。

2. 常见掺杂物鉴别

不法生产者或商贩不仅用类似植物花蕾掺假，而且掺杂异物，以达到增重增收目的。鉴别方法详见表 2-7。

表 2-7　　　　　　　　　金银花及其掺杂物性状和理化鉴别表

名称	性 状 鉴 别	理 化 鉴 别
正品	棒状而稍弯曲，上粗下细；表面黄白色或绿白色，密被短柔毛；花冠筒状，先端 2 唇形，雄蕊 5 个，着生于筒壁，黄色；气清香，味淡、微苦	应用薄层色变鉴别。以绿原酸对照品，乙酸丁酯-甲酸-水（7：2.5：2.5）的上层溶液为展开剂，于紫外光灯（365nm）下检试，供试品与对照品的薄层色谱图，在相应的位置上应有相同颜色的荧光斑点
掺红糖	淡棕色至棕色，手感有黏性，质重，气清香，味甜	与斐林试剂反应呈阳性
掺盐	易吸湿，质润柔，质重，味咸	水溶液加硝酸银试液产生氯化银白色沉淀
掺白矾	质硬而脆，味酸而涩，手捻发涩	（1）用盐酸湿润后的铂丝蘸取本品水溶液，在五色火焰中燃烧，火焰呈紫色。 （2）本品水溶液加氯化钡试液，即生成白色沉淀，沉淀物在盐酸或硝酸中均不溶解

续表

名称	性状鉴别	理化鉴别
掺黏土	不规则棒状、块状，无柔毛，土黄色，牙碜感明显，质重。手抓起掉在木桌上有明显声响	溶水后，有明显泥土沉淀，溶液混浊
掺滑石粉	表面呈乳黄色，手捻光滑感，能染色	在本品水溶液烧杯中，加入盐酸 10mL，盖上表面皿，加热至微沸，不断摇动，保持 10min，取下，快速过滤，水洗涤残渣 4～5 次，取残渣约 0.1g，置铂坩埚中，加入硫酸 10 滴和氢氟酸 5mL，加热至冒二氧化硫白烟时，取下冷却后，加水 10mL，使溶解，取溶液 2 滴，加镁试剂 1 滴，滴加氢氧化钠溶液使碱性，生成天蓝色沉淀
掺河沙	黄白色或淡棕色，放在手上振荡后有细沙留下	用水洗涤本品，有细沙沉淀
掺水	手摸有柔软感，易变形且不碎断，此时其掺水量约在 10%；若手握变形或成团，松手后不易松散，其掺水量约 15%	用红外水分测定仪测定水分含量
黄色染料染色	黄色鲜明，手抓易被染黄	水溶液呈黄色
掺萝卜丝	黄白色，质轻，呈条状，无花冠	水浸后呈棒状
掺马铃薯丝	掺入物表面黄白色，皱缩，外披白霜样物，手触摸有粗糙感。潮湿时质柔软，干燥后质脆易断。气微，味淡	粉碎后，加碘试液，显蓝色
掺石灰水	色稀暗，可见灰色小块	通往二氧化碳气体，有白色沉淀产生，过量则沉淀消失
掺锯末	仔细观察，可见有 0.5～1.5cm 长短不等的淡黄色较硬木纤维末，其无花萼、花冠、花蕊等特征	较易识别和检出，无需理化鉴别
掺石英粉	掺假后质重色淡，在光线直射下有反光晶体粒。口尝有牙碜感	水洗液混浊且有石英砂沉淀

3. 快速鉴别

日常识别方法有下面三种，可简单确定金银花质量优劣。

一是从包装看。相同重量，纯金银花质轻、体积大，掺假的质重、体积小。

二是从金银花表面看。纯金银花表面密被短柔毛，蓬松、舒展、自然，用手握之有弹性；掺假的表面不均匀，附着一层与之颜色相近的增重粉，短柔毛被增重粉覆盖，花体僵硬、呆板，不自然，手握易碎，无弹性。

三是水浸泡鉴别。纯金银花水液澄清，容器底部无沉淀；掺假的水液混浊，片刻后容器底部有沉淀出现。

（二）忍冬藤真伪鉴别

为了保证忍冬藤的临床用药安全、有效，可采用基源、性状、显微鉴别法，对忍冬藤、金银忍冬藤及连翘（*Forsythia suspensa*）茎进行对比[41]。

1. 嫩枝与老枝的区别

三者髓部中空的直径随生长时间的延长而变小，其中连翘茎变化较小，而忍冬藤与金银忍冬藤变化较大，所以采收时间和药材直径的大小是控制药材质量的主要性状特征。

2. 主要性状鉴别

忍冬藤和金银忍冬藤及连翘茎虽然都是中空的，但忍冬藤的髓部中空占断面的比例最大；金银忍冬髓部中空较小，且有一圈红棕色物；连翘髓部中空最小，且表面皮孔明显。

3. 主要显微鉴别

忍冬藤显微鉴别细枝横切面：表皮细胞1列；单细胞非腺毛壁厚，有疣状突起；腺毛柄较长。皮层较宽，纤维成环，内侧皮层细胞较小或已产生木栓层。韧皮部较窄，有的射线细胞含草酸钙簇晶；较粗茎的韧皮部有少数纤维。形成层成环。木质部导管散列，木射线宽1～2列细胞，有纹孔。髓周细胞壁木化，中央呈空洞。

腺毛、非腺毛、薄壁细胞可作为鉴别要点，金银忍冬藤和连翘茎的薄壁细胞壁都呈连珠状增厚，但连翘茎的薄壁细胞壁间有大的类三角形空隙；金银忍冬薄壁细胞间没有空隙，连珠较大，壁甚厚。

五、原料储藏

金银花/山银花易吸湿受潮，特别是夏季，含水量达到10%以上时，就会出现霉变和虫蛀现象。所以加工后的金银花/山银花要妥善保管储藏。无论是晒干或烘干金银花/山银花，因花心未完全干透，过几天会自然回潮，应再重复晒或烘干1次。

加工好的金银花/山银花及时装进不透气的塑料袋中，最好采用绿色袋子。将原料压实、扎紧袋口，存放入纸箱或木箱打包，置于干燥、通风且避光处，随时检查并采取措施，防止潮湿、霉变、虫蛀和失色。为了不使金银花/山银花产品受到二次污染，所用包装器具一定要清洁干净，绝对禁止使用农药、化肥原包装物及被污染的其他包装物，要严格用国家清洁卫生的包装物，并实行定量包装。包装时要内装质量卡，卡上标明药材名称、产地、质量及质量标准、销售单位、有关日期等。

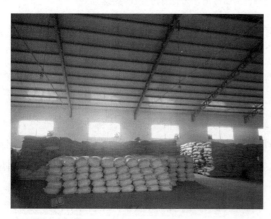

图2-66 收购季节的金银花仓库（山东平邑）

金银花/山银花储藏是其流通过程中的重要环节。如果不能及时出售，宜存放在阴凉干燥的库房里（图2-66），室温一般不宜超过30℃。关键是充分干燥、密封保存。如出现潮湿或发霉时，可采取阴干或晾晒，也可使用文火缓缓烘焙，切忌暴晒，以防变色。晾晒或烘烤干燥后，要待其回软后才能进行包装，否则花朵容易破碎，影响等级和质量。

金银花/山银花由于含有多糖类成分，储藏期容易遭受虫害。主要虫害有粉斑螟、药谷盗、锯谷盗、烟草甲等，可以通过调节温度、降氧、暴晒或药物防治。

（本章主要执笔人：胡建忠 邰源临 蔡建勤 刘育贤 王德胜 马为民 耿慧芳 杨茂瑞 殷丽强 李蓉 温秀凤 夏静芳 等）

本 章 参 考 文 献

［1］ 李晓玲，杨进，陈可夫，等．树型金银花与蔬菜套种栽培模式的研究［J］．安徽农业科学，2007，35（29）：9207－9208．

［2］ 李晓玲，杨进，陈可夫，等．树型金银花中银一号套种栽培模式的研究［J］．河南农业科学，2007（6）：107－109．

［3］ 张建海，徐晓玉，冯彬彬，等．间作套种对山银花产量与品质的影响［J］．中国药房，2013，24（3）：268－270．

［4］ 董家田，姜卫兵，魏家星，等．金银花的生态特性及其在园林绿化中的应用［J］．江苏农业科学，2012，40（8）：189－191．

［5］ 张国正．金银花在北方园林中的应用及栽培管理技术［J］．黑龙江农业科学，2008（2）：109－110．

［6］ 童红，江维克，周涛．贵州金银花与山银花的产业现状调查［J］．贵州农业科学，2014，42（1）：238－242．

［7］ 郭巧生．最新常用中药材栽培技术［M］．北京：中国农业出版社，2000．

［8］ 彭素琴，谢双喜．金银花的生物学特性及栽培技术［J］．贵州农业科学，2003，31（5）：27－29．

［9］ 孟庆杰，王光全．金银花繁育方法与技术［J］．江苏农业科学，2004（6）：117－118．

［10］ 刘连芬，钱关泽．金银花愈伤组织的诱导和分化［J］．聊城大学学报（自然科学版），2007，20（4）：48－50，107．

［11］ 王慧俐，江小红．灰毡毛忍冬（金银花）的组织培养研究［J］．安徽农业科学，2013，41（30）：11952－11953，11964．

［12］ 梁小敏，罗赣丰，吴森生．金银花快繁技术比较研究［J］．安徽农业科学，2008，36（32）：13964－13965．

［13］ 易霭琴，王晓明，宋庆安，等．灰毡毛忍冬（金银花）组培苗移栽技术研究［J］．湖南林业科技，2005，32（3）：34－35．

［14］ 李琳，王俊英，曹广才．药用植物金银花［M］．北京：中国农业科学技术出版社，2012．

［15］ 吴庆华，李春霞，余丽莹．广西石山地区金银花栽培［J］．广西农业科学，2002（5）：273．

［16］ 高义富，李瑞清，郝林军．金银花高产栽培技术［J］．陕西农业科学，2004（4）：83－84．

［17］ 信兆爽．金银花"巨花一号"优质高产管理要点［J］．科学中国人，2014（5）：43．

［18］ 徐迎春，周凌云，张佳宝．不同类型叶面肥对忍冬生长发育及金银花质量的影响［J］．时珍国医国药，2002，13（8）：3－4．

［19］ 兰阿峰，纪薇，梁宗锁．赤霉素对金银花成花过程的调控［J］．西北农林科技大学学报（自然科学版），2007，35（5）：163－165．

［20］ 方华舟．不同平衡施肥方式对金银花产量和质量的影响研究［J］．荆门职业技术学院学报，2007（12）：5－8，13．

［21］ 张建海，冯彬彬，徐晓玉，等．优化施肥效应模型对山银花产量和品质的影响［J］．西南农业学报，2013，26（4）：1546－1552．

［22］ 王广军，杨建丽，高国华．金银花病虫害综合防治技术［J］．河南农业科学，2003，32（9）：69－70．

［23］ 岳静慧．金银花冬季管理技术［J］．河南农业科学，2004（12）：82．

［24］ 杨贵新．隆回县 200 金银花农发展林下经济突围［R/OL］．http://hn.rednet.cn/c/2014/12/27/3560753.htm.

［25］ 徐迎春，周凌云，张佳宝．金银花产量和质量的物候学分析［J］．中药材，2002，28（10）：

539 - 541.

[26]　张重义，李萍，许小方，等. 忍冬的生长特性与金银花药材质量的关系 [J]. 中药材，2004，27（3）：157 - 159.

[27]　付林江，李厚华，李玲. 金银花花色变化原因分析 [J]. 林业科学，2013，49（10）：155 - 161.

[28]　李娜，尤新军，彭菊艳. 忍冬多茬开花的产量及其品质比较研究 [J]. 中国中药杂志，2009，34（11）：1346 - 1350.

[29]　李建军，贾国伦，李静云. 金银花不同花期花蕾质量及指标成分含量比较分析 [J]. 河南农业科学，2013，42（10）：110 - 114.

[30]　张永清，程炳嵩. 忍冬体内化学成分含量日变化的研究 [J]. 中药材，1992，15（3）：4 - 6.

[31]　谢谊，刘浩，杨瑛，等. 湖南产不同种质、采收期、加工方法的山银花质量对比研究 [J]. 湖南中医药大学学报，2013，33（11）：36 - 39.

[32]　李隆云，张应，马鹏，等. 山银花（灰毡毛忍冬）适宜采收期研究 [J]. 中国中药杂志，2014，39（16）：3060 - 3064.

[33]　韩宁宁，郑芳. 不同采收期忍冬藤中马钱苷含量分析 [J]. 儿科药学杂志，2013，19（3）：47 - 49.

[34]　李卫东，张燕，侯俊玲. 微波杀青对金银花 4 种主要有效成分含量的影响 [R]. 南京：全国天然药物资源学术研讨会，2008.

[35]　王梅，刘峰，林昌虎. 化学发光法检测不同干燥方法对金银花抗氧化活性和化学成分的影响 [J]. 山东科学，2013，26（2）：56 - 60，65.

[36]　彭菊艳，龚月桦，王俊儒，等. 不同干燥技术对金银花药用品质的影响 [J]. 西北植物学报，2006，26（10）：2044 - 2050.

[37]　陈德经. 干燥方法对金银花的质量影响研究 [J]. 食品科学，2006，27（11）：277 - 279.

[38]　李娟，杨俊杰. 金银花产地加工方法初探 [J]. 信阳农业高等专科学校学报，2011，21（3）：114 - 115，123.

[39]　刘云宏，朱文学，刘建学. 金银花真空干燥工艺优化 [J]. 食品科学，2011，32（10）：75 - 78.

[40]　李伟. 金银花标准化生产与加工利用一学就会 [M]. 北京：化学工业出版社，2013.

[41]　王兵，李岱玥，张春会，等. 忍冬藤与其伪品金银忍冬藤、连翘茎的鉴别研究 [J]. 山西中医学院学报，2011，12（6）：11 - 14.

第三章 忍冬属药典植物花蕾开发利用

忍冬属药典植物花蕾，亦即金银花/山银花。随着开发利用的不断深入，如何实现金银花/山银花产业的高值化，将是整个产业面临的挑战。因此，对于金银花/山银花企业来讲，必须及时开发新产品，拓宽金银花/山银花深加工和综合利用的渠道，才能在市场上立于不败之地。这可通过以下两条路线，进行金银花/山银花产品的开发：一是功效成分的提取。各地不断有新的绿原酸生产线投产，越来越多的研究表明，金银花/山银花中的微量成分具有较好地增强免疫能力和广谱抗菌的作用，因此摸索更成熟和更高效的微量成分提取工艺更具创新价值。二是消费方式的引导和改变。传统的金银花/山银花大多作为药用初级原料提供给了生产厂商，其实金银花/山银花可以通过多种方式直接面向消费者，例如，金银花茶、金银花饮料等可以有效拓宽金银花/山银花销售的渠道，赢得更广阔的产业前景。

第一节 花蕾活性成分与功用

由于最新版本《中国药典》（2015 年）中，对金银花、山银花的功效叙述部分完全相同，因此，下面对其主要活性成分、功用等也一并加以介绍。

一、主要活性成分

金银花/山银花花蕾活性成分，与种类、生长环境、生长年龄、生长茬数、花蕾时期、采后保存、运输、处理，还有分析方法密切相关。金银花/山银花的化学成分研究表明，其花中主要含挥发油、黄酮类、有机酸、三萜类及无机元素。虽然金银花与山银花中都存在挥发油类、黄酮类和有机酸类等化学成分，但是这些成分的含量存在着差异，同时，同一类化学成分的种类不尽相同。作为《中国药典》收载的中药材，它们在有效成分上的差异，就成了其主要的区别特征。

（一）挥发油

挥发油是金银花/山银花的有效成分之一，其含量约为 0.6％左右。因产地、种（亚种、品种）、干鲜花不同，挥发油的化学组成及相对含量会有所差异，大致包含烷烃类、脂肪酸类、酯类、萜类、芳香族、杂环以及醛、酮、醇等类化合物。

为了准确确定不同种（品种）、不同产地金银花/山银花的挥发油成分，2015—2016年，我们采样 19 份（其中金银花 6 份，山银花 13 份），送样于北京智通逸测科技有限公司进行测定（图 3-1）。

实验设备包括挥发油提取装置、旋转蒸发仪、岛津 QP2010 GC-MS 等。

挥发油的提取方法：准确称取 50g 的金银花/山银花粉末，置于 2000mL 的圆底烧瓶中，按固液比 1:24 加入双蒸水，按照图 3-1 所示安装挥发油提取装置，在挥发油提取

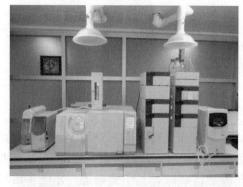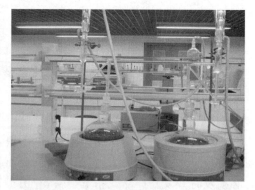
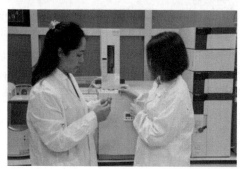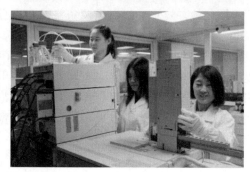

图 3-1　挥发油测试设备及过程图

器 V 形管中先加入一定量的蒸馏水，再加入一定体积的正己烷，随着圆底烧瓶中的金银花/山银花粉水溶液被加热，产生夹带挥发油的水蒸气，该蒸汽不断地被冷凝管冷却成液体，冷凝液穿过停留在 V 形管水面上的正己烷层，正己烷层起萃取冷凝液中挥发油的作用，之后冷凝液经过 V 形管回到圆底烧瓶中，萃取了挥发油的正己烷层一直停留在水面上。蒸馏 6h 以后，分离出正己烷层，用无水硫酸钠干燥，滤纸过滤，再用旋转蒸发仪脱除正己烷（水浴温度 35℃），得到金银花/山银花挥发油，称取挥发油质量，用万分之一天平对每种样品称量 3 次，取平均值。

$$挥发油提取得率=\frac{挥发油质量}{金银花/山银花末质量}\times100\%$$

GC-MS 检测挥发油组分：将挥发油吸取出来，用正己烷溶解，配制成浓度为 5mg/mL 左右的溶液，进行 GCMS 测试。

GC 条件：色谱柱为 HP-5 型弹性石英毛细管柱（30m×0.32mm×0.25μm）；升温程序为初始温度 60℃，保持 1min，然后以 5℃/min 的速率升至 260℃，保持 5min。载气流速为 1mL/min，分流进样，分流比 10∶1，进样量 1μL，进样口温度 250℃。

MS 条件：EI 源电子能量为 70eV；电子倍增器电压为 0.75kV，质量扫描范围 30～550；离子源温度 230℃，接口温度为 270℃。利用 NIST11 和 NIST11s 标准质谱库对采集到的质谱图进行检索，采用色谱峰面积归一化法定量。

1. 金银花

2015—2016 年，我们采集了国内金银花主产区的 6 个样品，测得的总挥发油含量见

表 3 − 1。总挥发油含量变幅 0.316～2.450mg/g，以河南新密总挥发油含量最高。

表 3 − 1	不同年份、产地金银花总挥发油含量对比			
年 份	类 别	种 名	产 地	总挥发油含量/(mg/g)
2015	金银花	忍冬	河北巨鹿	0.316
		忍冬	山东平邑	0.754
2016	金银花	忍冬	河南新密	2.450
		忍冬	河南封丘	0.750
		忍冬	河北巨鹿	1.086
		忍冬	河北巨鹿	0.640

北方金银花主产区（山东、河南、河北）金银花挥发油总离子流图，如图 3 − 2～图 3 − 7 所示。

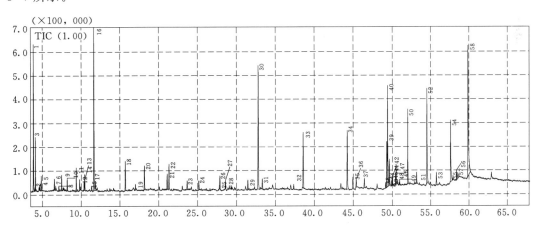

图 3 − 2　河北巨鹿金银花（忍冬）挥发油总离子流图（2015 年样）

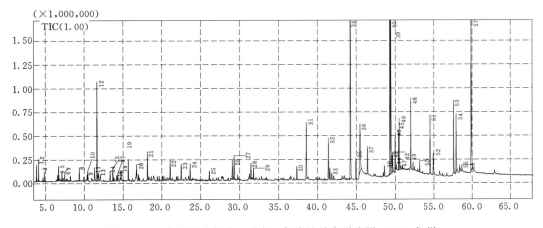

图 3 − 3　山东平邑金银花（忍冬）挥发油总离子流图（2015 年样）

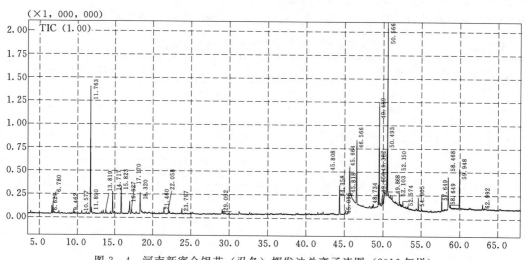

图 3-4　河南新密金银花（忍冬）挥发油总离子流图（2016 年样）

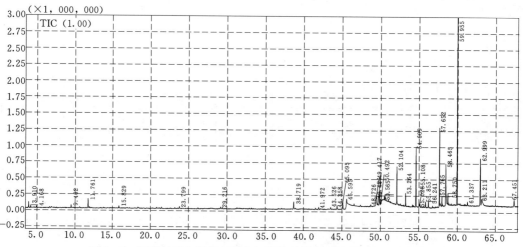

图 3-5　河南封丘金银花（忍冬）挥发油总离子流图（2016 年样）

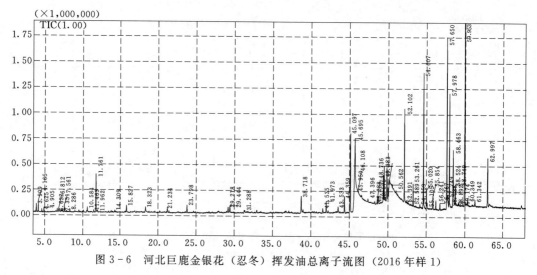

图 3-6　河北巨鹿金银花（忍冬）挥发油总离子流图（2016 年样 1）

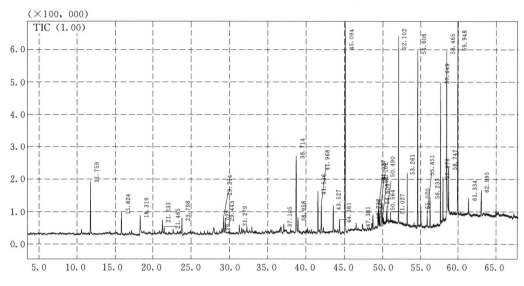

图 3-7 河北巨鹿金银花（忍冬）挥发油总离子流图（2016 年样 2）

北方金银花主产区（山东、河南、河北）金银花挥发油组分及含量，详见表 3-2～表 3-7。表中挥发油含量为相对值，即各化合物含量合计值为 100％。

表 3-2 河北巨鹿金银花（忍冬）挥发油成分分析（2015 年样）

序号	化 合 物 名 称	挥发油含量/％	化合物代号（CAS）
1	叶醇	6.33	928-96-1
2	正己醇	2.07	111-27-3
3	苯乙烯	0.26	100-42-5
4	2-庚醇	0.73	543-49-7
5	苯甲醛	0.5	100-52-7
6	1-辛烯-3-醇	0.23	3391-86-4
7	2-正戊基呋喃	0.77	3777-69-3
8	（E，E）-2,4-庚二烯醛	0.66	4313/3/5
9	苯乙醛	1.34	122-78-1
10	芳樟醇	9.99	78-70-6
11	壬醛	0.7	124-19-6
12	松油醇	1.93	98-55-5
13	橙花醇	0.38	106-25-2
14	香叶醇	1.65	106-24-1
15	反式-2,4-癸二烯醛	1.04	25152-84-5
16	大马士酮	0.61	23726-93-4

续表

序号	化 合 物 名 称	挥发油含量/%	化合物代号（CAS）
17	alpha-柏木烯	0.76	469-61-4
18	(E)-2-甲基-2-丁烯酸苯甲酯	0.52	37526-88-8
19	顺式-3-己烯醇苯甲酸酯	0.77	25152-85-6
20	柏木脑	10.47	77-53-2
21	十四酸甲酯	0.24	124-10-7
22	苯甲酸苄酯	4.2	120-51-4
23	棕榈酸甲酯	4.72	112-39-0
24	邻苯二甲酸二丁酯	0.84	84-74-2
25	棕榈酸	0.64	1957/10/3
26	棕榈酸乙酯	0.76	628-97-7
27	十九醇	0.35	1454-84-8
28	亚油酸甲酯	3	112-63-0
29	9,12,15-十八烷三烯酸甲酯	7.63	301-00-8
30	5-癸酮	0.43	820-29-1
31	叶绿醇	1.61	150-86-7
32	二十碳五烯酸甲酯	0.34	2734-47-6
33	硬脂酸甲酯	0.38	112-61-8
34	(Z)-氧代环十七碳-8-烯-2-酮	0.63	123-69-3
35	(Z，Z)-9,12-十八烷二烯酸乙酯	0.6	544-35-4
36	亚麻酸乙酯	1.05	1191-41-9
37	十四酸乙酯	0.16	124-06-1
38	正二十烷	4.45	112-95-8
39	木蜡酸甲酯	0.35	2442-49-1
40	油酸酰胺	0.55	301-02-0
41	硬脂酸烯丙酯	0.5	6289-31-2
42	正三十六烷	24.85	630-06-8

表 3-3　　　　山东平邑金银花（忍冬）挥发油成分分析（2015 年样）

序号	化 合 物 名 称	挥发油含量/%	化合物代号（CAS）
1	顺-3-己烯醇	0.72	928-96-1
2	甲酸己酯	0.76	629-33-4
3	2-庚醇	0.36	543-49-7

续表

序号	化合物名称	挥发油含量/%	化合物代号（CAS）
4	苯甲醛	0.23	100-52-7
5	1-辛烯-3-醇	0.36	3391-86-4
6	2-正戊基呋喃	0.42	3777-69-3
7	苯乙醛	0.65	122-78-1
8	1-辛醇	0.48	111-87-5
9	芳樟醇	5.37	78-70-6
10	壬醛	0.8	124-19-6
11	1-壬醇	0.5	143-08-8
12	松油醇	1.21	98-55-5
13	香叶醇	1.67	106-24-1
14	反式-2,4-癸二烯醛	1.23	25152-84-5
15	丁香酚	0.95	97-53-0
16	大马士酮	0.97	23726-93-4
17	苯甲酸异戊酯	0.6	94-46-2
18	二环己基甲酮	1.23	119-60-8
19	顺式-3-己烯醇苯甲酸酯	1.01	25152-85-6
20	苯甲酸己酯	0.66	6789-88-4
21	十四酸甲酯	0.78	124-10-7
22	苯甲酸苄酯	4	120-51-4
23	6,10,14-三甲基-2-十五烷酮	2.78	502-69-2
24	棕榈酸甲酯	17.28	112-39-0
25	邻苯二甲酸二丁酯	1.46	84-74-2
26	棕榈酸乙酯	1.86	628-97-7
27	亚油酸甲酯	15.7	112-63-0
28	9,12,15-十八烷三烯酸甲酯	19.89	301-00-8
29	叶绿醇	1.11	150-86-7
30	硬脂酸甲酯	1.46	112-61-8
31	(Z，Z)-9,12-十八烷二烯酸乙酯	1.62	544-35-4
32	亚麻酸乙酯	2.29	1191-41-9
33	二十酸甲酯	0.3	1120-28-1
34	正二十四烷	0.44	646-31-1
35	二十二烷酸甲酯	1.39	929-77-1
36	正三十六烷	3.78	630-06-8
37	木蜡酸甲酯	3.45	2442-49-1
38	芥酸酰胺	0.25	112-84-5

表 3 – 4　　　　　河南新密金银花（忍冬）挥发油成分分析（2016 年样）

序号	化合物名称	挥发油含量/%	保留时间/min
1	苯甲醛	0.67	6.626
2	4 – 乙烯基吡啶	1.03	6.780
3	2 – 戊基呋喃	0.26	7.560
4	苯乙醛	0.30	9.462
5	顺 – α,α – 5 – 三甲基 – 5 – 乙烯基四氢化呋喃 – 2 – 甲醇	0.31	10.577
6	芳樟醇	13.61	11.763
7	反式 – 3,7 – 二甲基 – 1,5,7 – 辛三烯 – 3 – 醇	0.70	11.890
8	D – 紫丁香醛	0.57	13.472
9	B – 紫丁香醛	0.54	13.819
10	2,2,6 – 三甲基 – 6 – 乙烯基四氢 – 2H – 呋喃 – 3 – 醇	3.01	14.717
11	2 – （4 – 甲基 – 3 – 环己烯基） – 2 – 丙醇	3.17	15.823
12	1,2,2,6,8 – 五甲基 – 环氧环己烷	1.91	16.927
13	3,7 – 二甲基 – 2,6 – 辛二烯 – 1 – 醇	0.59	17.170
14	（E） – 3,7 – 二甲基 – 2,6 – 辛二烯 – 1 – 醇	3.00	18.320
15	2 – 氨基苯甲酸甲酯	0.66	22.058
16	二甲醇 – 环戊烷	0.28	22.208
17	（E） – 1 – （2,6,6 – 三甲基 – 1,3 – 环己二烯 – 1 – 基） – 2 – 丁烯 – 1 – 酮	0.66	23.797
18	3,7,11 – 三甲基 – 1,3,6,10 – 十二碳 – 四烯	0.51	29.092
19	二环己基甲酮	0.32	29.208
20	棕榈酸甲酯	3.60	44.358
21	邻苯二甲酸二丁酯	0.49	45.096
22	棕榈酸	12.84	45.664
23	L – 抗坏血酸 – 2,6 – 二棕榈酸酯	0.30	45.908
24	棕榈酸乙酯	8.00	46.566
25	亚油酸甲酯	1.94	49.382
26	亚麻酸甲酯	9.84	49.489
27	8 – 十八碳烯酸 – 甲基乙酯	0.31	49.648
28	叶绿醇	0.90	49.869
29	16 – 甲基十七烷酸叔丁酯	0.25	50.037
30	17 – 十八炔酸	0.97	50.192
31	十八碳 – 6,9 – 二烯酸乙酯	3.02	50.493
32	亚麻酸乙酯	12.81	50.566
33	2 – 苯基喹啉 – 4 – 醇	0.69	51.174
34	二十一烷	2.06	52.103
35	正三十六烷	1.25	57.649
36	油酸酰胺	4.28	58.468
37	正四十烷	4.36	59.945

表 3 - 5   河南封丘金银花（忍冬）挥发油成分分析（2016 年样）

序号	化 合 物 名 称	挥发油含量/%	保留时间/min
1	顺-3-己烯醇	0.77	3.910
2	正己醇	0.32	4.168
3	芳樟醇	1.64	11.761
4	2-(4-甲基-3-环己烯基)-2-丙醇	0.34	15.829
5	(E)-1-(2,6,6-三甲基-1,3-环己二烯-1-基)-2-丁烯-1-酮	0.37	23.799
6	二环己基甲酮	0.33	29.216
7	安息香酸苄酯	1.59	38.719
8	邻苯二甲酸二异丁酯	0.33	41.972
9	2-十九烷酮	0.31	43.527
10	十六酸甲酯	0.65	44.358
11	邻苯二甲酸二丁酯	1.36	45.095
12	棕榈酸	2.32	45.595
13	6,10,14-三甲基-2-十五烷酮	0.38	49.650
14	叶绿醇	3.08	49.846
15	亚麻醇	0.32	50.492
16	亚麻酸乙酯	0.64	50.565
17	二十烷	4.82	52.104
18	二十一烷	11.25	54.609
19	邻苯二甲酸二（2-乙基己）酯	0.56	55.028
20	硬脂酸烯丙酯	1.07	55.855
21	正三十六烷	11.65	57.652
22	二十七烷醇	0.31	57.765
23	二十四酸甲酯	1.31	57.979
24	油酸酰胺	6.61	58.465
25	(Z)-11-二十烯酰胺	2.46	58.525
26	正四十烷	34.17	59.955
27	五十四烷	11.04	61.337

表 3 - 6   河北巨鹿金银花（忍冬）挥发油成分分析（2016 年样 1）

序号	化 合 物 名 称	挥发油含量/%	保留时间/min
1	叶醇	0.44	3.909
2	正己醇	0.40	4.165
3	2-庚酮	0.12	4.625
4	5-甲基-2-己醇	0.23	4.905
5	苯甲醛	0.12	6.632

续表

序号	化 合 物 名 称	挥发油含量/%	保留时间/min
6	3-乙基吡啶	0.10	6.812
7	2-戊烷基呋喃	0.35	7.561
8	反式-2,4-庚二烯醛	0.16	8.286
9	正辛醇	0.23	10.584
10	3,5-辛二烯酮	0.11	11.463
11	芳樟醇	2.24	11.761
12	壬醛	0.20	11.962
13	反式-2-壬烯醛	0.12	14.309
14	松油醇	0.44	15.827
15	香叶醇	0.38	18.323
16	反式-2,4-癸二烯醛	0.34	21.234
17	大马士酮	0.50	23.798
18	二环己基-甲酮	0.33	29.217
19	反式-橙花叔醇	0.11	31.288
20	苯甲酸卞酯	1.35	38.718
21	6,10,14-三甲基-2-戊基癸酮	0.27	41.535
22	十六酸甲酯	0.78	41.973
23	2-戊基癸酮	0.30	43.533
24	甲酯棕榈酸	1.16	44.36
25	邻苯二甲酸二丁酯	5.77	45.097
26	棕榈酸	12.47	45.695
27	十四酸	0.26	46.108
28	香叶基香叶醇	0.21	47.396
29	10,12-二十五碳二炔酸	0.15	48.288
30	亚油酸甲酯	1.40	49.383
31	亚麻酸甲酯	2.06	49.489
32	叶绿醇	2.50	49.839
33	16-甲基-甲酯-十七酸	0.30	50.032
34	甲酯-9-十四炔酸	0.55	50.119
35	亚油酸	0.71	50.194
36	alpha-亚麻酸	0.10	50.562
37	二十烷	3.83	52.102
38	二十一烷	7.90	54.607
39	山嵛醇	0.23	54.75
40	二十二烷酸甲酯	1.01	55.02

续表

序号	化 合 物 名 称	挥发油含量/%	保留时间/min
41	2,3,3-三甲基-2-3甲基丁烷-环己酮	0.30	55.105
42	己基十八酸	0.81	55.854
43	十八醛	0.35	56.767
44	正二十四烷	7.91	57.65
45	1-二十七烷醇	1.59	57.749
46	甲酯-二十四烷酸	5.07	57.978
47	1-二十三烷醇	0.12	58.058
48	油酰胺	3.26	58.463
49	正三十六烷	1.14	58.749
50	角鲨烯	0.14	58.892
51	十六烷基-环氧己烷	0.14	59.174
52	四十烷	24.53	59.953
53	甲酯-二十六酸	0.38	60.349
54	四十烷	3.95	62.997

表 3-7　河北巨鹿金银花（忍冬）挥发油成分分析（2016 年样 2）

序号	化 合 物 名 称	挥发油含量/%	保留时间/min
1	芳樟醇	2.84	11.759
2	松油醇	1.27	15.824
3	香叶醇	1.14	18.318
4	反式-2,4-癸二烯醛	0.81	21.233
5	大马士酮	1	23.798
6	未鉴定	0.12	29.022
7	二环己基甲酮	0.92	29.214
8	反式-橙花叔醇	0.42	31.279
9	十五醛	0.49	37.105
10	苯甲酸卞酯	5.57	38.714
11	菲	1.23	38.958
12	6,10,14-三甲基-2-十五烷酮	2.79	41.536
13	邻苯二甲酸二异酯	1.79	41.968
14	2-戊基癸酮	1.68	43.527
15	十六酸甲酯	0.8	44.361
16	邻苯二甲酸二丁酯	15.19	45.094
17	花生四烯酸	1.04	48.732

序号	化 合 物 名 称	挥发油含量/%	保留时间/min
18	甲酯-9,12-十八碳二烯酸	0.73	49.376
19	9,12,15-十八烷三烯酸甲酯	1.49	49.487
20	2-甲基二十六烷	0.57	49.634
21	叶绿醇	1.81	49.866
22	二十二碳六烯酸	0.63	49.992
23	亚麻酸乙酯	0.59	50.564
24	二十烷	7.05	52.102
25	二十一烷	11.08	54.606
26	二十二烷酸甲酯	0.93	55.02
27	硬脂酸烯丙酯	0.56	55.851
28	正三十六烷	8.24	57.649
29	二十四烷酸甲酯	1.74	57.976
30	芥酸酰胺	11.25	58.465
31	四十烷	14.22	59.948

从上述测定数据表格中可以看出，不同产地间金银花所含挥发油成分是不同的。仅从所含成分数量上来看，山东平邑含有 38 种，与河南新密的 37 种较为接近，但河南封丘就只有 27 种；而产自河北巨鹿的 3 个样品，挥发油成分变化也很大，从 27 种、32 种到 42 种不等。下面以山东平邑与河南新密成分相比，可以发现金银花不同产地间所含挥发油成分相差很大。

山东平邑所含挥发油成分有：顺-3-己烯醇、甲酸己酯、2-庚醇、苯甲醛、1-辛烯-3-醇、2-正戊基呋喃、苯乙醛、1-辛醇、芳樟醇、壬醛、1-壬醇、松油醇、香叶醇、反式-2,4-癸二烯醛、丁香酚、大马士酮、苯甲酸异戊酯、二环己基甲酮、顺式-3-己烯醇苯甲酸酯、苯甲酸己酯、十四酸甲酯、苯甲酸苄酯、6,10,14-三甲基-2-十五烷酮、棕榈酸甲酯、邻苯二甲酸二丁酯、棕榈酸乙酯、亚油酸甲酯、9,12,15-十八烷三烯酸甲酯、叶绿醇、硬脂酸甲酯、(Z，Z)-9，12-十八烷二烯酸乙酯、亚麻酸乙酯、二十酸甲酯、正二十四烷、二十二烷酸甲酯、正三十六烷、木蜡酸甲酯、芥酸酰胺。

河南新密所含挥发油成分有：苯甲醛、4-乙烯基吡啶、2-戊基呋喃、苯乙醛、顺-α，α-5-三甲基-5-乙烯基四氢化呋喃-2-甲醇、芳樟醇、反式-3,7-二甲基-1,5,7-辛三烯-3-醇、D-紫丁香醛、B-紫丁香醛、2，2，6-三甲基-6-乙烯基四氢-2H-呋喃-3-醇、2-（4-甲基-3-环己烯基)-2-丙醇、1，2，2，6，8-五甲基-环氧环己烷、3，7-二甲基-2，6-辛二烯-1-醇、(E)-3，7-二甲基-2，6-辛二烯-1-醇、2-氨基苯甲酸甲酯、二甲醇-环戊烷、(E)-1-(2，6，6-三甲基-1，3-环己二烯-1-基)-2-丁烯-1-酮、3，7，11-三甲基-1，3，6，10-十二碳-四烯、二环己基甲酮、棕榈酸甲酯、邻苯二甲酸二丁酯、棕榈酸、L-抗坏血酸-2，6-二棕榈酸酯、棕榈酸乙酯、亚油酸甲酯、亚麻酸甲酯、8-十八碳烯酸-甲基乙酯、叶绿醇、16-甲基十七烷酸叔丁酯、17-十八炔酸、十八碳-6，9-二烯酸乙酯、亚麻酸乙酯、2-苯基喹啉-4-醇、二十一烷、正三十六烷、油酸酰胺、正四十烷。

有许多相关分析结果[1-4]表明：金银花中的挥发油含有芳樟醇、双花醇、棕榈酸、二氢香苇醇、二十四碳酸甲酯、十八碳二烯酸乙酯、棕榈酸乙酯等40多种化合物；金银花鲜花挥发油的主要化学成分是芳樟醇，其中山东金银花中芳樟醇含量高达19.95%，湘西金银花芳樟醇含量为19.82%；金银花干花挥发油化学成分则以棕榈酸为主，其中山东鸡爪花中棕榈酸含量为26.36%，河南密县金银花中棕榈酸含量高达39.35%。

杨敏丽等[5]对宁夏固原种植的金银花取样，采用气相色谱-质谱联用仪（GCMS-QP2010）进行，发现金银花挥发油成分在不同月份有一定的差异。6月挥发油中共鉴别出32种成分，7月挥发油中鉴别出54种成分，8月挥发油中鉴别出74种成分。增多的成分主要是低分子量、低沸点的化合物。6—8月每个月金银花挥发油的主成分相似，均为芳樟醇、邻苯二甲酸二丁酯、香芹酚等。每个月挥发油中成分最多的为芳香族化合物，6月占65.62%，7月占41.51%，8月占47.22%。每个月挥发油中主成分的含量相似。可以看出，宁夏固原市原州区的金银花中，挥发油的成分及其含量受采集时间影响较大。采用水蒸气蒸馏法提取挥发油时，发现当提取时间为4h，挥发油已基本提取完全，故选择提取时间为4h。

杜成智等[6]通过GC-MS总离子流图分析，从广西产金银花挥发油中鉴定出35种化学成分，主要成分为亚麻酸甲酯、软脂酸、ζ-依兰油烯等；湖南产金银花挥发油中鉴定出18种化学成分，主要成分为软脂酸、亚油酸、α-姜黄烯等。广西、湖南2个产地的金银花挥发油主要种类和含量比较接近，但各自又有特有的成分，如广西产金银花挥发油中有22种特有成分，主要为十八烷-9，12-二烯酸（3.54%）、α-法呢烯（3.35%）、（Z，E)-α-金合欢烯（3.27%）、橙花叔醇（3.15%）、β-桉叶醇（3.15%）等，其余成分含量均不超过3%；湖南产金银花挥发油中有5种特有成分，主要为棕榈酸甲酯，占金银花挥发油总量的3.18%，其余成分均不超过2.5%。试验结果表明，虽然2个产地的金银花挥发油主要组成比较接近，但各自的成分含量均有不同。

2. 山银花

2015—2016年，我们采集了国内山银花主产区的13个样品，测得的总挥发油含量见表3-8。总挥发油含量变幅0.301～0.664mg/g，变幅不大，以湖南新化总挥发油含量最高。

表3-8　　　　　　　　不同年份、产地山银花总挥发油含量对比

年　份	种 或 品 种	产　　地	总挥发油含量/(mg/g)
2015	华南忍冬	广西忻城	0.324
	红腺忍冬	贵州安龙	0.360
	灰毡毛忍冬	贵州兴义	0.474
	黄褐毛忍冬	贵州安龙	0.303

续表

年　份	种 或 品 种	产　　地	总挥发油含量/(mg/g)
2016	灰毡毛忍冬	重庆涪陵	0.403
	灰毡毛忍冬	重庆秀山	0.428
	灰毡毛忍冬	湖南新化	0.452
	灰毡毛忍冬	湖南新化	0.664
	灰毡毛忍冬	湖南新化	0.538
	灰毡毛忍冬	湖南新化	0.475
	灰毡毛忍冬	湖南溆浦	0.301
	灰毡毛忍冬	湖南溆浦	0.515
	灰毡毛忍冬	四川南江	0.633

南方山银花主产区（湖南、重庆、四川、广西、贵州）山银花挥发油总离子流图如图 3-8～图 3-20 所示。

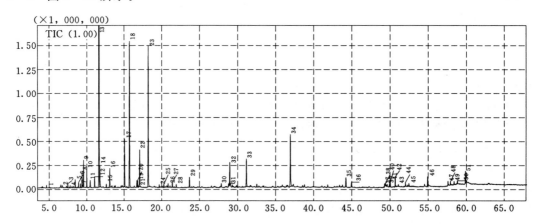

图 3-8　广西忻城山银花（华南忍冬）挥发油总离子流图（2015 年样）

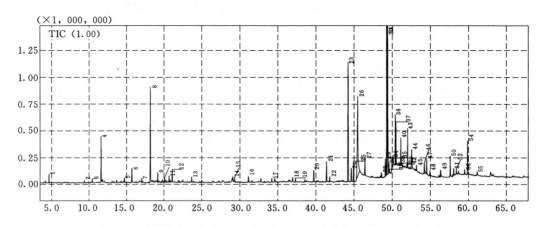

图 3-9　贵州安龙山银花（红腺忍冬）挥发油总离子流图（2015 年样）

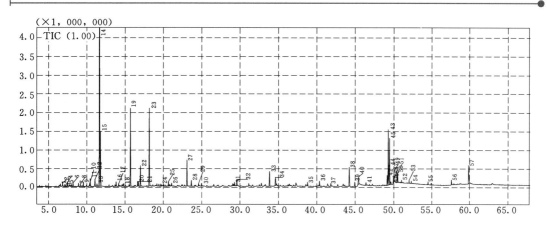

图 3-10　贵州兴义山银花（灰毡毛忍冬）挥发油总离子流图（2015 年样）

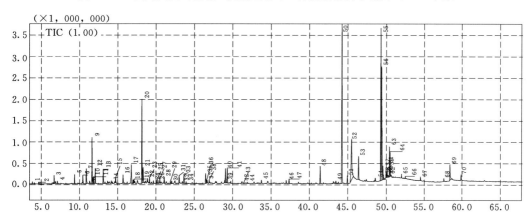

图 3-11　贵州安龙山银花（黄褐毛忍冬）挥发油总离子流图（2015 年样）

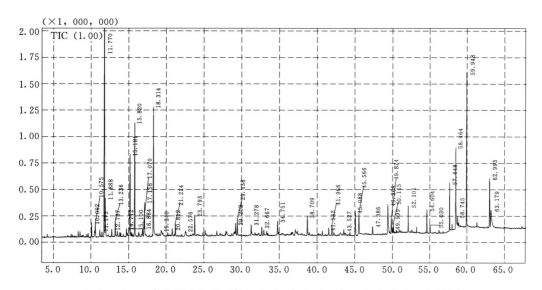

图 3-12　重庆涪陵山银花（灰毡毛忍冬）挥发油总离子流图（2016 年样）

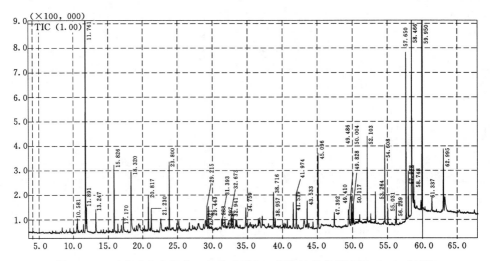

图 3-13　重庆秀山山银花（灰毡毛忍冬）挥发油总离子流图（2016 年样）

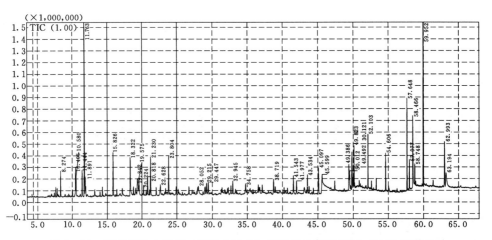

图 3-14　湖南新化山银花（灰毡毛忍冬）挥发油总离子流图（2016 年样 1）

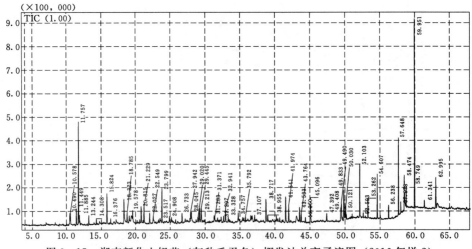

图 3-15　湖南新化山银花（灰毡毛忍冬）挥发油总离子流图（2016 年样 2）

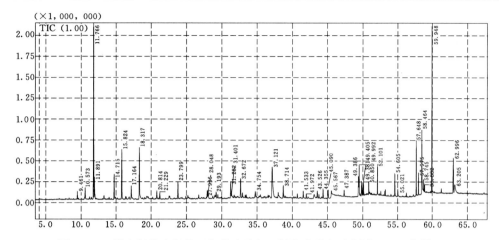

图 3-16　湖南新化山银花（灰毡毛忍冬）挥发油总离子流图（2016 年样 3）

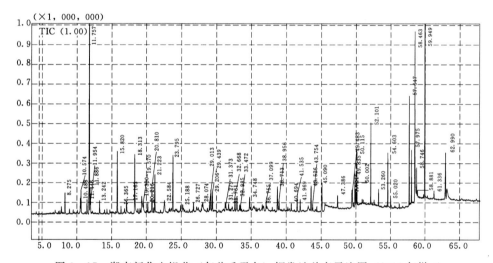

图 3-17　湖南新化山银花（灰毡毛忍冬）挥发油总离子流图（2016 年样 4）

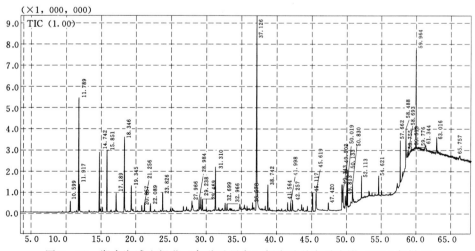

图 3-18　湖南溆浦山银花（灰毡毛忍冬）挥发油总离子流图（2016 年样 1）

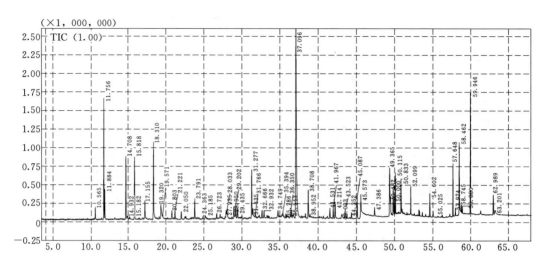

图 3-19　湖南溆浦山银花（灰毡毛忍冬）挥发油总离子流图（2016 年样 2）

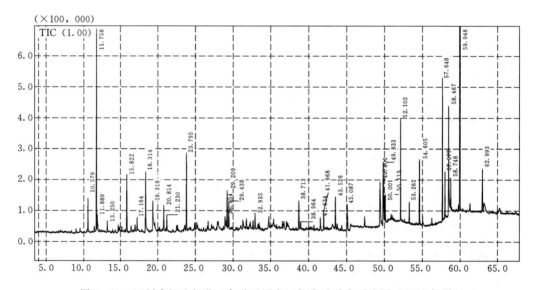

图 3-20　四川南江山银花（灰毡毛忍冬）挥发油总离子流图（2016 年样）

南方山银花主产区（湖南、重庆、四川、广西、贵州）山银花挥发油组分及含量详见表 3-9～表 3-21。表中挥发油含量为相对值，即各化合物含量合计值为 100%。

表 3-9　　　广西忻城山银花（华南忍冬）挥发油成分分析（2015 年样）

序号	化 合 物 名 称	挥发油含量/%	化合物代号（CAS）
1	苯乙烯	0.13	100-42-5
2	苯甲醛	0.1	100-52-7
3	月桂烯	0.28	123-35-3
4	α-萜品烯	0.49	99-86-5

序号	化 合 物 名 称	挥发油含量/%	化合物代号（CAS）
5	右旋萜二烯	0.31	5989－27－5
6	2-蒎烯	0.23	80－56－8
7	苯乙醛	1.15	122－78－1
8	(Z)－3,7-二甲基-1,3,6-十八碳三烯	1.76	3338－55－4
9	萜品烯	1.11	99－85－4
10	顺-α,α-5-三甲基-5-乙烯基四氢化呋喃-2-甲醇	0.53	5989－33－3
11	芳樟醇	49.42	78－70－6
12	3,7-二甲基辛-1,5,7-三烯-3-醇	1.63	29957－43－5
13	顺式-4-（异丙基）-1-甲基环己-2-烯-1-醇	0.25	29803－82－5
14	(-)-萜品-4-醇	3.54	20126－76－5
15	alpha-松油醇	11.53	98－55－5
16	香叶醇	11.00	106－24－1
17	茴香脑	0.19	104－46－1
18	香芹酚	0.28	499－75－2
19	乙酸壬酯	0.25	143－13－5
20	大马士酮	0.77	23726－93－4
21	2,6-二叔丁基对甲酚	0.26	128－37－0
22	3,7,11-三甲基-1,3,6,10-十二碳-四烯	2.10	502－61－4
23	反式-橙花叔醇	2.33	40716－66－3
24	3,7,11-三甲基-2,6,10-十二烷三烯-1-醇	4.83	4602－84－0
25	棕榈酸甲酯	0.82	112－39－0
26	邻苯二甲酸二丁酯	0.39	84－74－2
27	醋酸（Z）-9-十四烯酯	0.19	16725－53－4
28	9,12,15-十八烷三烯酸甲酯	0.09	301－00－8
29	叶绿醇	0.12	150－86－7
30	(Z)-氧代环十七碳-8-烯-2-酮	0.48	123－69－3
31	香叶基香叶醇	0.51	24034－73－9
32	正二十烷	0.46	112－95－8
33	二十二烷酸甲酯	0.84	929－77－1
34	木蜡酸甲酯	0.17	2442－49－1
35	芥酸酰胺	0.16	112－84－5
36	反式角鲨烯	0.17	111－02－4
37	正三十六烷	1.11	630－06－8

表 3-10　　贵州安龙山银花（红腺忍冬）挥发油成分分析（2015 年样）

序号	化 合 物 名 称	挥发油含量/%	化合物代号（CAS）
1	苯乙烯	0.53	100－42－5
2	辛醇	0.30	111－87－5
3	芳樟醇	3.56	78－70－6
4	壬醇	0.32	143－08－8
5	橙花醇	0.36	106－25－2
6	香叶醇	8.49	106－24－1
7	1-癸醇	0.89	112－30－1
8	反，反-2,4-十二碳二烯醛	0.35	21662－16－8
9	反，反-2,4-癸二烯醛	1.16	25152－84－5
10	大马士酮	0.41	23726－93－4
11	二环己基甲酮	0.23	119－60－8
12	反式-橙花叔醇	0.58	40716－66－3
13	十四酸甲酯	0.28	124－10－7
14	邻苯二甲酸二异丁酯	0.46	84－69－5
15	十六酸甲酯	11.86	112－39－0
16	邻苯二甲酸二丁酯	1.94	84－74－2
17	棕榈酸	14.70	57－10－3
18	棕榈酸乙酯	1.58	628－97－7
19	亚油酸甲酯	25.26	112－63－0
20	亚麻酸甲酯	19.77	301－00－8
21	硬脂酸甲酯	0.85	112－61－8
22	十八碳二烯-[9,12]-酸乙酯	2.91	544－35－4
23	硬脂酸乙酯	0.17	111－61－5
24	二十烷	0.10	112－95－8
25	正三十四烷	1.16	14167－59－0
26	邻苯二甲酸二（2-乙基己）酯	0.35	117－81－7
27	正三十六烷	1.45	630－06－8

表 3-11　　贵州兴义山银花（灰毡毛忍冬）挥发油成分分析（2015 年样）

序号	化 合 物 名 称	挥发油含量/%	化合物代号（CAS）
1	苯甲醛	0.19	100－52－7
2	5-甲基-2-（1-甲基乙基）-2-己烯醛	0.33	35158－25－9
3	1-辛烯-3-醇	0.15	3391－86－4
4	反式-2,4-庚二烯醛	0.40	4313－03－5
5	右旋萜二烯	0.33	5989－27－5

续表

序号	化 合 物 名 称	挥发油含量/%	化合物代号（CAS）
6	（Z）-3,7-二甲基-1,3,6-十八烷三烯	0.45	3338-55-4
7	顺-α,α-5-三甲基-5-乙烯基四氢化呋喃-2-甲醇	1.11	5989-33-3
8	芳樟醇	44.67	78-70-6
9	反式-2-壬烯醛	0.27	18829-56-6
10	2,2,6-三甲基-6-乙烯基四氢-2H-呋喃-3-醇	0.55	14049-11-7
11	2-（4-甲基-3-环己烯基）-2-丙醇	10.82	98-55-5
12	橙花醇	2.80	106-25-2
13	香叶醇	10.69	106-24-1
14	1-甲氧基-4-［（Z）-1-丙烯基］苯	0.28	104-46-1
15	4-乙烯基-2-甲氧基苯酚	0.62	7786-61-0
16	反式-2,4-癸二烯醛	0.28	25152-84-5
17	3,4-二甲氧基苯乙烯	3.73	6380-23-0
18	大马士酮	0.78	23726-93-4
19	甲基丁香酚	0.27	93-15-2
20	菲	0.50	95-01-8
21	邻苯二甲酸二异丁酯	0.36	84-69-5
22	棕榈酸甲酯	2.96	112-39-0
23	邻苯二甲酸二丁酯	0.61	84-74-2
24	棕榈酸乙酯	0.37	628-97-7
25	十九醇	1.47	1454-84-8
26	亚油酸甲酯	7.02	112-63-0
27	叶绿醇	0.69	150-86-7
28	硬脂酸甲酯	0.51	112-61-8
29	（Z）-氧代环十七碳-8-烯-2-酮	1.11	123-69-3
30	亚油酸乙酯	0.93	7619-08-1
31	油酸乙酯	1.06	111-62-6
32	正三十四烷	0.57	14167-59-0
33	正三十六烷	3.13	630-06-8

表 3-12　贵州安龙山银花（黄褐毛忍冬）挥发油成分分析（2015 年样）

序号	化 合 物 名 称	挥发油含量/%	化合物代号（CAS）
1	（Z）-4-己烯-1-醇	0.11	928-91-6
2	苯乙烯	0.10	100-42-5
3	1-辛烯-3-醇	0.20	3391-86-4
4	苯乙醛	0.86	122-78-1

续表

序号	化 合 物 名 称	挥发油含量/%	化合物代号（CAS）
5	1-辛醇	0.75	111－87－5
6	芳樟醇	4.55	78－70－6
7	2-壬醇	0.84	628－99－9
8	壬醛	0.68	124－19－6
9	苯乙醇	1.52	60－12－8
10	反式-2-壬烯醛	0.20	18829－56－6
11	1-壬醇	0.45	143－08－8
12	松油醇	0.83	98－55－5
13	玫瑰醚	2.82	16409－43－1
14	橙花醇	0.35	106－25－2
15	（R）-（＋）-β-香茅醇	0.40	1117－61－9
16	香叶醇	9.48	106－24－1
17	（E）-3,7-二甲基-2,6-辛二烯醛	0.40	141－27－5
18	1-癸醇	0.60	112－30－1
19	茴香脑	0.26	104－46－1
20	（E,E）-2,4-十二碳二烯醛	0.21	21662－16－8
21	5-异丙基-2-甲基苯酚	0.30	499－75－2
22	2-三癸醇	0.46	1653－31－2
23	反式-2,4-癸二烯醛	0.69	25152－84－5
24	3-壬烯-2-酮	0.20	14309－57－0
25	2-醛基苯甲酸甲酯	0.96	4122－56－9
26	大马士酮	1.08	23726－93－4
27	香叶基丙酮	0.39	3796－70－1
28	1,10-癸二醇	0.31	112－47－0
29	二环己基甲酮	1.73	119－60－8
30	月桂酸	0.20	143－07－7
31	顺式-3-己烯醇苯甲酸酯	0.10	25152－85－6
32	（E）-2-甲基-2-丁烯酸-2-苯乙酯	0.19	55719－85－2
33	正十五碳醛	0.33	2765－11－9
34	十四酸甲酯	0.46	124－10－7
35	6,10,14-三甲基-2-十五烷酮	2.08	502－69－2
36	（Z）-十六烯酸甲酯	0.46	1120－25－8
37	棕榈酸甲酯	21.27	112－39－0
38	邻苯二甲酸二丁酯	0.89	84－74－2
39	棕榈酸乙酯	2.89	628－97－7

续表

序号	化 合 物 名 称	挥发油含量/%	化合物代号（CAS）
40	亚油酸甲酯	15.29	112-63-0
41	9,12,15-十八烷三烯酸甲酯	15.49	301-00-8
42	叶绿醇	0.48	150-86-7
43	硬脂酸甲酯	0.66	112-61-8
44	醋酸（Z）-11-十四烯酯	0.34	20711-10-8
45	亚油酸乙酯	2.09	7619-08-1
46	亚麻酸乙酯	2.00	1191-41-9
47	己基癸醇	0.31	2425-77-6
48	芥酸酰胺	2.08	112-84-5
49	正三十六烷	0.64	630-06-8

表 3-13　重庆涪陵山银花（灰毡毛忍冬）挥发油成分分析（2016 年样）

序号	化 合 物 名 称	挥发油含量/%	保留时间/min
1	萜品烯	0.86	10.092
2	1-正烯醇	0.87	10.575
3	2-蒈烯	0.43	11.175
4	芳樟醇	27.84	11.770
5	3,7-二甲基-1,5,7-辛二烯-3-醇	2.41	11.888
6	苯乙腈	1.11	13.236
7	2,2,6-三甲基-6-乙烯基四氢-2H-呋喃-3-醇	0.61	14.712
8	(-)-4-萜品醇	5.58	15.181
9	松油醇	7.72	15.820
10	M-异丙基甲苯	0.99	17.070
11	橙花醇	2.20	17.156
12	香叶醇	9.22	18.314
13	正癸醇	0.86	19.340
14	4-羟基-2-甲基苯乙酮	0.49	20.812
15	反式-2,4-癸二烯醛	0.92	21.224
16	香叶酸	0.41	22.576
17	大马士酮	1.43	23.793
18	二环己基甲酮	0.96	29.208
19	反式-橙花叔醇	0.77	31.278
20	苯甲酸卞酯	1.51	38.709
21	6,10,14-三甲基-2-十五烷酮	0.56	41.532
22	邻苯二甲酸二异丁酯	0.80	41.966

序号	化 合 物 名 称	挥发油含量/%	保留时间/min
23	2-十七烷酮	0.44	43.527
24	邻苯二甲酸二丁酯	1.72	45.088
25	香叶基香叶醇	0.58	47.386
26	十九醇	3.39	49.369
27	叶绿醇	1.32	49.824
28	二十碳五烯酸	0.40	49.999
29	(Z)-氧代环十七碳-8-烯-2-酮	0.58	50.115
30	二十一烷	2.25	54.604
31	邻苯二甲酸二（2-乙基己）酯	0.45	55.030
32	正三十六烷	2.15	57.648
33	芥酸酰胺	5.62	58.464
34	四十烷	8.86	59.948
35	四十四烷	3.67	62.993

表 3-14　　重庆秀山山银花（灰毡毛忍冬）挥发油成分分析（2016 年样）

序号	化 合 物 名 称	挥发油含量/%	保留时间/min
1	正辛醇	0.62	10.581
2	芳樟醇	11.85	11.761
3	3，7-二甲基-1，5，7-辛二烯-3-醇	1.33	11.891
4	苯乙腈	1.13	13.247
5	松油醇	3.24	15.826
6	橙花醇	0.76	17.170
7	香叶醇	3.46	18.320
8	4-羟基-2-甲基苯乙酮	1.81	20.817
9	反式-2,4-癸二烯醛	1.15	21.230
10	大马士酮	3.51	23.800
11	正十六烷	0.77	29.021
12	二环己基甲酮	1.5	29.214
13	异长叶烷酮	1.04	29.443
14	反式-橙花叔醇	0.52	31.288
15	月桂酸	0.52	31.393
16	1-叔丁基-2-甲基-1,3-丙二基酯异丁酸	0.62	32.297
17	(Z)-反式-α-香柠檬烯	0.85	32.673
18	2,6,10,15-四甲基十七烷	0.8	32.941
19	红没药醇Ⅱ	1.09	34.759

序号	化 合 物 名 称	挥发油含量/%	保留时间/min
20	苯甲酸苄酯	2.16	38.716
21	绿油脑	0.65	38.957
22	植酮	1.27	41.539
23	邻苯二甲酸二异丁酯	1.89	41.974
24	2-十五酮	1.39	43.533
25	邻苯二甲酸二丁酯	4.08	45.096
26	香叶基香叶醇	0.70	47.391
27	2-苯基-1,3-二恶烷-5-基二十烷酸酯	1.06	49.410
28	二十烷醇	0.69	49.486
29	叶绿醇	1.78	49.828
30	二十碳五烯酸	0.70	50.004
31	(Z)-氧代环十七碳-8-烯-2-酮	0.84	50.117
32	正二十烷	2.43	52.103
33	正二十一烷	3.89	54.608
34	正四十烷	6.50	57.650
35	木蜡酸甲酯	1.46	57.978
36	油酸酰胺	10.69	58.466
37	正四十烷	20.64	59.950
38	正四十五烷	0.52	61.337

表 3-15　湖南新化山银花（灰毡毛忍冬）挥发油成分分析（2016 年样 1）

序号	化 合 物 名 称	挥发油含量/%	保留时间/min
1	反式-2,4-庚二烯醛	1.36	8.274
2	正辛醇	1.18	10.580
3	3,5-辛二烯-2-酮	3.42	11.444
4	芳樟醇	12.03	11.763
5	3,7-二甲基-1,5,7-辛二烯-3-醇	1.34	11.891
6	松油醇	2.91	15.826
7	香叶醇	3.32	18.322
8	癸醇	2.37	19.342
9	1-亚丁基-环己烷	1.23	19.575
10	2,4-癸二烯醛	0.70	20.224
11	4-羟基-2-甲基苯乙酮	1.50	20.818
12	反式-2,4-癸二烯醛	2.89	21.230
13	香叶酸	1.09	22.628

续表

序号	化 合 物 名 称	挥发油含量/%	保留时间/min
14	大马士酮	2.90	23.804
15	二环己基甲酮	1.04	29.215
16	未鉴定	0.91	29.447
17	2，6，10，15-四甲基十七烷	0.97	32.945
18	红没药醇Ⅱ	0.81	34.758
19	苯甲酸苄酯	1.30	38.719
20	植酮	1.24	41.543
21	邻苯二甲酸二异丁酯	0.93	41.977
22	2-十五酮	1.38	43.534
23	邻苯二甲酸二丁酯	2.16	45.097
24	棕榈酸	1.49	45.599
25	十九醇	2.25	49.388
26	4-十六烷醇	1.20	49.491
27	叶绿醇	3.05	49.823
28	二十碳五烯酸	1.15	50.012
29	（Z）-氧代环十七碳-8-烯-2-酮	2.28	50.121
30	正二十烷	2.22	52.103
31	正二十一烷	2.00	54.606
32	正三十六烷	4.32	57.648
33	木蜡酸甲酯	1.40	57.977
34	芥酸酰胺	5.16	58.466
35	正四十烷	21.05	59.952
36	正四十四烷	3.44	62.993

表 3-16　**湖南新化山银花（灰毡毛忍冬）挥发油成分分析（2016 年样 2）**

序号	化 合 物 名 称	挥发油含量/%	保留时间/min
1	1-辛醇	0.90	10.577
2	3，5-辛烯-2-酮	2.38	11.449
3	芳樟醇	8.54	11.757
4	3，7-二甲基辛-1，5，7-三烯-3-醇	0.90	11.885
5	苯乙腈	0.84	13.244
6	松油醇	2.60	15.824
7	癸醛	0.35	16.367
8	香叶醇	2.33	18.323
9	环己酮	0.92	18.784

续表

序号	化 合 物 名 称	挥发油含量/%	保留时间/min
10	环己烷	0.92	19.578
11	4-羟基-2-甲基苯乙酮	1.51	20.815
12	(E，E)-2，4-癸二烯醛	1.75	21.229
13	8-甲基-1-十一烯	0.99	22.027
14	硝酸	0.47	22.549
15	十三烷基酯丁酸	0.62	23.517
16	(E)-1-(2，6，6-三甲基-1，3-环己二烯-1-基)-2-丁烯-1-酮	3.40	23.799
17	正十四烷	0.46	24.908
18	(E)-6，10-二甲基-5，9-十一碳二烯-2-酮	0.94	26.733
19	(E)-4-(2，6，6-三甲基-1-环己二烯-1-基)-3-丁烯-2-酮	0.79	27.942
20	十七烷	0.80	29.020
21	二环己基-甲酮	1.25	29.213
22	六氢-8a-甲基-1，8-(2H，5H)-萘二酮	1.22	29.445
23	(E)-3，7，11-三甲基-1，6，10-十二烷三烯-3-醇	0.50	31.283
24	十二酸	0.40	31.371
25	2-甲基-1-(1，1-二甲基乙基)-2-甲基-1，3-丙二基酯-丙酸	0.34	32.297
26	十八烷	2.19	32.941
27	十四醛	0.33	33.328
28	3，4-二乙基-1，1′-联苯	0.38	35.792
29	十七醛	0.56	37.107
30	苯甲酸苄酯	2.38	38.717
31	菲	0.67	38.955
32	6，10，14-三甲基-2-十五烷酮	2.40	41.541
33	1，2-苯二甲酸-双（2-甲基丙基）酯	1.62	41.974
34	2-十五烷酮	1.46	43.533
35	金合欢基丙酮	0.70	43.764
36	十六酸甲酯	0.39	44.360
37	邻苯二甲酸二丁酯	2.73	45.096
38	香叶基香叶醇	0.76	47.392
39	Z-24-三十烷烷-2-酮	1.63	49.408
40	5-十二烷基二氢-2（3H）-呋喃酮	1.51	49.490
41	叶绿醇	3.88	49.833
42	10-甲基十一烷-5-内酯	1.00	50.030
43	氧杂环丁烷-8-烯-2-酮	1.01	50.121
44	4，8，12，16-四甲基十七烷-4-醇	0.32	52.593

续表

序号	化 合 物 名 称	挥发油含量/%	保留时间/min
45	二十烷	1.19	53.262
46	二十一烷	5.91	54.607
47	正三十六烷	1.13	56.238
48	四十烷	4.96	57.648
49	二十四烷酸甲酯	0.66	57.978
50	(Z)-9-十八烯酰胺	4.16	58.474
51	四十四烷	2.84	58.749
52	五十四烷	18.00	59.951

表 3-17　　湖南新化山银花（灰毡毛忍冬）挥发油成分分析（2016 年样 3）

序号	化 合 物 名 称	挥发油含量/%	保留时间/min
1	苯乙醛	0.63	9.461
2	1-辛醇	0.99	10.573
3	芳樟醇	16.12	11.766
4	3,7-二甲基辛-1,5,7-三烯-3-醇	1.97	11.891
5	2,2,6-三甲基-6-乙烯基四氢-2H-吡喃-3-醇	2.46	14.715
6	松油醇	4.69	15.824
7	(Z)-3,7-二甲基-2,6-辛二烯醇	1.27	17.164
8	香叶醇	5.50	18.317
9	4-羟基-2-甲基苯乙酮	0.78	20.814
10	(E,E)-2,4-癸二烯醛	0.70	21.229
11	(E)-1-(2,6,6-三甲基-1,3-环己二烯-1-基)-2-丁烯-1-酮	1.69	23.799
12	(E)-4-(2,6,6-三甲基-1-环己二烯-1-基)-3-丁烯-2-酮	0.81	27.936
13	(E)-4-(2,6,6-三甲基-7-环己二烯-1-基)-3-丁烯-2-酮	0.77	28.048
14	(E,E)-3,7,11-三甲基-2,6-十二烷三烯-1-醇	0.81	29.193
15	(E)-3,7,11-三甲基-1,6,10-十二烷三烯-3-醇	1.64	31.282
16	月桂酸	0.46	31.401
17	Z-反-香柠檬	1.98	32.672
18	顺-α,α-5-三甲基-5-乙烯基四氢化呋喃-2-甲醇	0.71	34.754
19	3,7,11-三甲基-2,6,10-十二烷三烯-1-醇	7.18	37.121
20	苯甲酸苄酯	1.38	38.713
21	6,10,14-三甲基-2-十五烷酮	0.70	41.534
22	1,2-苯二甲酸-双（2-甲基丙基）酯	0.46	41.972
23	十五烷酮	0.72	43.526
24	十六酸甲酯	0.97	44.355

续表

序号	化 合 物 名 称	挥发油含量/%	保留时间/min
25	邻苯二甲酸二丁酯	1.04	45.090
26	棕榈酸	0.56	45.567
27	香叶基香叶醇	0.62	47.387
28	(Z)-14-三十烯	2.12	49.386
29	9，12，15-十八烷三烯酸甲酯	2.66	49.485
30	叶绿醇	1.56	49.831
31	穿心莲内酯	0.82	49.992
32	氧杂环丁烷-8-烯-2-酮	0.82	50.117
33	3，7，11，16-四甲基-十六碳-2，6，10，14-三烯-1-醇	1.13	50.85
34	二十烷	1.81	52.101
35	二十一烷	1.72	54.605
36	二十二烷酸甲酯	0.55	55.021
37	正三十四烷	3.54	57.648
38	二十四烷酸甲酯	1.33	57.976
39	(Z)-9-十八烯酰胺	6.13	58.464
40	正三十六烷	1.39	58.745
41	角鲨烯	0.52	58.882
42	正四十烷	12.64	59.948
43	正四十四烷	3.62	62.996

表 3-18　　湖南新化山银花（灰毡毛忍冬）挥发油成分分析（2016 年样 4）

序号	化 合 物 名 称	挥发油含量/%	保留时间/min
1	(E，E)-2，4-二烯醛	0.82	8.275
2	1-辛醇	1.05	10.574
3	3，5-辛烯-2-酮	1.34	11.446
4	芳樟醇	12.38	11.757
5	3，7-二甲基辛-1，5，7-三烯-3-醇	1.31	11.886
6	未知	0.57	11.954
7	苯乙腈	0.62	13.242
8	松油醇	3.15	15.820
9	3，7-二甲基-三十八烷	0.35	16.365
10	(Z)-3，7-二甲基-2，6-辛烯-1-醇	0.68	17.163
11	香叶醇	3.51	18.313
12	1-癸醇	0.57	19.330
13	1-亚丁烯环己烷	0.32	19.570

续表

序号	化 合 物 名 称	挥发油含量/%	保留时间/min
14	（E，E）-2，4-癸二烯醛	0.52	20.216
15	4-羟基-2-甲基苯乙酮	1.39	20.810
16	（E，E）-2，4-癸二烯醛	2.25	21.223
17	香叶酸	0.99	22.584
18	（E）-1-（2，6，6-三甲基-1，3-环己二烯-1-基）-2-丁烯-1-酮	3.06	23.795
19	十三醛	0.36	25.188
20	（E）-6，10-二甲基-5，9-十一烷二烯-2-酮	0.49	26.728
21	十六烷	0.29	29.013
22	二环己基-甲酮	1.39	29.206
23	六氢-8a-甲基-1，8-（2H，5H）-萘二酮	0.96	29.439
24	（E）-3，7，11-三甲基-1，6，10-十二烷三烯-3-醇	0.48	31.279
25	月桂酸	0.35	31.373
26	巨豆三烯酮	0.49	31.761
27	Z-反-香柠檬	0.84	32.668
28	2，6，10，15-四甲基十七烷	0.74	32.935
29	巨豆三烯酮	0.30	33.472
30	顺-α，α-5-三甲基-5-乙烯基四氢化呋喃-2-甲醇	0.75	34.748
31	4-（二甲氨基）苯甲酸-2-乙基己酯	0.39	36.755
32	十七醛	0.83	37.099
33	苯甲酸苄酯	1.48	38.713
34	蒽	0.66	38.956
35	6，10，14-三甲基-2-十五烷酮	0.87	41.535
36	1，2-苯二甲酸-双（2-甲基丙基）酯	0.65	41.969
37	2-十五烷酮	1.48	43.526
38	金合欢基丙酮	0.35	43.754
39	邻苯二甲酸二丁酯	1.53	45.090
40	香叶基香叶醇	0.68	47.386
41	1-十九烷醇	1.21	49.412
42	2-（2-十六烷氧基）四氢-2H-呋喃	0.70	49.483
43	叶绿醇	2.03	49.835
44	花生四烯酸	1.07	50.002
45	氧杂环丁烷-8-烯-2-酮	2.08	50.115
46	二十烷	2.37	52.101
47	二十一烷	2.68	54.603
48	二十二烷酸甲酯	0.35	55.020

序号	化 合 物 名 称	挥发油含量/%	保留时间/min
49	正三十四烷	3.83	57.647
50	二十四烷酸甲酯	1.75	57.975
51	（Z）-9-十八烯酰胺	9.21	58.463
52	正三十六烷	1.63	58.746
53	角鲨烯	0.41	58.881
54	四十烷	16.43	59.948
55	四十四烷	2.95	62.990

表 3-19　　湖南溆浦山银花（灰毡毛忍冬）挥发油成分分析（2016 年样 1）

序号	化 合 物 名 称	挥发油含量/%	保留时间/min
1	正辛醇	0.70	10.599
2	芳樟醇	8.23	11.789
3	2，2，6-三甲基-6-乙烯基四氢-2H-呋喃-3-醇	4.56	14.742
4	松油醇	4.79	15.851
5	橙花醇	1.42	17.189
6	香叶醇	6.10	18.346
7	正癸醇	2.23	19.345
8	4-羟基-2-甲基苯乙酮	0.51	20.857
9	反式-2，4-癸二烯醛	0.64	21.256
10	氨茴酸甲酯	0.68	22.089
11	大马士酮	1.53	23.826
12	beta-紫罗兰酮	0.64	27.966
13	2，6-二叔丁基对甲酚	1.20	28.984
14	二环己基甲酮	1.45	29.238
15	反式-橙花叔醇	3.79	31.310
16	2，2′，5，5′-四甲基联苯基	0.53	36.578
17	3，7，11-三甲基-2，6，10-十二烷三烯-1-醇	23.17	37.126
18	苯甲酸卞酯	2.31	38.742
19	6，10，14-三甲基-2-十五烷酮	0.66	41.564
20	邻苯二甲酸二异丁酯	0.62	41.998
21	水杨酸苄酯	1.00	42.256
22	邻苯二甲酸二丁酯	1.59	45.116
23	香叶基香叶醇	0.64	47.420
24	十九醇	3.99	49.343
25	11，14，17-顺-二十碳三烯酸甲酯	1.23	49.502

续表

序号	化合物名称	挥发油含量/%	保留时间/min
26	叶绿醇	1.59	49.813
27	二十碳五烯酸甲酯	1.33	50.019
28	亚麻醇	2.27	50.133
29	香叶基香叶醇	1.76	50.830
30	正二十烷	2.27	52.113
31	正二十一烷	2.40	57.662
32	(Z)-11-二十烯酰胺	3.70	58.488
33	正三十六烷	1.19	58.755
34	角鲨烯	0.58	58.893
35	六甲基环三硅氧烷	0.65	59.513
36	正四十烷	6.62	59.964
37	五十四烷	1.41	63.016

表 3-20　湖南溆浦山银花（灰毡毛忍冬）挥发油成分分析（2016 年样 2）

序号	化合物名称	挥发油含量/%	保留时间/min
1	正辛醇	0.65	10.565
2	芳樟醇	6.45	11.756
3	3，7-二甲基-1，5，7-辛二烯-3-醇	1.66	11.884
4	6-乙烯基四氢-2，2，6-三甲基-2H-吡喃-3-醇，6-乙烯基四氢-2，2，6-三甲基	4.09	14.708
5	4-甲基-1-（1-甲基乙基）-3-环己烯-1-醇	0.39	15.182
6	松油醇	3.63	15.817
7	(Z) 3，7-二甲基-2，6-亚辛基-1-醇	1.12	17.155
8	香叶醇	4.98	18.310
9	癸醇	1.70	19.320
10	4-羟基-2-甲基苯乙酮	0.50	20.803
11	(E，E)-2，4-癸二烯醛	0.56	21.221
12	邻氨基苯甲酸甲酯	0.51	22.050
13	大马士酮	1.23	23.791
14	7，7-二甲基-2，3-二氮杂双环 [2.2.1] 庚-2-烯	0.26	24.363
15	6-乙基-3-辛酯-5-氯戊酸	0.26	25.185
16	(E) 5，9-十一碳二烯-2-酮，6，10-二甲基	0.33	26.723
17	beta-紫罗兰酮	0.55	27.935
18	（[4.1.0] 庚-1-基）-3-丁烯-2-酮	0.46	28.033
19	2，6-二叔丁基对甲酚	0.93	28.950
20	二环己基-甲酮	1.20	29.202

续表

序号	化 合 物 名 称	挥发油含量/%	保留时间/min
21	六氢-8a-1, 8 (2H, 5H) -萘二酮	0.82	29.435
22	反式-橙花叔醇	3.08	31.277
23	月桂酸	0.60	31.435
24	巨型三烯酮	0.28	31.766
25	(E) 法呢烯环氧化物	0.57	32.666
26	2-溴十二烷	0.44	32.932
27	四氢-α, α, 5-三甲基-2-呋喃甲醇	0.50	34.749
28	2, 2′, 5, 5′-四甲基联苯基	0.29	35.394
29	3, 4-二甲基联苯	0.29	35.786
30	(E, E, E) -3, 7, 11, 15-四甲基十六烷-1, 3, 6, 10, 14-五烯	0.32	36.350
31	2, 2′, 5, 5′-四甲基联苯基	0.49	36.543
32	烯-1-醇	21.52	37.096
33	苯甲酸苄酯	2.05	38.708
34	蒽	0.29	38.952
35	植酮	0.62	41.531
36	邻苯二甲酸二异丁酯	0.59	41.966
37	水杨酸苄酯	1.16	42.214
38	1-十五醇	0.39	43.093
39	2-十五酮	0.43	43.523
40	棕榈酸甲酯	0.35	44.352
41	邻苯二甲酸二丁酯	1.42	45.087
42	1-乙烯基-1-甲基-2, 4-双 (1-甲基乙烯基) -环己烷	1.94	45.573
43	反式-香叶基香叶醇	0.55	47.386
44	正十九烷醇	4.30	49.365
45	11, 14, 17-二十碳三烯酸甲酯	1.09	49.482
46	叶绿醇	1.90	49.822
47	5, 8, 11, 14, 17-二十碳五烯酸甲酯	0.91	50.000
48	(Z) -氧代环十七碳-8-烯-2-酮	1.83	50.115
49	3, 7, 11, 16-四甲基十六碳-2, 6, 10, 14-三烯-1-醇	2.01	50.833
50	正二十一烷	4.19	52.099
51	邻苯二甲酸二 (2-乙基己) 酯	0.27	55.025
52	木蜡酸甲酯	0.27	57.974
53	油酸酰胺	4.66	58.462
54	正三十六烷	0.55	58.745
55	反式角鲨烯	0.33	58.880
56	正四十烷	7.19	59.946

表 3 - 21　　　四川南江山银花（灰毡毛忍冬）挥发油成分分析（2016 年样）

序 号	化 合 物 名 称	挥发油含量/%	保留时间/min
1	正辛醇	1.58	10.577
2	芳樟醇	10.11	11.758
3	3，7-二甲-1，5，7-辛二烯-3-醇	0.87	11.888
4	苯乙腈	0.57	13.250
5	松油醇	3.24	15.822
6	橙花醇	0.67	17.164
7	香叶醇	3.66	18.314
8	癸醇	1.45	19.316
9	4-羟基-2-甲基苯乙酮	1.54	20.814
10	反式-2，4-癸二烯醛	0.97	21.230
11	大马士酮	4.67	23.795
12	2，6-二叔丁基对甲酚	0.74	28.954
13	二环己基甲酮	2.80	29.209
14	六氢-8a-甲基-1，8（2H，5H）-萘二酮	1.90	29.438
15	2-溴十二烷	0.94	32.935
16	苯甲酸苄酯	1.91	38.713
17	蒽	0.54	38.964
18	6，10，14-三甲基-2-十五烷酮	0.68	41.534
19	双（2-甲基丙基）-1，2-苯二甲酸	1.12	41.968
20	2-十五烷酮	1.95	43.526
21	邻苯二甲酸二丁酯	1.52	45.087
22	正十九烷醇	4.39	49.406
23	叶绿醇	4.73	49.833
24	花生四烯酸	1.28	50.001
25	（8Z），氧杂环丁烷-8-烯-2-酮	1.32	50.113
26	正二十烷	3.42	52.102
27	正二十一烷	3.61	54.605
28	正三十六烷	5.50	57.648
29	二十四烷酸甲酯	1.64	57.977
30	（Z）9-十八碳烯酰胺	7.07	58.467
31	正四十烷	21.0	59.948
32	正五十四烷	2.54	62.993

　　从上述测定数据表格中可以看出，不同产地间山银花所含挥发油成分相差很大。产自贵州安龙的山银花（红腺忍冬）含有挥发油成分最少，仅 27 种；广西忻城的山银花（华南忍冬）含有 37 种；产出贵州安龙的山银花（黄褐毛忍冬）含有 49 种；其余 10 个样品

均为山银花（灰毡毛忍冬），所含成分从 33 种到 56 种不等，其中产自湖南溆浦的样品含有 56 种。产自同一地方，所含挥发油成分也不竞相同，如湖南溆浦 2 个样品，一个含 37 种，一个含 56 种；湖南新化 4 个样品，分别含 39 种、43 种、52 种、55 种，相差还是很大。下面以湖南溆浦山银花（灰毡毛忍冬）为例，来展示其挥发油的主要成分：正辛醇、芳樟醇、3，7 - 二甲基 - 1，5，7 - 辛二烯 - 3 - 醇、6 - 乙烯基四氢 - 2，2，6 - 三甲基 - 2H - 吡喃 - 3 - 醇、6 - 乙烯基四氢 - 2，2，6 - 三甲基、4 - 甲基 - 1 - （1 - 甲基乙基）- 3 - 环己烯 - 1 - 醇、松油醇、（Z）3，7 - 二甲基 - 2，6 - 亚辛基 - 1 - 醇、香叶醇、癸醇、4 - 羟基 - 2 - 甲基苯乙酮、（E，E）- 2，4 - 癸二烯醛、邻氨基苯甲酸甲酯、大马士酮、7，7 - 二甲基 - 2，3 - 二氮杂双环［2.2.1］庚 - 2 - 烯、6 - 乙基 - 3 - 辛酯 - 5 - 氯戊酸、（E）5，9 - 十一碳二烯 - 2 - 酮、6，10 - 二甲基、beta - 紫罗兰酮、（［4.1.0］庚 - 1 - 基）- 3 - 丁烯 - 2 - 酮、2，6 - 二叔丁基对甲酚、二环己基 - 甲酮、六氢 - 8a - 1，8（2H，5H）- 萘二酮、反式 - 橙花叔醇、月桂酸、巨型三烯酮、（E）法呢烯环氧化物、2 - 溴十二烷、四氢 - α，α，5 - 三甲基 - 2 - 呋喃甲醇、2，2′，5，5′ - 四甲基联苯基、3，4 - 二甲基联苯、（E，E，E）- 3，7，11，15 - 四甲基十六烷 - 1，3，6，10，14 - 五烯、2，2′，5，5′ - 四甲基联苯基、烯 - 1 - 醇、苯甲酸苄酯、蒽、植酮、邻苯二甲酸二异丁酯、水杨酸苄酯、1 - 十五醇、2 - 十五酮、棕榈酸甲酯、邻苯二甲酸二丁酯、1 - 乙烯基 - 1 - 甲基 - 2，4 - 双（1 - 甲基乙烯基）- 环己烷、反式 - 香叶基香叶醇、正十九烷醇、11，14，17 - 二十碳三烯酸甲酯、叶绿醇、5，8，11，14，17 - 二十碳五烯酸甲酯、（Z）- 氧代环十七碳 - 8 - 烯 - 2 - 酮、3，7，11，16 - 四甲基十六碳 - 2，6，10，14 - 三烯 - 1 - 醇、正二十一烷、邻苯二甲酸二（2 - 乙基己）酯、木蜡酸甲酯、油酸酰胺、正三十六烷、反式角鲨烯、正四十烷。

有研究表明[7]，山银花挥发油包括芳樟醇、棕榈酸、亚油酸、香叶醇、一松油醇以及辛烯醇等。何兵等[8]发现，四川泸州地区山银花中含量最高的成分是芳樟醇，占挥发油总量的 24.51%，其次是棕榈酸，占总量的 12.28%。

刘艳等[9,10]采用阴干、晒干、真空干燥、远红外干燥、微波干燥、烘干 6 种方法加工山银花，对外观性状进行描述，采用气相色谱法测定山银花中芳樟醇的含量，见表 3 - 22。真空干燥法样品外观品相好，挥发油中芳樟醇的含量高，明显优于其他干燥方法样品；而且外观颜色和油润度均比其他几种方法好。

表 3 - 22　　　　　　　　　不同干燥方法下泸州山银花芳樟醇测定结果

干　燥　方　法	芳樟醇/%	干　燥　方　法	芳樟醇/%
晒干	0.0068	真空干燥	0.0143
阴干	0.0075	远红外干燥	0.0057
烘干	0.0064	微波干燥	0.0012

注　每一样品测定数 $n=3$。

为了对比金银花与山银花两大类成分在挥发油的区别，王振中等[10]用 GC - MS 技术对金银花、山银花各品种的挥发油成分进行了分析，得到了分离度、重现性好的图谱，且通过 GC - MS 也对两者的峰进行了初步的归属，比较了两者之间的差异，以为金银花和山银花各品种的使用、挥发油成分及活性的研究提供参考。测定结果见表 3 - 23。

表 3 - 23 金银花/山银花中挥发油化学成分对比分析

编号	化 合 物	质量分数/%			
		忍冬	灰毡毛忍冬	红腺忍冬	华南忍冬
1	6, 10, 14 -三甲基 -2 -十五烷酮	6.71	6.33	6.59	6.29
2	3 环己烯 -1 -甲醇	0.32	0.79	0.78	0.69
3	奈酚	3.93	—	—	—
4	1, 2 -二氢 -1, 1, 6 三甲基 -奈	—	0.90	0.89	0.59
5	a -古巴烯	—	1.30	1.29	0.91
6	茴香脑	—	7.62	7.26	7.59
7	苯甲酸苄酯	1.04	3.03	3.02	3.07
8	石竹烯	—	1.97	1.09	1.59
9	十氢 -4a -甲基 -萘	—	4.43	3.19	—
10	蒽	0.90	—	0.01	—
11	金合欢二醇	—	1.20	1.06	1.09
12	2, 6, 10 -三甲基 -2 -十四烷	1.57	0.34	0.31	0.32
13	十四酸甲酯	—	0.73	0.59	—
14	邻苯二甲酸二丁酯	2.57	1.01	1.08	1.08
15	棕榈酸	12.06	13.52	12.59	15.29
16	棕榈酸甲酯	21.28	20.07	20.48	20.59
17	十五酸	—	9.03	8.09	5.97
18	8, 11 -十八酸 -甲酯	4.91	3.56	2.94	2.67
19	9, 12, 15 -十八酸 -甲酯	9.88	6.21	7.29	7.29
20	9, 12 -十八酸 (Z, Z) -甲酯	—	3.67	—	3.75
21	叶绿醇	0.81	—	0.10	0.24
22	二十烷	2.81	—	—	2.01
23	十八烷	4.45	—	—	—
24	3, 7, 11 -三甲基 -1, 6, 10 -十二烷三烯 -3 -醇	—	4.29	4.05	4.29
25	2, 3, 4, 7, 8, 8a -六氢 -3, 6, 8, 8 -四甲基 -1H -3a, 7 -亚甲基奥	—	1.91	1.89	1.85
26	a -荜茄醇	3.33	—	—	—

表中所述 26 种成分，化学组成为烷烃、烯烃、醇醛、酮、酸、酯等，其中从金银花（忍冬）中鉴定出 15 种，从 3 种山银花中分别鉴定了 20 种（灰毡毛忍冬）、21 种（红腺忍冬）、20 种（华南忍冬）；4 种药材共有成分 9 种，分别占各自挥发油的 81.92%、59.69%、65.11%、65.72%；4 种药材成分含量较高的化合物均为棕榈酸和棕榈酸甲酯。从 2 类所含成分及含量的对比可以看出，仅就挥发油来看，这 2 类有一定的差异，在使用中应区别对待，力争杜绝隐患。

（二）有机酸类

有机酸类化合物被认为是金银花/山银花的有效成分之一，以绿原酸、异绿原酸和咖啡酸为主。绿原酸是迄今为止从金银花中发现的药理活性最强的成分之一，是金银花/山银花的主要特征成分和有效成分。绿原酸具有抗菌、消炎、保肝、增强免疫、抗氧化和抗肿瘤的作用。传统研究以绿原酸作为忍冬属植物的主要有效抑菌成分，且对绿原酸的含量、分布、提取及测定方法等方面都作了大量的研究。但近年来的研究表明其他成分也有很强的药理活性[12]。

1. 金银花

金银花所含有机酸类化合物，主要包括绿原酸、异绿原酸和咖啡酸，其他还有肉豆蔻酸及棕榈酸等。

刘敏彦等[13]采用二极管阵列检测器分别对 6 种有机酸进行了光谱扫描，结果 6 种有机酸的光谱较为相似，其中新绿原酸和 3，4 -二咖啡奎宁酸最大吸收波长为 324.8nm，绿原酸和隐绿原酸最大吸收波长为 326nm，3，5 -二咖啡奎宁酸和 4，5 -二咖啡奎宁酸最大吸收波长为 327.2 nm，因此在 6 种成分同时测定的情况下选择 326nm 作为检测波长。流动相采用乙腈－0.1％磷酸溶液，对比研究了不同梯度条件下各成分的分离效果，结果在所选梯度条件下，各成分的分离度均大于 1.5。加样回收率试验结果表明，在 326nm 检测波长下方法准确度良好，此方法可用于山银花和金银花中 6 种有机酸的定量分析。

不同产地金银花和山银花的测定结果表明（表 3 - 24），金银花中新绿原酸和隐绿原酸的含量较少，几乎检测不到，而 3，5 -二咖啡奎宁酸含量相对较高，可作为除绿原酸外的另一个质量控制指标；山东平邑和费县、河南封丘、河北巨鹿的金银花中绿原酸的含量明显高于陕西商洛金银花中含量，而其他几个有机酸的含量差别不大。该研究采集的不同产地的山银花中所测 6 种有机酸的含量明显高于金银花中的含量。二咖啡酰奎尼酸（即异绿原酸）在治疗乙肝及艾滋病上有显著疗效，山银花所含的异绿原酸含量较高，应作为有效成分进行质量控制。

陕西汉中地区金银花中绿原酸含量为 3.36％～3.83％，与四川南江道地金银花正品中

表 3 - 24　　　　　　　　　不同产地金银花/山银花样品测定成分对比

类别	样品来源	绿原酸/(mg/g)	新绿原酸/(mg/g)	隐绿原酸/(mg/g)	3，4 -二咖啡酰奎宁酸/(mg/g)	3，5 -二咖啡酰奎宁酸/(mg/g)	4，5 -二咖啡酰奎宁酸/(mg/g)
金银花	山东平邑	24.69	—	—	1.70	11.33	1.50
	山东费县	23.43	—	—	1.23	8.14	1.24
	河南封丘	25.26	—	—	3.06	12.41	2.72
	河北巨鹿	24.13	—	—	0.93	8.13	—
	陕西商洛	11.75	—	—	1.86	14.79	2.09
山银花	湖南	72.14	8.05	1.57	6.36	30.45	3.23
	四川	43.91	6.24	2.14	7.84	17.96	3.77
	湖北	28.87	3.35	1.63	7.47	23.82	5.17

绿原酸含量相当（约 3.5%），品质较好，均大于 2000 年版《中国药典》（一部）规定的标准（≥1.5%），具有开发利用价值[14]。

北京本地生金银花，绿原酸含量达 5.2%，木犀草苷含量达 0.13%，均高于从山东、河北引进的良种。

徐涛等[15]提出了一种聚酰胺前处理结合 sephadex LH－20 凝胶色谱纯化金银花中绿原酸的方法，得到的产品纯度大于 98%。

杨敏丽等[16]对产自宁夏固原的金银花，采用乙醇热回流法提取绿原酸，然后以聚酰胺为吸附剂，通过聚酰胺柱层析对粗提物进行分离除杂，并对影响分离的主要工艺参数进行了优化选择，在优化的工艺条件下，得到纯度为 70% 的绿原酸产品；经乙酸乙酯重结晶后，产品纯度提高到 93%。该方法工艺简单，成本低，可为绿原酸的工业化提供参考。

张佳敏等[17]以干制金银花为原料，研究了加热浸提对金银花氨基酸、可溶性固形物浸出率的影响因素，采用正交试验优化了浸提条件。采用加热法对金银花浸提过程中，影响氨基酸和可溶性固形物浸出率的主要因素有温度、时间、茶水质量比和搅拌器转速。由正交试验确定的最佳浸提参数为：浸提温度 80℃，浸提时间 30min，茶水质量比 1:25，搅拌器转速 250r/min。在此浸提条件下，金银花中氨基酸的浸出率为 0.1875mg/mL，可溶性固形物浸出率为 1.0%。

为优化金银花中绿原酸提取率的最佳工艺条件，达超超等[18]在单因素试验的基础上，应用 Box－Behnken 中心组合设计，研究了乙醇质量分数、水浴时间、微波温度 3 个独立因子对金银花中绿原酸提取率的影响，再利用响应面分析法优化提取工艺条件。结果表明：绿原酸微波辅助提取最佳工艺条件为微波功率 400W，微波温度 58℃ 处理 70s，料液比 1:25，乙醇质量分数 72%，60℃ 水浴加热 51min。经实际提取验证，绿原酸提取率为 4.643mg/g。

在植物有效成分提取过程中，操作温度是一个重要的工艺参数。在传统的水煮提取工艺中，由于操作温度较高，对一部分热敏性的有效成分影响较大，提取液中淀粉、多糖、蛋白质及树脂等杂质较多，不利分离及提纯。采用醇或有机溶剂提取，虽然操作温度较低，但溶剂消耗量大，色素等一些低分子量杂质较多。如微波、超声波及超临界流体提取，由于强化内部传递过程，可在较低温度下快速提取，但需要复杂而且昂贵的提取设备。采用解吸热提两步法提取植物有效成分，但是提取过程在常压下进行，提取温度较高。郝瑞然等提出采用减压内部沸腾法提取金银花中绿原酸[19]。该方法首先用少量低沸点解吸剂润湿被提取物料粉末，使其中的有效成分充分解吸，然后加入一定温度的热溶剂，并迅速减压，使渗透到植物组织内部的解吸剂首先沸腾汽化，强化提取过程。该方法在 70℃ 下，从金银花中提取绿原酸的得率为 9.0%，浸膏中绿原酸含量为 18.5%，提取 2 次共需时间 8min。与传统方法相比，在提取温度减少 30℃ 的条件下，提取速度仍然快 11.5 倍多，杂质提出量减少 12%。减压内部沸腾法具有提取温度低、速度快、杂质含量少等优点，为后续分离与纯化打下良好基础。

阮培均等在贵州毕节，选用从河南封丘引入的金银花，设 5 个施氮水平、4 个采收期，研究了不同施氮量和采收期对金银花中绿原酸和木犀草苷含量的影响[20]。结果表明：

施氮 23g/株可明显提高绿蕾期、白蕾期、白花期和黄花期金银花中的绿原酸含量和木犀草苷含量，当施氮量超过这一值时，会降低这两个指标含量水平。4 个采收期对绿原酸含量的影响程度为绿蕾期＞白蕾期＞白花期＞黄花期，但金银花绿蕾期采收，绿原酸含量和木犀草苷含量虽高，但花蕾小、产量低，不宜采收；白花期采收，绿原酸含量和木犀草苷含量均降低；黄花期采收，金银花中绿原酸含量和木犀草苷含量均较低；白蕾期采收，绿原酸含量和木犀草苷含量均相对较高，是作中药材的适宜采收时期。白蕾前期和白蕾期采收，干物质较多，药用成分、产量、质量均高，但白蕾期采收容易错过采收时机，应格外给予重视。

2015—2016 年，我们采集了国内金银花主产区的 7 个样品，测得的绿原酸含量见表 3-25。绿原酸含量变幅 1.58%～2.26%，以河北巨鹿绿原酸含量最高。

表 3-25　　　　　　　　　　不同年份、产地金银花绿原酸含量对比

年　份	种或品种	产　地	绿原酸含量/%
2015	忍冬	河北巨鹿	2.26
	忍冬	山东平邑	1.54
2016	忍冬	河南新密	2.01
	忍冬	河南封丘	1.68
	忍冬	河北巨鹿	2.05
	忍冬	河北巨鹿	1.85
	忍冬	河北巨鹿	1.58

2. 山银花

山银花中所含有机酸成分主要为咖啡酰奎宁酸类（包括绿原酸、异绿原酸、新绿原酸等）和咖啡酸等。

在 2005 年版《中国药典》中，新增了灰毡毛忍冬作为山银花的来源之一，其主要有效成分为绿原酸类化合物，绿原酸含量高低也作为评价山银花质量的重要依据。目前重庆市秀山县栽培的灰毡毛忍冬为重庆市商品中药"金银花"的主要来源，并冠以"秀山金银花"进行品牌运作。徐李等按 2005 年版《中国药典》规定的 HPLC 法，测定"秀山金银花"（实为山银花）中绿原酸含量[21]，结果表明：①不同采收时间对绿原酸含量的影响：取不同采收时间杀青烘干的二白期"秀山金银花"进行测定，发现：上午 7 时前采收的花中绿原酸含量为 11.29%；上午 7—11 时采收的花中绿原酸含量为 9.72%；上午 11 时以后采收的花中绿原酸含量为 7.11%；②不同花期对绿原酸含量的影响：取上午 7 时前不同花期的秀山金银花进行测定，发现：花期为二白、大白、银花、金花的"秀山金银花"中绿原酸含量，分别为 11.29%、7.31%、5.60%、4.38%；③不同干燥方法对绿原酸含量的影响：取用不同干燥方法干燥的上午 7 时前采摘的二白期"秀山金银花"进行测定，发现用杀青烘干、烘干、晒干、炒干、晾干几种方法制备的"秀山金银花"中，绿原酸含量分别为 11.29%、1.53%、4.38%、8.44%、3.60%。据此，认为在上午 7 时前采摘二白期"秀山金银花"，采用杀青烘干，是获取"秀山金银花"高绿原酸的最佳途径。

刘冠明等对广东北部（韶关）和南部（番禺）两个不同生态区，华南忍冬花蕾和叶片绿原酸含量进行测定[22]，结果表明：花蕾中的绿原酸含量地区间存在显著差异，韶关点为 0.9786％～3.3569％，番禺点为 0.3150％～0.6100％，北部的绿原酸含量高于南部；叶片中的绿原酸含量地区间差异不显著，韶关点为 0.1479％～0.1555％，番禺点为 0.1536％～0.1552％，没有明显的地域特征。

舒胜辉[23]分析认为，不同产地山银花药材中有效成分绿原酸的含量相差悬殊，从高到低依次为湖南省隆回县＞贵州省铜仁县＞重庆市秀山县＞四川省中江县＞广西壮族自治区桂林市＞广东省连县＞江西省萍乡市。结论是：湖南省隆回县所产山银花药材的有效成分绿原酸的含量最高，内在质量最佳，湖南省邵阳地区为山银花药材的道地产区。

李红霞等[24]采用高效液相色谱（HPLC）-紫外扫描（UV）法测定不同产地金银花和山银花中绿原酸和木犀草苷的含量；采用 HPLC -蒸发光散射检测器（ELSD）法测定 2 种药材中灰毡毛忍冬皂苷乙和川续断皂苷乙的含量。测定结果见表 3 - 26。

表 3 - 26　　　　　　　数批金银花/山银花药典成分测定对比

样品	产地	绿原酸	木犀草苷	灰毡毛忍冬皂苷已	川续断皂苷乙	灰毡毛忍冬皂苷乙＋川续断皂苷乙	备注
金银花	河北巨鹿	2.931	0.0567				样品 1
	河南封丘	2.553	0.0580				
	山东平邑	2.276	0.0739				
	河南濮阳	1.373	0.0432				晒干
	河南濮阳	2.625	0.0543				炕干
	河北巨鹿	2.227	0.0389				样品 2
山银花	湖南怀化	3.039		4.66	0.93	5.59	2009 - 03 - 01
	湖南怀化	3.864		5.34	0.50	5.84	2010 - 01 - 01
	湖南怀化	5.657		8.65	0.64	9.29	2011 - 02 - 01
	湖南怀化	2.820		5329	0.43	5.72	2011 - 02 - 24

从表 3 - 26 中可以看出，不同产地金银花中绿原酸、木犀草苷含量分别为 2.227％～2.931％、0.0389％～0.0739％，不含灰毡毛忍冬皂苷乙和川续断皂苷乙；不同产地山银花中绿原酸含量为 3.039％～5.657％，灰毡毛忍冬皂苷乙和川续断皂苷乙的总含量为5.59％～9.29％，不含木犀草苷，均符合现行版药典规定。

邓素兰等对采自湖南隆回的灰毡毛忍冬"湘宁 1 号"，分别用多种溶剂和多种提取方法，发现最佳提取工艺是丙酮超声提取法，绿原酸的得率可达 8.46％，为最高。

张玲容等[25]采用 HPLC 法，测定 6 种产地不同加工方法的山银花含量。结果表明，不同产地加工方法的药材中外观及其绿原酸含量相差悬殊，绿原酸的含量从高到低依次为烘烤法＞蒸制干燥法＞熏硫干燥法＞炒制干燥法＞生晒法＞晾干法。结论：烘烤法加工的药材外观质量最优，绿原酸含量最高，应广泛推广和应用。

可见，金银花与山银花，单就绿原酸这一指标进行比较，不同来源资料的测定结果均表明，山银花普遍高于金银花。河南的测定结果是：河北巨鹿、河南封丘、濮阳、郑州、山东平邑等地金银花中绿原酸含量为 2.227%～2.931%，湖南怀化等地山银花绿原酸含量为 3.039%～5.657%。重庆的测定结果[26]是：重庆秀山、江津、武隆和湖南隆回的山银花中绿原酸含量分别为 9.03%、8.62%、4.51% 和 3.71%，而山东平邑和河南封丘 2 个产地金银花中绿原酸的含量为 4.08% 和 3.79%。

2015—2016 年，我们采集了国内山银花主产区的 13 个样品，测得的绿原酸含量见表 3-27。绿原酸含量变幅 0.87%～4.94%，以重庆涪陵绿原酸含量最高。

表 3-27　　　　　　　　不同年份、产地山银花绿原酸含量对比

年　份	种　或　品　种	产　地	绿原酸/%
2015	华南忍冬	广西忻城	3.53
	红腺忍冬	贵州安龙	2.07
	灰毡毛忍冬	贵州兴义	2.13
	黄褐毛忍冬	贵州安龙	2.87
2016	灰毡毛忍冬	重庆涪陵	4.94
	灰毡毛忍冬	重庆秀山	3.46
	灰毡毛忍冬	湖南新化	3.43
	灰毡毛忍冬	湖南新化	3.28
	灰毡毛忍冬	湖南新化	3.88
	灰毡毛忍冬	湖南新化	3.33
	灰毡毛忍冬	湖南溆浦	3.26
	灰毡毛忍冬	湖南溆浦	3.08
	灰毡毛忍冬	四川南江	3.82

（三）黄酮类

黄酮类化合物是一大类天然产物，是许多中草药的有效成分。黄酮类化合物泛指两个苯环（A-与 B-环）通过中央三碳链相互联结而成的一系列 $C_6-C_3-C_6$ 化合物，主要是指以 2-苯基色原酮为母核的化合物，它有许多生理活性：如抗肿瘤，抗过敏，抗心律失常，抗氧化，抗菌消炎，延缓衰老，增强心血管功能，治疗急、慢性前列腺炎，增强免疫力，调解内分泌，降血糖、降血压、降血脂，保肝护肝，增强机体的免疫力等保健作用，所以在食品和医学上得到广泛应用。在食品工业上可作抗氧化剂、色素和甜味剂等，在医学上治疗冠心病、脑血栓和消除自由基等方面有显著效果。

从金银花/山银花中已分离得到了 20 种左右的黄酮类物质。主要有木犀草素、木犀草素-7-O-α-D-葡萄糖苷、木犀草素-7-O-β-D-半乳糖苷、槲皮素-3-O-β-D-葡萄糖苷、金丝桃苷等，在金银花三氯甲烷萃取物中又得到 5-羟基-3′,4′,7-三甲氧基黄酮、5-羟基-7,4 二甲氧基黄酮等。以木犀草素及木犀草苷为代表的黄酮类化合物，具有抗炎、抗菌、抗病毒、抗癌等多种药理作用[27,28]，而备受关注。新版药典已把木犀草苷的含量作为评价金银花药材质量的主要指标之一。

1. 金银花

金银花中目前鉴定出的黄酮类化合物包括木犀草素、忍冬苷、木犀草素-7-O-α-D
-葡萄糖苷、木犀草素-7-O-β-D-半乳糖苷、槲皮素-3-O-β-D-葡萄糖苷、金丝桃
苷和5-羟基3′，4′，7三甲基黄酮等[29]。木犀草苷是金银花中的标志性成分之一，而是
否含有木犀草苷是区别正品金银花和山银花的主要化学指标，也可能是正品金银花与山银
花在疗效上存在差异的主要原因（有待验证）。

河南封丘种植金银花有1500多年的历史，种植的金银花花蕾粗长肥厚，药用效果
和保健作用很高。金银花的叶，长期以来一直被视为非药用部位而没有得到充分的利
用。王柯等[30]采用高效液相色谱法，对河南封丘县金银花4个部位（花、叶、茎的表
皮、茎）中的木犀草素和木犀草苷进行含量测定。测定结果显示：该地区的金银花植
物中，木犀草素存在于金银花的花、叶和茎的表皮中，而茎中没有检测到木犀草素；
木犀草苷仅存在于金银花的花和叶中，茎的表皮和茎中没有检测到木犀草苷素。金银
花中的木犀草素含量：叶＞茎的表皮＞花，但含量都较少；木犀草苷含量：叶＞花，
木犀草苷在金银花的叶中含量较多。有相关报道[31]表明，宁夏地区金银花叶中木犀草
素的含量也很高。

2015—2016年，我们采集了国内金银花8个样品、山银花6个样品，测得的木犀草
苷含量见表3-28。金银花木犀草苷含量变幅0.15%～0.32%，以河南封丘含量最高。一
般认为山银花不含有木犀草苷，因此这一指标甚至被《中国药典》认为是区别金银花、山
银花的重要指标。但是我们的测定结果却发现，山银花含有微量的木犀草苷，其测定的含
量变幅为0.01%～0.09%，以采自广西忻城的华南忍冬和贵州兴义的灰毡毛忍冬含量最
高（0.09%），达到了中国药典对金银花这一指标的要求（0.05%）。

表3-28　　　　　　　　　不同年份、产地金银花/山银花木犀草苷含量对比

年　份	类　别	种或品种	产　地	木犀草苷/%
2015	山银花	华南忍冬	广西忻城	0.09
		红腺忍冬	贵州安龙	—
		灰毡毛忍冬	贵州兴义	0.09
		黄褐毛忍冬	贵州安龙	0.03
	金银花	忍冬	河北巨鹿	0.29
		忍冬	山东平邑	0.20
2016	金银花	忍冬	河南新密	0.15
		忍冬	河南封丘	0.32
		忍冬	河北巨鹿	0.22
		忍冬	河北巨鹿	0.19
		忍冬	河北巨鹿	0.28
		忍冬	湖南新化	0.25
	山银花	华南忍冬	广东湛江	0.02
		细毡毛忍冬	四川南江	0.01

目前，从天然物质中提取黄酮类物质的方法以溶剂热浸提为主，国内外利用微波法提取金银花黄酮类化合物的报道较少。微波辅助萃取法是在普通萃取法基础上辅以微波技术，利用微波热效率高、穿透力强和选择性高的特点，来加快萃取过程中的传质作用，从而提高萃取效率[32]。目前微波提取技术应用于提取黄酮类化合物的报道很多。刘梦星等利用微波辅助技术，对从河北省安国市中药批发市场买到的金银花，优化了提取条件，提取了黄酮类化合物。试验明确了在微波条件下，金银花中黄酮类化合物的最佳提取工艺为：在乙醇体积分数 60％、料液比为 1∶20、微波功率 300W、提取时间 3min 下提取 3次；并应用 Feton 法[33]测定了黄酮类化合物清除羟自由基能力，考察了黄酮类化合物的抗氧化性，旨在为金银花中有效活性物质的提取打下理论基础，为进一步开发利用金银花资源提供可靠的科学依据。

2015—2016 年，我们采集了国内金银花主产区的 6 个样品，测得的总黄酮含量见表 3-29。总黄酮含量变幅 1.26％～2.01％，以河北巨鹿总黄酮含量最高。

表 3-29　　　　　　　　不同年份、产地金银花总黄酮含量对比

年　　份	种 或 品 种	产　　地	总黄酮/％
2015	忍冬	河北巨鹿	1.340
	忍冬	山东平邑	1.260
2016	忍冬	河南新密	1.810
	忍冬	河南封丘	1.740
	忍冬	河北巨鹿	1.770
	忍冬	河北巨鹿	2.010

2. 山银花

目前从山银花中分离得到黄酮类成分 12 个（Ⅰ～Ⅻ），分别是木犀草素（Ⅰ）、槲皮素（Ⅱ）、苜蓿素（Ⅲ）、苜蓿素-7-O-β-D-葡萄糖苷（Ⅳ）、木犀草素-7-O-β-D-半乳糖苷（Ⅴ）、芦丁（Ⅵ）、金圣草素-7-O-新橙皮糖苷（Ⅶ）、苜蓿素-7-O-新橙皮糖苷（Ⅷ）、山奈酚-3-O-β-D-葡萄糖苷（Ⅸ）、异鼠李素-3-O-β-D-葡萄糖苷（Ⅹ）、槲皮素-3-O-β-D-葡萄糖苷（Ⅺ）、木犀草素-7-O-β-D-葡萄糖苷（Ⅻ）[34]。

柴兴云等[35]采用系统溶剂提取法，在华南忍冬的乙酸乙酯部位、正丁醇部位分离得到 8 个黄酮类成分，分别为木犀草素、槲皮素、苜蓿素、苜蓿素-7-O-β-D-葡萄糖苷、木犀草素-7-O-β-D-半乳糖苷、芦丁、金圣草素-7-O-新橙皮糖苷、苜蓿素-7-O-新橙皮糖苷。

荧光光度法是利用黄酮类化合物与铝离子生成荧光络合物，并产生特征吸光谱而进行测定。最佳测定条件为室温 20℃ ，静置 15 min，pH 值为 11，可排除一些常见金属离子的干扰，准确、快速、操作简便，灵敏度高，线性范围宽，数据重现性好，操作简便，可广泛用于金银花/山银花中黄酮测定，具有很好的应用前景[36]。

2015—2016 年，我们采集了国内山银花主产区的 13 个样品，测得的总黄酮含量见表 3-30。总黄酮含量变幅 1.61％～5.60％，以重庆涪陵总黄酮含量最高。

表 3 - 30   **不同年份、产地山银花总黄酮含量对比**

年 份	种 或 品 种	产 地	总黄酮含量/%
2015	华南忍冬	广西忻城	2.050
	红腺忍冬	贵州安龙	1.610
	灰毡毛忍冬	贵州兴义	1.770
	黄褐毛忍冬	贵州安龙	1.860
2016	灰毡毛忍冬	重庆涪陵	5.600
	灰毡毛忍冬	重庆秀山	4.340
	灰毡毛忍冬	湖南新化	4.030
	灰毡毛忍冬	湖南新化	4.300
	灰毡毛忍冬	湖南新化	4.560
	灰毡毛忍冬	湖南新化	4.420
	灰毡毛忍冬	湖南溆浦	4.670
	灰毡毛忍冬	湖南溆浦	4.160
	灰毡毛忍冬	四川南江	4.360

（四）三萜（皂苷）类

萜类化合物是那些可以划分为若干异戊二烯结构单元的碳氢化合物，其分子式与异戊二烯有简单的倍数关系，通式可以写成 $(C_5H_8)_n$。最初人们认为萜烯是从异戊二烯 (C_5H_8) 衍生来的，但实际上并非如此。据同位素示踪研究，萜类化合物是植物体以甲戊二羟酸为原料合成的，而在自然界中也确实存在着极个别的萜类化合物结构无法被划分为异戊二烯结构单元，因此目前对萜类化合物比较准确的定义是：由甲戊二羟酸衍生的，分子式符合 $(C_5H_8)_n$ 通式的衍生物。根据萜类化合物的结构可以分为单萜（由 2 个异戊二烯单位组成）、倍半萜（由 3 个异戊二烯单位组成）、二萜（由 4 个异戊二烯单位组成）、二倍半萜（由 5 个异戊二烯单位组成）、三萜（由 6 个异戊二烯单位组成）、四萜（由 8 个异戊二烯单位组成）、多聚萜（由 8 个以上异戊二烯单位组成）等。

由于三萜烯在结构上，可以看作由 6 个"异戊二烯"分子聚合而成，因其分子结构上通常有"双键"存在，且大多含有 30 个 C 原子，故称之为"三萜烯"。以"三萜烯"的结构为母核，其上有 - OH、 - COOH 等取代，然后再与糖结合成苷，就构成"三萜苷"。故此，本类将萜、苷合在一起叙述。

1. 金银花

陈敏等[37]在金银花中分离出一个新的含有 6 个糖基的三萜皂苷，2 个双咖啡酸酰奎尼酸酯化合物。

娄红祥等[38]在金银花水溶性物质中，分离得到了 3 个具有保肝活性的三萜皂苷，分别鉴定为 3 - O - α - L - 吡喃鼠李糖基 - (1→2) - α - L - 吡喃阿拉伯糖基常春藤皂苷元 - 28 - O - β - D - 吡喃木糖基 - (1→6) - β - D - 吡喃葡萄糖酯、3 - O - α - L - 吡喃阿拉伯糖基常春藤皂苷元 - 28 - O - α - L - 吡喃鼠李糖基 - (1→2) - [β - D - 吡喃木糖基 - (1→6)] - β - D - 吡喃葡萄糖酯、3 - O - α - L - 吡喃鼠李糖基 - (1→2) - α - L - 吡喃阿拉伯糖基常春藤皂苷元-28-O-α-L-吡喃鼠李糖基-（1→2）-［β-D-吡喃木糖基-（1→6）］-β-D-吡喃葡萄糖酯。

2015—2016 年，我们取样分析了金银花所含皂苷成分，仅发现采自山东平邑的 1 份样品含有川绪断皂苷乙 0.06%，余皆未检出。

2. 山银花

苷类成分主要为常春藤皂苷类，此类成分是山银花中除绿原酸类成分之外所含的主要药效成分，故 2010 年版《中国药典》在 2005 年版的基础上中增加了灰毡毛忍冬皂苷乙和川续断皂苷乙作为山银花药材的质量评价标准，这两种皂苷均属于常春藤皂苷，由于这两种皂苷只有未端紫外吸收，药典采用蒸发光散射检测器（ELSD）测定这两种皂苷的含量。

2015—2016 年，我们采集了国内山银花主产区的 13 个样品，测得的灰毡毛忍冬皂苷乙、川续断皂苷乙含量见表 3-31。灰毡毛皂苷乙含量变幅为 0.06%~8.27%，川续断皂苷乙含量变幅为 0.65%~8.30%，两种皂苷含量之和以四川南江最高，达 8.99%，而贵州兴义含量稍低，达 8.92%。

表 3-31 　　　不同年份、产地山银花灰毡毛忍冬皂苷乙、川续断皂苷乙含量对比 　　　　　　%

年份	种或品种	产地	灰毡毛皂苷乙含量	川续断皂苷乙含量
2015	华南忍冬	广西忻城	1.32	2.03
	红腺忍冬	贵州安龙	0.06	3.65
	灰毡毛忍冬	贵州兴义	8.27	0.65
	黄褐毛忍冬	贵州安龙	0.16	1.06
2016	灰毡毛忍冬	重庆涪陵	1.75	8.59
	灰毡毛忍冬	重庆秀山	0.36	3.97
	灰毡毛忍冬	湖南新化	0.80	7.30
	灰毡毛忍冬	湖南新化	0.81	6.76
	灰毡毛忍冬	湖南新化	0.99	6.49
	灰毡毛忍冬	湖南新化	0.75	7.07
	灰毡毛忍冬	湖南溆浦	0.77	5.28
	灰毡毛忍冬	湖南溆浦	0.62	6.00
	灰毡毛忍冬	四川南江	0.69	8.30

茅青等[39]从山银花（灰毡毛忍冬）中分离得到 3 个三萜皂苷，分别为灰毡毛忍冬皂苷甲、灰毡毛忍冬皂苷和川续断皂苷乙。贾宪生等[40]从山银花正丁醇萃取物中分离得到 4 个三萜皂苷类成分，其中 3 个与茅青等从灰毡毛忍冬中所分离的皂苷相同，另一个为木通皂苷 D。

高立新[41]测定了采自湖南的 6 个不同发育期山银花（灰毡毛忍冬）样品中总皂苷的含量，详见表 3-32。结果表明山银花花蕾不同发育期样品中总皂苷含量差异显著，以灰毡毛忍冬皂苷乙计，总皂苷含量在 8.00%~21.41% 内均有分布，其中银花期含量最高，米蕾期含量最低。不同年份采集的山银花样品相比，总皂苷含量略有差异，但 6 个发育期的变化趋势一致。

表 3 - 32　　　　　　　　　**不同发育期山银花样品中总皂苷含量对比**

采摘日期	发育期	总皂苷/%
2007 年 6 月	米蕾期	8.92
2013 年 6 月	米蕾期	8.00
2007 年 6 月	三青期	9.84
2013 年 6 月	三青期	9.87
2007 年 6 月	二白期	14.55
2013 年 6 月	二白期	10.64
2007 年 6 月	大白期	13.19
2013 年 6 月	大白期	16.95
2007 年 6 月	银花期	20.87
2013 年 6 月	银花期	21.41
2007 年 6 月	金花期	18.15
2013 年 6 月	金花期	16.95

柴兴云等[42]从华南忍冬乙醇提取物的正丁醇部位，分离得到 7 个常春藤皂苷类化合物，分别为：常春藤皂苷元-28-O-β-D-吡喃葡萄糖基（6→1）-O-β-D-吡喃葡萄糖基酯、常春藤皂苷元-3-O-α-L-吡喃阿拉伯糖基（2→1）-O-α-L-吡喃鼠李糖苷、灰毡毛忍冬次皂苷甲、灰毡毛忍冬次皂苷乙、川续断皂苷乙、灰毡毛忍冬皂苷甲、灰毡毛忍冬皂苷乙。

贺清辉等[43]在红腺忍冬的藤茎中，也分离得到灰毡毛忍冬皂苷甲、灰毡毛忍冬皂苷乙。

黄佳等[44]采用单因素试验和正交试验，考察提取溶剂浓度、提取时间、提取温度、料液比对灰毡毛忍冬皂苷乙和川续断皂苷乙的影响。结果表明，两种皂苷的最佳提取工艺条件如下：以浓度为 90% 的乙醇溶液作为提取剂，回流时间为 120min，料液比为 1：10（m：V），回流温度为 80℃，该条件下灰毡毛忍冬皂苷乙与川续断皂苷乙的总提取率可达到 7.9%。

刘玉琴等[45]尝试了用 HPLC 测定山银花药材中皂苷经酸水解后得到的常春藤皂苷元的含量，以间接控制山银花药材中总三萜皂苷含量。试验结果表明：

（1）样品处理方法的选择。硫酸酸水解采用 2mol/mL 的硫酸溶液对山银花样品中的皂苷进行水解，再用三氯甲烷为溶剂，索氏提取常春藤皂苷元。测得的常春藤皂苷元含量较高，揭示该法对常春藤皂苷元的提取较为完全。但是此法较费时，整个过程历时 10h 左右。盐酸－乙醇水解＋石油醚（60～90 ℃）萃取法测得的常春藤皂苷元含量较硫酸水解的低得多。盐酸－乙醇水解＋三氯甲烷萃取法测得的常春藤皂苷元含量与硫酸水解的接近；盐酸－乙醇水解＋二氯甲烷萃取法测得的常春藤皂苷元含量最低。从操作是否简便、时间长短及对皂苷元提取完全与否等方面综合考虑，实验采用盐酸-乙醇水解皂苷，再采用三氯甲烷萃取皂苷元，常春藤皂苷水解较为彻底，对皂苷元的提取也比较完全，且操作相对较简便，耗时较少。

（2）流动相的筛选。实验对甲醇-水、甲醇-冰醋酸水溶液这两种流动相系统进行了比较筛选，甲醇-水系统无论怎样调节两者比例，均未得良好峰形的峰，而换用甲醇－0.4%冰醋酸水溶液系统作为流动相时，得到的常春藤皂苷元峰形好，柱效高，推测与常春藤皂苷元结构中含有羟基和羧基有关，故经试验最终选定甲醇－0.4%的冰醋酸水溶液作为本实验的流动相。

（3）测定波长的选择。常春藤皂苷元在205nm波长处有最大吸收，但由于甲醇的截止波长为205nm，选用此波长来检测时溶剂有吸收，对测定造成干扰，故用210nm作为测定波长，以保证测定结果的准确性。

该试验收集的山银花药材分别来自湖南、广西、四川、贵州、云南5个省（自治区）9批样品，常春藤皂苷元含量测定结果显示，来源于不同地区的山银花的含量具有较大的差异，湘产的山银花含量较高，而在云南、贵州产的未检测出常春藤皂苷元。

2010年版《中国药典》采用蒸发光散射检测器来测定山银花中2种皂苷的含量，实验操作不方便，需配置高压氮气或空气，设备较昂贵，使用成本高，且实验过程中产生的废气有害，加之其检测的灵敏度较紫外检测器的低。而该文建立了RP－HPLC测定山银花中常春藤皂苷元含量，操作简便，测定结果准确，方法重复性好，建议国家药典委作为山银花质量控制的有效方法。

（五）无机营养元素

金银花/山银花含有的无机营养元素有 Fe、Mn、Cu、Zn、Ti、Sr、Mo、Ba、Ni、Cr、Bb、V、Co、Li、Ca 等。

赵子剑等[46]为比较金银花、山银花中金属元素的含量是否存在差异，用王水对金银花、山银花进行消解，用火焰原子吸收光谱法测定了它们中 Na、Ca、Mg、Zn、Fe、Co、Cr、Ni、Mn、Sn、Cu、Cd、Pb、Ag、Au 等金属元素的含量。发现金银花、山银花中 Na、Ca、Fe、Ni、Mn 元素含量差异较大，他们所含的重金属元素超标。忍冬、华南忍冬、红腺忍冬、灰毡毛忍冬等4种银花中的15种金属元素的含量，测定结果见表3-33。

表 3-33　　　　　不同种忍冬属药典植物金属元素含量对比　　　　单位：mg/100g

含量	Na	Ca	Mg	Zn	Fe	Co	Cr	Ni	Mn	Sn	Cu	Cd	Pb	Au	Ag
忍冬	759.8	111.7	127.5	3.0	106.8	—	1.3	5.5	7.7	—	3.2	1.2	2.8	—	0.07
华南忍冬	184.2	600.6	173.5	2.1	25.2	—	—	0.9	29.7	—	2.4	1.4	6.6	—	—
红腺忍冬	135.3	845.9	155.1	2.0	31.0	—	0.4	0.9	47.0	—	2.6	1.1	5.8	—	0.07
灰毡毛忍冬	214.2	796.6	195.2	4.2	37.2	—	1.6	—	46.7	—	4.2	2.4	15.7	—	0.08

由表3-33可知，4种忍冬属药典植物中，每100g含Na、Ca、Mg元素总量为：忍冬（999.0mg/100g）、华南忍冬（958.3mg/100g）、红腺忍冬（1136.3mg/100g）、灰毡毛忍冬（1206.0mg/100g）。但金银花（忍冬）中 Na 含量较山银花（华南忍冬、红腺忍冬、灰毡毛忍冬）中高4.13倍、5.62倍、3.55倍，山银花（华南忍冬、红腺忍冬、灰毡毛忍冬）中 Ca 含量较金银花（忍冬）中高5.38倍、7.58倍、7.14倍，Mg 含量相差不大。Na、Ca 元素含量差异是否会导致金银花与山银花药效差异，还需进一步实验研究。

4 种银花中，每 100g 含微量元素（Zn、Fe、Co、Cr、Ni、Mn、Sn）的总量为：忍冬（124.3mg/100g）、华南忍冬（57.9mg/100g）、红腺忍冬（81.3mg/100g）、灰毡毛忍冬（93.9mg/100g）。但金银花（忍冬）中 Fe 含量较山银花（华南忍冬、红腺忍冬、灰毡毛忍冬）中高 4.24 倍、3.45 倍、2.87 倍；金银花（忍冬）中 Ni 含量较山银花（华南忍冬、红腺忍冬）中高 6.12 倍，灰毡毛忍冬中不含 Ni；山银花（华南忍冬、红腺忍冬、灰毡毛忍冬）中 Mn 含量较金银花（忍冬）中高 3.86 倍、6.11 倍、6.07 倍；Zn、Cr 含量相差不大，华南忍冬不含 Cr；金银花、山银花均不含 Co、Sn。微量元素含量差异是否会导致金银花与山银花药效差异还需进一步实验研究。

4 种银花中，每 100g 含有害元素（Cu）的量为：忍冬（3.2mg/100g）、华南忍冬（2.4mg/100g）、红腺忍冬（2.6mg/100g）、灰毡毛忍冬（4.2mg/100g）。

4 种银花中，每 100g 含重金属元素（Cd、Pb、Ag、Au）的总量为：忍冬（4.07mg/100g）、华南忍冬（8.0mg/100g）、红腺忍冬（6.97mg/100g）、灰毡毛忍冬（18.18mg/100g）。

4 种银花中，每 100g 含金属元素的总量为：忍冬（1130.57mg/100g）、华南忍冬（1026.6mg/100g）、红腺忍冬（1227.17mg/100g）、灰毡毛忍冬（1322.28mg/100g）。

《中国药典》2015 版一部附录规定，中药中重金属含量应限制在 $20\mu g/g$ 以下，铅的限量控制在 $5\mu g/g$ 以下；镉控制在 $3\mu g/g$ 以下；砷控制在 $2\mu g/g$ 以下；铜控制在 $20\mu g/g$ 以下。世界卫生组织关于植物药质量标准的有关规定要求，铅的限量应控制在 $10\mu g/g$ 以下；镉控制在 $0.3\mu g/g$ 以下。按照我国现行的标准要求，本实验测得的 4 种银花中有害元素铜没有超过限量规定；重金属元素总量都已超过限量规定。这些中药材所含的重金属元素超过限量规定的原因，可能是由于环境污染的日益严重及农药的大量使用造成的，这也提示中药质量控制应从生产源头开始。

申丽娟等[47]采用电感耦合等离子体原子发射光谱仪，对全国 7 个主要产地的 26 个山银花样品中的 10 种金属元素的含量进行定量分析，详见表 3 - 34。以各元素的平均值来看，山银花中 10 种元素的含量顺序为：Ca＞Mg＞Mn＞Fe＞Zn＞Cu＞Cd＞Pb＞Cr＞As。其中：Pb、As、Fe、Ca、Zn、Mg、Mn、Cu、Cd、Cr 的平均含量分别为 0.25mg/kg、0.065mg/kg、77.9mg/kg、3277.1mg/kg、31.0mg/kg、2244.7mg/kg、319.9mg/kg、14.6mg/kg、0.31mg/kg、0.217mg/kg，为山银花资源的品质评价和质量控制提供实验依据。微量元素对人体的生理功能具有特殊作用，对许多生物活性分子起着关键的调控作用，其含量关系到人们的健康。因此，山银花的清热解毒等生理功效，与高含量的多种金属元素具有密切关系。

表 3 - 34　　　　　　　　　不同产地山银花金属元素含量对比　　　　　　　　单位：mg/kg

序号	产地	Pb	As	Fe	Ca	Zn	Mg	Mn	Cu	Cd	Cr
1	湖南溆浦	0.18	0.029	66	2644.9	33.2	2243.5	303.3	13.8	0.42	0.077
2	湖南溆浦	0.19	0.025	67.7	2851.8	35.8	2419	327	14.9	0.46	0.083
3	湖南溆浦	0.19	0.029	74.2	3125.6	39.2	2651.3	358.4	11.3	0.5	0.091
4	湖南溆浦	0.16	0.033	69.8	2965.2	41.1	2101.9	284.1	12.9	0.39	0.072

续表

序号	产地	Pb	As	Fe	Ca	Zn	Mg	Mn	Cu	Cd	Cr
5	重庆秀山	0.18	0.098	102.2	5710.7	37.8	3291.5	417.0	18.1	0.64	0.216
6	重庆秀山	0.29	0.066	101.0	4006.2	39.9	2943.8	475.4	20.0	0.58	0.325
7	重庆秀山	0.24	0.076	89.0	3750.7	41.0	3181.6	430.1	19.6	0.60	0.309
8	重庆秀山	0.37	0.040	112.3	4865.9	46.3	3546.3	423.5	28.7	0.34	0.160
9	重庆秀山	0.15	0.091	99.2	4958.9	38.5	2942.9	397.5	17.1	0.63	0.25
10	贵州兴义	0.34	0.069	71.5	3563.9	28.0	1348.6	318.6	13.5	0.12	0.319
11	贵州兴义	0.32	0.075	64.6	3477.2	25.7	1800.2	294.3	12.5	0.11	0.295
12	贵州兴义	0.38	0.081	84.9	3490.8	25.8	1807.3	295.5	12.5	0.11	0.296
13	贵州兴义	0.35	0.071	81.5	3380.7	25.0	1750.2	286.2	12.1	0.11	0.287
14	贵州兴义	0.31	0.061	78.1	3270.5	24.2	1693.2	276.8	11.7	0.10	0.277
15	湖南隆回	0.16	0.075	70.9	2634.6	33.0	2234.8	302.1	13.7	0.42	0.0767
16	湖南隆回	0.14	0.072	71.0	2581.0	32.4	2310.9	297.9	14.3	0.31	0.070
17	湖南隆回	0.18	0.071	68.7	2775.9	35.8	2314.3	285.4	12.9	0.44	0.095
18	湖南隆回	0.177	0.061	89.6	1938.5	28.3	2536.5	262.8	14.2	0.38	0.110
19	贵州遵义	0.41	0.091	110.3	4537.8	33.6	2349.3	384.1	16.3	0.14	0.385
20	贵州遵义	0.45	0.075	107.7	4342.0	28.7	2502.6	357.1	13.8	0.25	0.286
21	贵州遵义	0.47	0.087	100.3	4125.3	30.5	2135.7	349.2	14.8	0.13	0.350
22	贵州遵义	0.44	0.098	107.6	4011.3	26.6	2311.9	292.9	17.7	0.25	0.362
23	四川通江	0.11	0.037	34.9	1361.3	19.5	1523.7	233.5	8.9	0.15	0.248
24	四川通江	0.05	0.051	21.3	898.9	16.8	1429.3	199.8	12.4	0.14	0.226
25	四川南江	0.06	0.062	25.0	1833.3	18.9	1357.7	246.3	12.6	0.13	0.159
26	四川南江	0.09	0.056	56.2	2102.4	21.1	1634.2	219.7	8.3	0.19	0.210
平均值		0.25	0.065	77.9	3277.1	31.0	2244.7	319.9	14.6	0.31	0.217
标准偏差		0.12	0.022	24.9	1142.3	7.76	604.4	69.1	4.04	0.18	0.105
相对标准偏差/%		0.480	0.338	0.320	0.349	0.250	0.269	0.216	0.277	0.581	0.484

　　赵良忠等[48]选择湖南省隆回县小沙江地区加油站北和岩背村两处土壤硒含量分别为0.968 mg/kg和0.837mg/kg的山地，种植灰毡毛忍冬的两个不同品种："白云1号"和"金蕾1号"，在花期内连续采收绿蕾期、白蕾期、白花期和金花期样本，脱水后，用电化学法测定硒含量。结果表明，"白云1号"和"金蕾1号"的绿蕾期、白蕾期、白花期和金花期硒平均含量分别为0.111mg/kg、0.191mg/kg、0.191mg/kg、0.295mg/kg和0.146mg/kg、0.260mg/kg、0.272mg/kg、0.363mg/kg，"金蕾1号"的硒积蓄能力优于"白云1号"。结论表明，富硒区山银花中硒的积蓄量与品种、花期密切相关，但与土壤中硒含量无明显相关性。

（六）其他成分

金银花/山银花中还含有蔗糖、肌醇、β-谷甾醇、β-胡萝卜苷、忍冬苷、齐墩果酸和胡萝卜苷等。从金银花/山银花鲜花中分离得到了 6 种新的神经酰胺类化合物：4 种神经酰胺类，2 种脑苷酯类。

黄宁红[49]研究了应用微波技术从金银花中提取黄色素的新工艺，并确定了最佳工艺条件。提取剂为无水乙醇，原料用量（g）与提取剂用量（mL）比为 1：60，提取时间为 50s，微波功率为 560W，提取次数为 3 次。最佳工艺条件下的色素提取率为 83.40%，产品 pH 值为 6。与溶剂浸提法相比，微波法提取金银花黄色素的每次提取时间由 1h 减少到 50s，提取率从 52.21% 增加到 83.40%，效果明显优于常规的溶剂浸提法。

Rie Kakuda 等从忍冬的花芽中分离出 2 个新的环烯醚萜类化合物 loniceracetalides A 和 B。陈昌祥等在忍冬花蕾中分离出 6 个化合物，其中一个是新化合物，命名为新常春皂甙 F[50]。

姚彩云等[51]在研究山银花活性物质基础的过程中，通过正相硅胶柱色谱法、ODS-C18 反相柱色谱法、葡聚糖凝胶 Sephadex LH-20 柱色谱法及制备液相色谱等多种色谱方法，从红腺忍冬基源山银花的乙酸乙酯萃取部位分离得到 6 个化合物。分离得到的化合物通过理化方法及质谱、核磁共振等现代波谱技术分别鉴定为：豆甾醇（1），反式阿魏酸（2），3，3'-二甲氧基鞣花酸（3），灰毡毛忍冬皂苷乙（4），马钱子苷（5），山奈酚（6）。其中化合物 1-3 为首次在该属植物中发现。化合物 1 为植物甾醇，化合物 2 为苯丙素类，化合物 3 为简单鞣质类成分；化合物 4 为三萜皂苷类，化合物 5 为环烯醚萜苷类化合物，化合物 6 为黄酮类成分。化合物中的 4、5、6 为该属植物的特征成分。这些化学成分基本反映了该植物的活性物质基础。

二、主要药理作用

金银花/山银花的药理及功效，自在《中国药典》（2005 年版）发布以来，目前已有 2010 年版、2015 年版，但两者有关叙述完全一模一样。因此，暂将药理作用合在一起叙述。金银花/山银花具有解热消炎、抑菌抗菌、抗病毒、保肝利胆、降血脂、抗氧化、抑制肿瘤等作用[52,53]。

（一）抗炎解热作用

金银花/山银花提取液对三联菌苗、角叉菜胶的致热有不同程度的退热作用，对蛋清、角叉菜胶、二甲苯所致足水肿亦有不同程度的抑制，还能明显提高小鼠腹腔巨噬细胞吞噬巨红细胞的吞噬百分率和吞噬指数，为临床将金银花作为清热解毒治疗感染性急病，主要是通过调节机体免疫力功能的推测提供了有力依据。金银花水提液能显著促进白细胞的吞噬功能，使受损淋巴细胞抗体产生能力显著增强。小鼠腹腔注射金银花注射液也有明显促进炎性细胞及吞噬细胞功能的作用，使烫伤小鼠免疫受抑状态有不同程度的好转。

雷志钧等[54]证实，灰毡毛忍冬和忍冬均能抑制由新鲜啤酒酵母菌导致发热的大鼠的发热趋势，且二者解热强度相当，但忍冬的作用时间较灰毡毛忍冬要长。白枫[55]证实，黄褐毛忍冬总皂苷可以降低 OVA 致敏小鼠肠道炎症因子 IL-6、IL-17 A 的过度表达，并且显著增强 CD4＋、CD25＋调节性 T 细胞特异性转录因子 Foxp3 的表达，故黄褐毛忍冬总皂苷可以改善肠道炎性疾病。

金银花/山银花抗炎作用的有效成分尚不明确，但黄褐毛忍冬总皂苷具有显著的抗炎活性。韩国的 lee 亦报道了 2 种单体的抗炎止痛作用。Keun Ho RYU 等人[56]从金银花中提取并经过高度纯化的化合物，制备成注射剂可用与抗炎、镇痛。Wie Jong KWAK 等人[57]提取出忍冬苦苷 C，能够治疗由巴豆油引起的小鼠耳部水肿。

（二）抑菌抗菌作用

金银花/山银花提取物对常见致病菌有一定的抑菌作用，其对金黄色葡萄球菌的抑菌率可达 90%，对大肠杆菌亦有 50% 的抑菌效果。病原性微生物体外抑菌试验表明，水提液对引起口腔疾病的变形链球菌、放射黏杆菌、产黑色素类杆菌、牙龈炎杆菌及半放线嗜血菌均有较强的抑菌活性，其中 6.25mg/mL 浓度的抑菌率为 87.5%。对不同浓度血清型变形球菌的试验结果显示，提取液抑菌效果明显高于杀菌效果。

金银花/山银花对大肠及百日咳杆菌、痢疾杆菌、结核杆菌和多种病毒均有较强抑制作用，并且在抗炎和退热方面也显示出了良好的效果；水提液对口腔病原微生物体外抑菌实验表明，其菌量有明显的降低作用[58]。

金银花/山银花绿原酸经提纯后对呼吸道最常见的合胞病毒、克萨奇病毒、腺病毒等具有明显的体外抑制作用，对流感病毒 3 亚型及副流感病毒 IV 型在一定浓度下也具有体外抑制作用。李永梅等研究了 4 个产地 3 种金银花的抗腺病毒作用，证明醇提液、水提液、水超声提取液均能显著增强体外细胞抗腺病毒感染的能力。另外，金银花还有一定的抗猴免疫缺陷病毒的作用，对抗艾滋病病毒（HIV）亦显示中等活性。

易力等[59]试验探讨了金银花对畜禽致病菌的体外抑菌作用。应用牛津杯法和试管 2 倍稀释法，对金黄色葡萄球菌、绿脓杆菌、大肠杆菌、沙门氏菌、猪链球菌抑菌作用进行了研究。试验结果一致表明，金银花对上述细菌均有抑菌作用，其中，对金黄色葡萄球菌、大肠杆菌、沙门氏菌和链球菌有较好的抑菌作用，最小抑菌浓度为 1/32（g/mL），对绿脓杆菌有较低的抑制作用，最小抑菌浓度为 1/8（g/mL）。

赵良忠等[60]从金银花（2001 年样品购于邵阳第二药材采购供应站，有可能为山银花）提取液的光谱特性入手，选定物料比、浸提时间、浸提温度、浸提 pH 值 4 个工艺因素，先进行单因子试验，然后进行 4 因素 4 水平正交试验，确定最佳工艺条件（图 3-21），通过金银花提取液的抗菌研究，确定了最低抑菌浓度以及温度对金银花提取液抑菌的影响，并与青霉素进行了对照试验。发现：①金银花天然抗菌物质的提取采用水提取-乙醇提纯法，其最佳提取工艺条件为：物料比为 1:25，浸提温度 70℃，浸提 pH 值 4.0，浸提时间 60min；②金银花提取物产品为棕黄色，具有金银花特有的芬芳气味，有酸味，略带有咸味。无其他不良异味；③金银花提取物中的抑菌成分对供试的细菌和霉菌均有明显的抑菌作用，且最低抑菌浓度不超过 8%，即金黄色葡萄球菌为 3%，肠杆菌为 6%，枯草杆菌为 5%，青霉为 8%，黑曲霉为 6%，黄曲霉为 8%；④金银花提取物中抑菌成分除绿原酸和异绿原酸不耐高温外，其他抑菌成分能耐高温，但对抑菌效果没有多大影响，反而对大肠杆菌、金黄色葡萄球菌、枯草杆菌的抑菌效果有所加强；⑤10% 金银花提取液相当于 100mol/min 青霉素对大肠杆菌、金黄色葡萄球菌的抑菌效果。

山银花对白喉杆菌也有很强的抗菌作用。高剂量的山银花能明显减少金黄色葡萄球菌感染小鼠所致死亡率（$P < 0.05$）；中、低剂量有降低金黄色葡萄球菌感染小鼠所致死亡率的趋势，但统计学上无明显差异，即 $P > 0.05$。

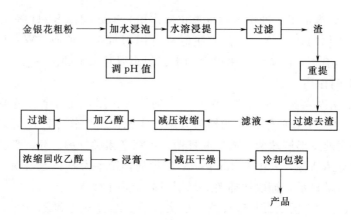

图 3-21 金银花提取物生产工艺流程图

陈丽娜[61]采用体外和体内试验进行试验（表 3-35、表 3-36），结果初步证明山银花提取物在体外和体内均表现出抗菌作用。山银花提取物对 6 种主要与呼吸道感染有关的常见病原菌和条件致病菌有较强抑制作用。

表 3-35　　　　　　　　　　　　山银花提取物的体外抑菌作用

最小抑菌浓度 /(g/mL)	金黄葡萄 球菌	甲型溶血链 球菌	乙型溶血链 球菌	肺炎球菌	白喉杆菌	绿脓杆菌
山银花（×10^{-7}）	6.53	43.54	25.77	40.70	7.85	785.00
喉疾灵（×10^{-3}）	5.3	17.6	1.00	10.10	1.10	3.70

注　空白试验菌种生长正常。

体外抗菌试验结果表明，山银花对所试菌种（包括引起呼吸道感染的常见致病菌和条件致病菌）均有很强的抗菌作用，对各菌的最小抑菌浓度（MIC）介于 $6.53 \times 10^{-7} \sim 7.85 \times 10^{-5}$ g/mL 之间。喉疾灵（陈李济制药厂）也有相似的抑菌作用。

表 3-36　　　　　　　　山银花提取物对金黄色葡萄球菌感染小鼠的影响

组　　别	剂量/(g/kg)	动物数/只	死亡数/只	死亡率/%
对照	—	20	17	85
左氧氟沙星	0.4	20	0	0
山银花低剂量	0.50	20	13	65
山银花中剂量	1.00	20	12	60
山银花高剂量	1.50	20	7	35

体内抗菌试验结果提示，与对照组比较，山银花高剂量能明显减少金黄色葡萄球菌感染小鼠所致死亡率（$P < 0.05$）；低、中剂量有减少金黄色葡萄球菌感染小鼠所致死亡率的趋势，但统计学比较无明显差异（$P > 0.05$）；左氟沙星片（白云山制药厂）能明显减少金黄色葡萄球菌感染小鼠所致死亡率（$P < 0.01$）。

雷志钧等[62]证实灰毡毛忍冬和正品金银花对金黄色葡萄球菌感染小鼠均有保护作用，并且熏硫的灰毡毛忍冬的保护作用强于正品金银花和未熏硫的灰毡毛忍冬。

王林青等[63]分别提取湖南金银花和山银花黄酮类活性成分，利用 Vero 细胞体外培养系统，通过观察细胞病变效应（CPE）来评价中药金银花和山银花黄酮类提取物体外抑制伪狂犬病病毒（Pseudo Rabies Virus，PRV）对细胞的感染作用，并通过 MTT 法检测细胞活性。研究比较金银花、山银花的抗病毒作用，初步探讨中药抗病毒机制。结果表明：在安全浓度范围内，金银花和山银花黄酮类提取物均具有显著的抗病毒作用，体外对 PRV 分别具有明显的阻断、抑制和中和作用，其中山银花对 PRV 体外的抑制作用强于金银花，而阻断作用和中和作用，两者差异不显著。

（三）抗病毒作用

金银花/山银花中活性成分绿原酸具有一定的抗菌作用，对呼吸道最常见、最主要的合胞病毒和柯萨奇 B 组 3 型病毒具明显的抑制作用。其醇提取液、水提取液和水超声提取液均能显著增强体外细胞抗腺病毒感染的能力，其中醇提取物抗病毒感染能力最强。金银花所含木犀草苷、木犀草素，分别具有很强和中等强度的抗呼吸道合胞体病毒的活性。金银花/山银花中所含的二咖啡酰奎宁酸，对乙肝病毒抗原表达、DNA 复制及 DNA 聚合酶活性有较强的抑制作用[64]。

金银花 1∶20 的水煎剂对疱疹病毒、流感病毒有抑制作用，具有细胞外抑制柯萨病毒、埃可病毒作用，可用于治疗病毒性心肌炎等疾病。此外，金银花还能延缓呼吸道合胞病毒的细胞病变[65]。

李永梅等[66]实验研究表明，金银花的醇提物、水提物、水超声提取液均能显著增强体外细胞抗腺病毒感染能力。

李光玉等[67]对普通感冒引起的发热、头痛身酸、咽喉肿痛等进行临床研究，结果表明山银花具有抗病毒作用，并且灰毡毛忍冬对普通感冒的疗效高于华南忍冬。

（四）保肝利胆作用

金银花/山银花中含有多种绿原酸具有明显的利胆作用，可促进大鼠的胆汁分泌；咖啡酸亦有利胆作用；三萜皂苷对小鼠肝损伤有明显的保护作用，可以明显减轻肝病理损伤的严重程度，使肝脏点状坏死总和及坏死改变出现率明显降低。另外，还可通过加强酰胺酚在体内的解毒代谢，减少酰胺酚毒性代谢产物，实现对酰胺酚所致小鼠急性肝损伤的保护作用。

时京珍等[68]对灰毡毛忍冬的水提物、总皂苷、总次苷和二十九烷醇做了保肝作用研究，结果表明它们对由四氯化碳、D-氨基半乳糖引起的大、小鼠肝损伤有保护作用。黄褐毛忍冬总皂苷对镉所致的小鼠急性肝损伤有明显的保护作用，可减轻镉对小鼠肝细胞的毒性[69]。

（五）降血脂作用

金银花/山银花中的黄酮类成分有调节血脂的作用，能显著降低动脉粥样硬化指数和血清总胆固醇，并有一定的降血脂作用。潘竞锵等[70]试验表明，金银花能显著降低多种模型小鼠的血清胆固醇及动脉粥样硬化指数，相对提高高密度脂蛋白的含量。曾有报道称金银花在体外可与胆固醇结合，而阻止其在肠道内的吸收，煎剂可降低血中胆固醇的水平，对正常家兔亦有降血脂作用。

金银花/山银花能显著降低小鼠血清胆固醇及动脉粥样硬化指数，提高高密度脂蛋白胆固醇含量，保护胰腺细胞及弱降糖作用。此外，有机酸类成分对血栓性血管病治疗有一定效果[71]。

李荣等[72]的研究表明,从山银花(灰毡毛忍冬)中提取分离出的绿原酸、黄酮类、苷类及挥发油类4类成分作用THP-1荷脂细胞,高效液相色谱分析法检测细胞内总胆固醇、游离胆固醇和胆固醇酯的含量均有不同程度的下降;并且在主动脉病变的形态学观察中发现,药物处理组小鼠动脉粥样硬化病变有所减轻,斑块面积明显缩小,病变血管仅内膜增厚。

山银花(黄褐毛忍冬)总皂苷能非常显著地降价低正常小鼠肝脏甘油三酯的含量,也能使化学性肝损伤小鼠肝脏甘油三酯的含量大为下降。

(六) 抗氧化作用

金银花/山银花中所含有的黄酮和有机酸类成分,具有清除人体中超氧离子自由基的作用,在抗衰老、改善血管功能与提高机体免疫力等方面均具有重要作用[73]。Sae-Kwang Ku等[74]经过实验证实,金银花能够减轻严重的反流性食管炎和预防食道内的肌肉损伤。

金银花水提物在体外对H_2O_2具有直接的清除作用,且呈线性量效关系,但在体内是否也有或间接发挥作用,尚待进一步研究。金银花对烫伤小鼠中性粒细胞释放H_2O_2有一定程度的改善作用,能使烫伤小鼠中性粒细胞合成和释放溶酶体酶的能力相应减少,说明其具有抗氧化反应的作用。

金银花黄酮类化合物具有明显的抗氧化活性,可除去猪油中的过氧化物。且在一定浓度范围内,金银花黄酮类化合物用量越大,纯度越高,其抗氧化效果越好。另外,金银花黄酮类化合物在亚油酸系中的抗氧化效果较猪油中明显[75]。金银花黄酮类化合物具有用量少、安全无毒等优点。金银花是黄酮类化合物的良好来源,具有较高的开发应用价值。

马彦芳[76]发现产自浙江的金银花乙醇提取物,对市售菜籽油、花生油、酥油、色拉油、羊油(购羊板油自制)等5种食用油脂均有一定的抗氧化效果,对酥油和羊油的抗氧化效果明显。金银花乙醇提取物对5种油脂抗氧化作用机理,主要是自由基的连锁反应,包含3个阶段:引发反应、自由基传递、终止反应。金银花的化学成分绿元酸、黄酮类、皂苷类、环烯醚萜类等成分(以HA表示)易失去H·,即将H·提供给ROO·或R·,生成相对稳定的自由基A·,从而延长了脂肪氧化的诱导期,终止了油脂氧化链式反应的传播,起到了油脂抗氧化剂的作用。金银花作为中草药入药,安全性高,且分布及应用相对广泛,若对其抗氧化性继续深入研究,有可能获得一种天然的抗氧化剂。

田磊等[77]采用1,1-二苯基-2-苦肼基自由基(DPPH·)、羟基自由基(·OH)、超氧阴离子自由基(O_2-·〔O〕)清除法测定金银花-山银花水提液5个不同配比组的抗氧化活性;采用体外培养HUVECs细胞并复制细胞损伤模型,测定金银花-山银花水提液5个不同配比组受损细胞的活力、受损细胞上清中乳酸脱氢酶(LDH)和一氧化氮(NO)的含量。结果金银花-山银花水提液不同配比均有一定的抗氧化作用,其中金银花-山银花2:1组最佳。金银花-山银花水提液不同配比能够使受损细胞NO的含量增加、LDH释放减少,其中金银花-山银花1:0组作用最强,2:1组次之。金银花-山银花不同配比在体外有较强的抗自由基和抗氧化作用,并且能够保护损伤的HUVECs细胞,金银花-山银花2:1综合效果最佳。

谢学明等[78]采用 DPPH 法对华南忍冬的乙醇提取物的抗氧化性进行研究，结果证实其具有很强的抗氧化性。王柳萍等[79]对红腺忍冬（广西）和忍冬（山东）的总黄酮提取物的抗氧化作用进行了研究分析，结果表明，虽然忍冬提取物的抗氧化活性较强，但红腺忍冬总黄酮提取物也有很好的抗氧化作用。张伟敏等[80]研究证实灰毡毛忍冬提取纯化物除了对超氧阴离子的清除能力比 Vc 稍弱外，对羟自由基的清除能力和对 Fe^{3+} 还原能力方面均较 Vc 强，且此能力与绿原酸的浓度呈正相关性。Lan 等[81]研究也证实了山银花提取物的抗氧化性，体现在对自由基的清除能力和对 Fe^{3+} 还原能力方面，且这一能力与山银花中有效成分绿原酸的浓度呈正相关性。

（七）抗肿瘤作用

曾有报道称金银花的水及乙醇提取液，在体外试验中对 S180 及艾氏腹水癌细胞有细胞毒作用。也有文献称金银花在抗癌方面很有前景，甚至提到过个别成功的临床病例。

管福琴等[82]利用 RT2 Profiler TM PCR Array 芯片，实时定量 PCR 扩增肿瘤发生中 84 个关键基因，结果表明，灰毡毛忍冬次皂苷乙能够抑制白血病细胞 HL－60 和结肠癌细胞 LOVO 的增殖，且对 HL－60 效果更好。实验发现其对 HL－60 的增殖抑制的机理，主要是通过阻滞细胞周期和降低细胞侵袭转移实现的。

张卫明等[83]曾委托药理学研究人员，以小鼠艾氏腹水癌实体瘤做过金银花提取物的抗肿瘤初步实验，虽然给药组的平均瘤重下降了约 40％，但组内瘤重差异较大，未能通过统计学分析。

（八）其他作用

金银花/山银花还具有对免疫系统、消化系统以及抗生育等方面的作用。

1. 对免疫系统的作用

梁忆红等[84]实验表明，金银花可明显提高小鼠巨噬细胞的吞噬作用。因此，可为临床应用抗感染治疗提供理论依据。

2. 对消化系统的作用

金银花有止痢的作用，为夏季防治肠道传染病、食物中毒等引起的泄泻、痢疾的常用佳品。民间常用金银花 20g 入铁锅焙干研末，用糖水或蜂蜜调服治疗暑热泻痢[85]。有临床调查表明，金银花研末开水送服，每日早晚餐前口服，能够治疗与幽门螺杆菌相关的消化性溃疡病，其总有效率为 72.9％[86]。

3. 抗生育作用

袁毅君等[87]实验表明，金银花经乙醇提取后的水煎浸膏，对小鼠、狗、猴等多种动物都具有明显的终止妊娠作用，对小鼠、狗具有显著的抗早孕作用，并观察了金银花提取物对妊娠小、大鼠不同孕期的影响，探讨了其抗早孕作用机理。

此外，金银花/山银花尚有中枢兴奋作用、抗过敏作用、抗血小板聚集作用、抗内毒素作用、消除耐药质料作用、肺损伤保护作用等。

第二节　花蕾产品综合研发

经过两年来我们对金银花/山银花产区重点企业的调查（图 3－22），发现花蕾产品的开发主要涵盖中药、饮料、食品和轻化 4 大行业。

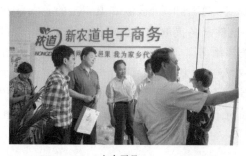
山东平邑

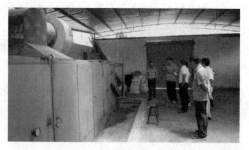
重庆涪陵

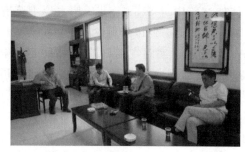
河南封丘

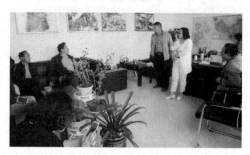
河北巨鹿

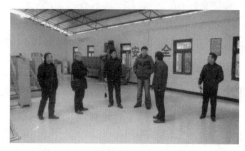
贵州兴义

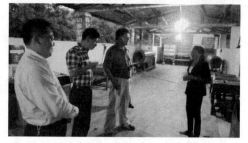
贵州德江

图 3-22　金银花/山银花加工及贸易情况调研

一、中药利用

本类开发利用包括两大类：一是开发用于人体疾病防治的中成药；二是开发家禽家畜利用的兽药。

（一）中成药

有关金银花/山银花（包括忍冬藤）中成药，包括中西药复方制剂、中药和生化药复方制剂、传统中药制剂、提取物制剂等 20 余类，远超传统中药的用药经验范围。其加工方式包括以下三大方面：一是用中药传统制作方法制作的各种蜜丸、水丸、冲剂、糖浆、膏药等中成药；二是用现代制药方法制作的中药片剂、针剂、胶囊、口服液等；三是专作治病的药酒。

1. 金银花

金银花性甘寒而气清香，既能清气分、血分之邪热火毒，又能通营达表、消肿溃坚、解痈疡之毒，其清热之中兼能宣透，为治温热病、外感风热、疮痈肿毒之要药，可配制不同的制剂。目前，根据方剂配伍原则和经方，已开发了多种金银花中药制剂，用于临床。详见表3-37～表3-45。

表3-37　　　　　　　　　　金银花片剂

制剂名	组　　　成	主　　　治
金菊感冒片	金银花、野菊花、板蓝根、五指柑、三叉苦、岗梅、豆豉姜、石膏、羚羊角、水牛角浓缩粉	风热感冒、发热咽痛、口干或渴、咳嗽痰黄
金牡感冒片	金银花、牡荆根、贯众、三叉苦、葫芦茶、山甘草、薄荷油	外感风热、憎寒壮热、头痛咳嗽、咽喉肿痛
金芪降糖片	金银花、黄芪、黄连	轻中型非胰岛素依赖型糖尿病
银花抗感片	金银花、牡荆根、贯众、三叉苦、葫芦茶、山甘草	伤风感冒、恶寒发热、头痛咳嗽、咽喉肿痛
银蒲解毒片	金银花、蒲公英、野菊花、紫花地丁、夏枯草	风热型急性咽炎、灼热疼痛、头身疼痛、小腹坠胀、肾区叩击痛
长城感冒片	金银花、连翘、牛蒡子、芦根、桔梗、荆芥穗油、薄荷脑、淡豆豉、甘草膏、羚羊角粉、羌活	流行性感冒（高热者尤为适用）
仙方活命片	金银花、穿山甲、防风、陈皮、天花粉、甘草、浙贝母、当归尾、白芷、皂荚刺、乳香、没药、赤芍	火毒壅盛、痈疽疮疡、红肿热痛、脓成不溃
加味银翘片	金银花、连翘、忍冬藤、桔梗、甘草、地黄、淡豆豉、牛蒡子、淡竹叶、荆芥、栀子、薄荷	外感风热、发热头痛、咳嗽、口干、咽喉疼痛
维C银翘片	金银花、连翘、荆芥、淡豆豉、淡竹叶、牛蒡子、芦根、桔梗、甘草、薄荷油、对乙酰氨基酚、马来酸氯苯那敏、维生素C	流感引起的发热头痛、咳嗽、口干、咽喉疼痛
强力感冒片	金银花、连翘、牛蒡子、桔梗、薄荷、淡竹叶、荆芥、甘草、淡豆豉、对乙酰氨基酚	伤风感冒、发热头痛、口干咳嗽、咽喉肿痛
清解片	金银花、金钱草、柴胡、夏枯草、连翘、石膏、牡丹皮、蒲公英	毒热炽盛
金扑感冒片	金银花、五指柑、野菊花、三桠苦、岗梅、板蓝根、扑热息痛、扑尔敏、咖啡因	治疗感冒，预防流感、流脑
银芩解毒片	金银花、黄芩、荆芥、牛蒡子、淡竹叶、芦根、桔梗、淡豆豉、薄荷油、甘草	感冒初起、恶寒发热、头痛咳嗽、咽喉疼痛
复方珍珠暗疮片	金银花、蒲公英、木通、归尾、生地黄、玄参、黄柏、大黄（酒炒）、珍珠层粉、水牛角浓缩粉、羚羊角、赤芍等	暗疮、皮肤湿疹、皮炎
银翘解毒片	金银花、连翘、薄荷、荆芥穗、淡豆豉、牛蒡子、桔梗、淡竹叶、甘草等	风热感冒、发热头痛、咳嗽、口干、咽喉疼痛
骨髓炎片	金银花、地丁、熟地、白头翁、蒲公英、肉桂	慢性化脓性骨髓炎
犀羚解毒片	金银花、连翘、桔梗、荆芥穗、牛蒡子（炒）、甘草、淡竹叶、薄荷、淡豆豉、羚羊角、犀角、冰片	感冒发热、头痛咳嗽、咽喉肿痛

表 3 - 38　　　　　　　　　　　　金 银 花 颗 粒 剂

制剂名	组　　成	主　　治
祛风解毒颗粒	土茯苓、金银花、蒲公英、白鲜皮、泽泻、防风、蝉蜕、地肤子、丹参、芍药、甘草	荨麻疹
金平感颗粒	金银花、虎杖等	流感病毒
舒感颗粒	金银花、山芝麻、桑叶、射干、柴胡、连翘、玄参等	风热症之感冒、上呼吸道感染
小儿解表颗粒	金银花、连翘、牛蒡子（炒）、蒲公英、黄芩、防风、紫苏叶、荆芥穗、葛根、牛黄	风热感冒、恶寒发热、头痛咳嗽、鼻塞流涕、咽喉痛痒
抗感颗粒	金银花、赤芍、绵马贯众	外感风热引起的发热、头痛、鼻塞、喷嚏、咽痛、全身乏力、酸痛
金梅清暑颗粒	金银花、乌梅、淡竹叶、甘草	夏季暑热、口渴多汗、头昏心烦、小便短赤、中暑
金青感冒颗粒	金银花、大青叶、板蓝根、鱼腥草、薄荷、淡豆豉、淡竹叶、陈皮、甘草	感冒发热、头痛咳嗽、咽喉肿痛
金贝痰咳清颗粒	金银花、浙贝母、前胡、苦杏仁、桑白皮、桔梗、射干、麻黄、川芎、甘草	咳嗽、痰黄黏稠、喘息
金石清热颗粒	金银花、石膏、柴胡、连翘、荆芥、知母、牡丹皮、甘草	风热感冒
抗感冒颗粒	金银花、板蓝根、大青叶、葛根、白芷、菊花、连翘、黄芩、栀子、茵陈、贯众	风热感冒、痄腮、病毒流感
热毒平颗粒	金银花、连翘、生石膏、玄参、地黄、栀子、甜地丁、黄芩、龙胆、板蓝根、知母、麦冬	流感、上呼吸道感染及各种发热疾病
散风透热颗粒	金银花、连翘、柴胡、板蓝根、葛根、黄芩、青蒿、白薇、地骨皮、甘草	外感风热症、发热、微恶寒、口干、咳嗽、咽喉肿痛
双虎清肝颗粒	金银花、虎杖、黄连、瓜蒌、白花蛇舌草、蒲公英、丹参、野菊花、紫花地丁、法半夏、枳实、甘草	湿热内蕴所致胃脘痞闷、口干不欲饮、恶心厌油、食少纳差、胁肋隐痛、腹部胀满、大便黏滞不爽等
复方金银花颗粒	金银花、连翘、黄芩	清热解毒、凉血消肿
小儿咽扁颗粒	金银花、射干、金果榄、桔梗、玄参、麦冬、牛黄、冰片	肺实热引起的咽喉肿痛、咳嗽痰盛、咽炎

表 3 - 39　　　　　　　　　　　　金 银 花 口 服 液 剂

制剂名	组　　成	主　　治
扁炎口服液	金银花、玄参、黄芩等	消肿利咽
清热解毒口服液	金银花、生石膏、玄参、生地、栀子、连翘、龙胆、麦冬、知母、板蓝根、甜地丁、黄芩	热毒壅盛所致的发热面赤、烦躁口渴、咽喉肿痛；流感、上呼吸道感染
银黄口服液	金银花提取物、黄芩提取物	上呼吸道感染、急性扁桃体炎、咽炎
双黄连口服液	金银花、黄芩、连翘	急性扁桃体炎、咽炎、小儿病毒性肺炎和泌尿道感染

续表

制剂名	组　成	主　治
小儿热速清口服液	金银花、连翘、柴胡、黄芩、水牛角、板蓝根、大黄、草根	小儿外感高热、头痛、咽喉肿痛、鼻塞、流涕、咳嗽、大便干结
健儿清解液	金银花、菊花、连翘、苦杏仁、山楂、陈皮	口腔糜烂、咳嗽咽痛、食欲不振、脘腹用满
儿童清热口服液	金银花、蝉蜕、石膏、滑石、黄芩、大黄、赤芍、板蓝根、广藿香、羚羊角片	内蕴付热，外感时邪引起的高热不退、烦躁不安、咽喉肿痛、大便秘结
风热清口服液	金银花、熊胆粉、青黛、桔梗、瓜蒌皮、甘草	外感风热所致的发热、微恶风寒、头痛、咳嗽、流涕、口渴、咽痛及急性上呼吸道感染
复方双花口服液	金银花、连翘、板蓝根、穿心莲	风热外感、风热乳蛾、
克感利咽口服液	金银花、黄芩、荆芥、栀子（炒）、连翘、玄参、僵蚕（姜制）、地黄、射干、桔梗、薄荷、蝉蜕、防风、甘草	感冒属风热外侵、邪热内扰症

表 3－40　　　　　　　　**金　银　花　丸　剂**

制剂名	组　成	主　治
金青解毒丸	金银花、大青叶、淡竹叶、薄荷、荆芥、板蓝根、甘草、鱼腥草	感冒发热、头痛咳嗽、咽喉疼痛
金嗓开音丸	金银花、连翘、玄参、板蓝根、赤芍、黄芩、桑叶、菊花、前胡、苦杏仁（去皮）、牛蒡子、泽泻、胖大海、僵蚕（麸炒）、蝉蜕、木蝴蝶	风热邪毒引起的咽喉肿痛、声音嘶哑、急慢性咽炎、喉炎
金花消痤丸	金银花、栀子（炒）、黄芩（炒）、大黄（酒制）、黄连、桔梗、薄荷、黄柏、甘草	肺胃热盛所致的痤疮、口舌生疮、胃火牙痛、咽喉肿痛、目赤、便秘、尿赤黄
金青玄七丸	金银花、毛冬青、玄参、当归、甘草、三七、五加皮	血栓闭塞性脉管炎
孕妇金花丸	金银花、栀子（姜制）、当归、白芍、川芎、地黄、黄芩、黄柏、黄连	孕妇头痛、眩晕、口鼻生疮、咽喉肿痛、双面赤肿、牙龈疼痛、胎动下坠、小腹作痛、心烦不安、口干咽燥、渴喜冷饮、小便短黄
狼疮丸	金银花、连翘、蒲公英、黄连、生地黄、大黄（酒制）、甘草、蜈蚣（去头尾足）、赤芍、当归、丹参、玄参、桃仁（炒制）、红花、蝉蜕、浙贝母	系统性红斑狼疮、系统性硬皮病、皮肌炎、脂膜炎、白塞病、结缔组织病
清血内消丸	金银花、连翘、栀子（姜制）、拳参、大黄、蒲公英、黄芩、黄柏、木通、玄明粉、赤芍、乳香（醋制）、没药（醋制）、桔梗、瞿麦、玄参、薄荷、雄黄、甘草	脏腑积热，风湿毒热引起的疮疡初起、红肿坚硬、憎寒发热、二便不利
清热暗疮丸	金银花、大黄浸液、穿心莲浸膏、牛黄、蒲公英浸膏、珍珠层粉、山豆根浸膏、栀子浸膏、甘草	痤疮、疖痈
鼻渊丸	金银花、苍耳子、辛夷、茜草、野菊花	鼻塞鼻渊、通气不畅、流涕黄浊、溴觉不灵、头痛、骨棱骨病

表 3 - 41 金 银 花 冲 剂

制剂名	组 成	主 治
喉疾灵冲剂	金银花、连翘、地黄、番泻叶、黄芩、麦冬、牡丹皮、知母、射干、山豆根	急性咽炎
玉液解毒冲剂	金银花、玉叶金花、野菊花、岗梅、积雪草、山芝麻等	外感风热引起的感冒咳嗽、咽喉炎、尿路感染
金菊五花茶冲剂	金银花、木棉花、葛花、野菊花、槐花、甘草	大肠湿热所致的泄泻、痢疾、便血、痔血及肝热目赤、风热咽痛、口舌溃烂
银花感冒冲剂	金银花、连翘、防风、桔梗、甘草	感冒发热、头痛、咽喉肿痛
苦甘冲剂	金银花、苦杏仁、黄芩、浙贝母、麻黄、薄荷、蝉蜕、桔梗、甘草	风热感冒及风温肺热引起的恶风、咳嗽、咳痰、气喘
大卫冲剂	金银花、连翘、黄芩、柴胡、紫苏叶、甘草	感冒发热、头痛、咳嗽、鼻塞流涕、咽喉肿痛
复方金银花冲剂	金银花、连翘、黄芩	风热感冒、喉痹、乳蛾、目痛、牙痛及痈肿疮疖

表 3 - 42 金 银 花 合 剂

制剂名	组 成	主 治
清热消炎合剂	金银花、板蓝根、连翘、蒲公英、紫花地丁、败酱草、赤芍、延胡索、白芨	腮腺炎、扁桃体炎、淋巴腺炎、慢性咽炎、慢性肠炎
清利合剂	金银花、生地、当归、黄芩、赤芍、牡丹皮、生石膏等	面部激素皮炎、湿疹
金银花合剂	金银花	暑热口渴、疮疖、小儿胎毒
金参润喉合剂	金银花、玄参、地黄、连翘、桔梗、射干、板蓝根、甘草、冰片、蜂蜜、尼泊金乙酯	喉痹阴虚或痰热症所致的咽喉肿痛、咽痒、咽部有异物感、慢性咽炎
复方金银花合剂	金银花、甘草等11味	慢性咽炎、口腔炎及呼吸道感染
银翘合剂	金银花、连翘、淡竹叶、荆芥穗、薄荷、淡豆豉、甘草、苇根、牛蒡子、桔梗	温病初起、发热无汗或有汗不畅、微恶风寒、头痛口渴、咳嗽咽痛
金九合剂	金银花、九里光（干品）	钩端螺旋体病

表 3 - 43 金 银 花 糖 浆 剂

制剂名	组 成	主 治
百日咳糖浆	金银花、矮地茶、枇杷叶、橘皮、杏仁、桔梗、蔗糖、尼泊金	润肺化痰
清咽糖浆	胖大海、金银花、桔梗、腊梅花、薄荷、麦冬	热结大肠、咽喉肿痛、咽炎
复方金银花止咳糖浆	金银花、桔梗、黄芩、啤酒花、654-2、非乃根、尼泊金乙酯、白糖、香精	上呼吸道感染、感冒引起的咳嗽、急性支气管炎、慢性支气管炎发作、咽炎
金银花糖浆	金银花、忍冬藤	发热口渴、咽喉肿痛、热疖疮疡、小儿胎毒
清热银花糖浆	金银花、菊花、白茅根、通草、大枣、甘草、绿茶叶	温邪头痛、目赤口渴、湿热郁滞、小便不利

表 3 - 44 　　　　　　　　　　　金 银 花 注 射 剂

制剂名	组 成	主 治
清热解毒注射液	金银花、生石膏、玄参、生地、栀子、连翘、龙胆、麦冬、知母、板蓝根、甜地丁、黄芩	热毒壅盛所致的发热面赤、烦躁口渴、咽喉肿痛；流感、上呼吸道感染
双黄连注射液	金银花、黄芩、连翘	急性扁桃体炎、咽炎、小儿病毒性肺炎和泌尿道感染
退热解毒注射液	金银花、连翘、柴胡、牡丹皮、蒲公英、金钱草、夏枯草、石膏	病毒感染、原因不明的高热、急慢性炎症
金银花注射液	金银花、氯化钠	细菌性痢疾
银黄注射液	金银花提取物、黄芩苷	外感风热，肺胃热盛所致的咽干、咽痛、喉核肿大、口渴、发热，急慢性扁桃体炎、急慢性咽炎、上呼吸道感染

表 3 - 45 　　　　　　　　　　　金 银 花 其 他 剂 型

制剂名	类别	组 成	主 治
解毒软胶囊	胶囊剂	金银花、石膏、连翘、栀子、黄芩、龙胆草、板蓝根、玄参、知母、麦冬等	急性咽炎
抗感胶囊	胶囊剂	金银花、赤芍、绵马贯众	外感风热引起的发热、头痛、鼻塞、喷嚏、咽痛、全身乏力、酸痛
银翘伤风胶囊	胶囊剂	金银花、连翘、牛蒡子、桔梗、芦根、薄荷、淡豆豉、甘草、淡竹叶、荆芥、牛黄	外感风热、温病初起、发热恶寒、高热口渴、头痛目赤、咽喉肿痛
速感宁胶囊	胶囊剂	金银花、大青叶、山豆根、维生素C、对乙酰氨基酚、马来酸氯苯那敏	风热感冒、流感及上呼吸道感染引起的头痛身疼、鼻塞流涕、咳嗽痰黄、咽喉肿痛、齿龈肿痛
咽喉茶	茶剂	金银花、栀子、胖大海、玄参、木蝴蝶、麦冬、甘草、青果	生津利咽，化痰止咳，泻热通便
三花茶	茶剂	金银花、菊花、茉莉花	风热感冒、咽喉肿痛、疮痈
银花薄荷饮	茶剂	金银花、薄荷、麦冬、鲜芦根	感冒发热、津伤口渴
湿热散	散剂	金银花、大黄、槐花（炒炭）、苍术、侧柏叶（炒炭）、羌活、川乌（制）、赤石脂（制）、苦杏仁、槟榔（炒）	肠炎腹痛、泄泻、血痢
银翘解毒散	散剂	金银花、连翘、薄荷、荆芥穗、淡豆豉、牛蒡子、桔梗、淡竹叶、甘草等	风热感冒、发热头痛、咳嗽、口干、咽喉疼痛
银翘双解栓	栓剂	金银花、连翘、黄芩、丁香叶、羊毛脂	外感风热或兼有肺热
双黄连栓	栓剂	金银花、黄芩、连翘、半合成脂肪酸脂	各种感染
金银花含漱剂	含漱剂	金银花、甘草、竹叶、茅根、菊花	口腔炎症及异味
利口清含漱液	含漱剂	金银花、北豆根	肺胃火热引起的复发性口疮、牙周病的辅助治疗
金蓝气雾剂	喷雾剂	金银花、板蓝根、射干、冰片	属风热症之急性咽炎、喉炎

　　植物提取物制剂是中医中药走向世界的一把重要钥匙，这方面的任何研究突破，都必将更好地造福人类。南京大学张辰宇团队最新研究发现❶，一种植物微小核糖核酸（mi-

---

　　❶ 佚名，南京大学张辰宇团队发现"抗病毒青霉素"，http://www.ebiotrade.com/newsf/2014 - 10/2014108134301819.htm。

croRNA)，MIR2911 直接靶向甲型流感病毒（IAV），包括 H1N1，H5N1 和 H7N9。而在金银花中富含这种微小核糖核酸。给小鼠饮用金银花汤剂，可预防其感染 IAV，并降低 H5N1 导致的小鼠死亡率。张辰宇教授介绍说，这种植物分子是理想的流感病毒抑制剂，而且原料价格低廉，非常适合大面积的推广。

英国首席流感专家约翰·奥克斯福德教授对于这项研究持保守态度❶，他认为这项研究目前最欠缺的就是用临床实验来证明它对人类的有效性，所以研究人员们还有很长的路要走。不过这的确给我们打开了新的思路，也让我们看到了天然成分的某些强大作用。

自古以来，金银花都是中医手里的一把万能钥匙，特别是在预防各种流行性疾病方面都有不错的效果，而这一实验更加证明了其独特功效。或许在医学更加发达的未来，中医的很多理论跟西医进行结合后，逐渐会迸发出闪亮的火花，造福桑梓。

2. 山银花

2005 年版《中国药典》颁布之前，所有中药方中无山银花这一药材。直到金银花、山银花分列之后，对于原药方中到底是指金银花还是山银花发生了争论。药企自有其各自理解，不过还得经过正规渠道申请确定或变更。

根据国家药典委员会网站（http://www.chp.org.cn）工作动态栏目下之标准公示，近年来，一些药企基于金银花、山银花分列的事实，已纷纷向国家药典委提出申请，要求将原一些处方中的金银花确定或变更为山银花。

2015 年，有关药企向国家药典委提出 47 项将原处方中金银花确定或变更为山银花的申请，其中 8 项经药典委组织专业委员会审定通过，通过率仅 17%。这些通过的有关信息为：

2015 - 12 - 23 成都倍特药业有限公司　口炎清胶囊。

2015 - 12 - 22 贵州新天药业股份有限公司　感冒止咳胶囊。

2015 - 08 - 24 甘肃省西峰制药有限责任公司　痔炎消胶囊。

2015 - 08 - 18 桂林三金药业股份有限公司　复方红根草片。

2015 - 08 - 18 桂林三金药业股份有限公司　玉叶解毒糖浆、玉叶解毒颗粒。

2015 - 06 - 16 华润三九（黄石）药业有限公司　金防感冒颗粒。

2015 - 06 - 16 湖南省九芝堂股份有限公司　金梅清暑颗粒。

2015 - 06 - 15 广州白云山制药股份有限公司白云山何济公制药厂。

截至 2016 年 10 月初，有关药企向国家药典委提出 16 项将原处方中金银花确定或变更山银花的申请，申请数已较前一年大幅下降，其中 3 项经药典委组织专业委员会审定通过，通过率也仅 18.8%：

2016 - 05 - 23 桂林三金药业股份有限公司　复方红根草片。

2016 - 05 - 12 浙江康德药业集团有限公司　口炎清片。

2016 - 04 - 25 华润三九（郴州）制药有限公司等　复方感冒灵片、复方感冒灵片（双层片）、复方感冒灵颗粒。

---

❶ 康斯坦丁，金银花提取物有望彻底遏制流感病毒，http://blog.ifeng.com/article/34278747.html。

不过，也有将山银花修订为金银花的个例，如：2013年2月5日，药典委发布了"关于2010年版中国药典一部复方大青叶合剂处方中山银花修订为金银花的公示"。

虽然目前山银花在处方药中的使用还相当低，但相信随着对山银花基础研究的不断深入，山银花功能的不断开发，不远的将来，山银花会不断进入许多传统中药方，出现"金银花或山银花"等高频度用语。

（二）兽药

金银花/山银花是天然产品，保持了各种物质的自然形态和生物活性，其主要药效成分绿原酸等具有抗菌消炎的功能，对家禽家畜具有很好的预防和治疗作用。

1. 金银花/山银花在兔病防治方面

（1）兔感冒发热：金银花15g，紫苏12g，薄荷10g，甘草8g，加水200mL，煎成30％的药液，每只兔每次服15mL，每日3～4次。

（2）兔肺炎：金银花30g，板蓝根20g，加水200mL，煎成20％的药液，加糖适量，每只每次服15mL，每日3次。

（3）兔脚脓肿：金银花、甘草各10g，夏枯草20g，紫花地丁草30g，加水200mL，煎成20％的药液，每只每次服15mL，每日3次。

（4）兔口腔炎：金银花5份，甘草2份，大青叶粥3份，加蜂蜜制成粥，内服，每日3次。

（5）兔肠燥便秘：金银花、生地各10g，石膏、大麻仁、甘草各6g，加水200mL，煎成20％的药液，每只每次服15mL，每日3次。

（6）兔乳房炎：金银花50g，大贝10g，加水200mL，煎成20％的药液，每只每次服15mL，每日3次。

（7）兔气管炎：金银花10g，杏仁5g，前胡6g，茯苓10g，甘草5g，桔梗5g，加水200mL，煎成40mL的浓液。凉后，每只兔服10～15mL，每日2次。

（8）兔球虫病：金银花10g，黄芩10g，乌梅肉6g，甘草5g，共研成粉末，分成六等份，每次每只兔用一份拌入饲料中内服，每日3次。

（9）兔传染性水疱性口炎：金银花10g，野菊花10g，加水100mL，煎成50mL左右，凉后内服，每只兔10～15mL，每日2次。同时在口腔内撒布青黛散，每日2～3次。

（10）兔葡萄球菌病：兔葡萄球菌病包括仔兔脓毒败血症、仔兔黄尿病、母兔乳房炎等，治疗时均以母兔为主。用金银花20g，煎成纯液给母兔内服，同时注射青霉素，以提高疗效。

（11）兔巴氏杆菌病：因侵害部位不同，分为肺炎型、传染性鼻炎型、慢性呼吸道炎症型等：①肺炎型；金银花10g，鱼腥草10g，桔梗5g，栀子3g，大青叶5g，加水200mL煎后内服或拌料，每日2次；②传染性鼻炎型；金银花10g，野菊花10g，黄芩5g，加水200mL煎后内服，每日2次；③慢性呼吸道炎症型；金银花10g，蒲公英20g，菊花10g，加水200mL煎后内服，每天2次。

2. 在其他大家畜、家畜防治疾病方面

金银花/山银花在其他大家畜、家畜防治疾病方面，也有广泛的应用。

（1）牛病防治：金银花配合其他中药，可以治疗流行性感冒、结膜炎、角膜炎、口炎、血痢、奶牛乳房炎及不孕症等。如防治牛血痢，可用金银花、马齿苋、仙鹤草各50g，黄芩、地榆、葛根各30g，黄连20g，每日1剂，分2次煎服。

（2）猪病防治：金银花配合其他中药，可以治疗小猪白痢、结膜炎、角膜炎、眼翳子、胃肠炎、亚硝酸中毒、母猪死胎等。如防治猪胃肠炎，可用金银花50g、刺苋菜100g、马齿苋100g、车前草50g、穿心莲50g、白头翁50g。均用鲜嫩者煎水喂饲。

（3）鸡鸭鹅病防治：金银花配合其他中药，可以治疗鸡包涵体肝炎、鸡痘、鸭瘟、鹅流感、禽霍乱等。如防治鹅流感，可用金银花、木通、陈皮、薄荷、苍术、荆芥各35g，紫苏、麻黄、桂枝各25g，煎汁内服，每日1剂，分2～3次内服，连用2～3天（每50只鹅1天用药量）。

中草药饲料具有来源广泛，价格便宜，毒副作用小等优点，因此用中草药防治家禽家畜疾病，具有广泛的应用前景。可以相信，随着对金银花/山银花作用机理更广泛深入的研究，必将从更多层次、更多环节有效的防治畜禽疾病，更好地服务于畜牧业。

二、饮料开发

金银花/山银花都是很好的饮料原料，暂未发现任何禁忌。金银花/山银花饮料，普遍具有清热解暑、降火、明目、生津开胃、保肝降脂、养血安神、增加免疫等作用，在目前市场上所占份额很大。我国民间有以干金花代茶，也有将金银花与茶叶按比例混合制成金银花凉茶，在夏季当清凉饮料饮用，以预防中暑、感冒。从目前研究成果来看，金银花、山银花均可用于饮料开发，不过基于传统，目前多以"金银花"字眼出现。

（一）金银花/山银花茶

《本草纲目拾遗》中记载："银花气芳郁而味甘，开胃宽中，解毒消火，以之代茶，尤能散暑"。金银花冲以代茶，汤色翠绿透亮，闻之气味芬芳，饮之心舒肺爽，是防暑降温饮料中的佳品。儿童常饮金银花茶，不出痱子，不生疖子，不烂嘴，可预防感冒、流脑等传染病，起到抗病毒的作用；青年人常饮金银花茶，可葆青春活力，提高工作效率；中老年人常饮金银花茶，可开胃宽中、活血化淤、坚齿、止渴、明目、益思、除痰利尿、保护心血管，对糖尿病、眼科疾病、高血压、冠心病、慢性肝炎均有显著辅助治疗疗效。

真正称得上金银花茶的，是指按照茶的加工程序，经过严格的加工制作过程的各种茶，包括绿茶、红茶、花茶等。不过本节中也将干燥后的金银花蕾作为一种特殊的"茶"加以介绍。

1. 花蕾茶

金银花蕾最普遍的用法，便是晒干或者烘干之后，直接泡水喝，这就形成了民间意义上的"金银花茶"，此处称其为花蕾茶（图3-23）。其实这并不是真正意义上的茶，因为这种茶饮实际上是纯粹的金银花汤水，如果将其看做一味中药的话，那么这个"茶"就是正宗的药水了；如果将其看作茶，那它就是一种具多种功能的保健茶了。忍冬属药典植物种不同，花蕾长度不同，可适用的场合也不同，可满足的需求也不同。

单独采集金银花花蕾，以未开花，处于三青、二白或大白期为好，杀青、晒干或烘干后，便可得到花蕾茶。花蕾茶的加工设备较简单，一般只对烘干的金银花进行分检和包装即可（图3-24）。

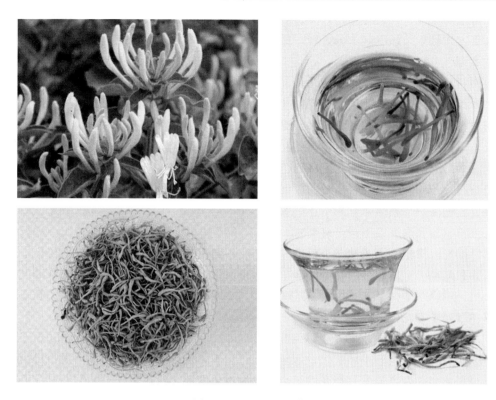

图 3 - 23 金银花花蕾茶

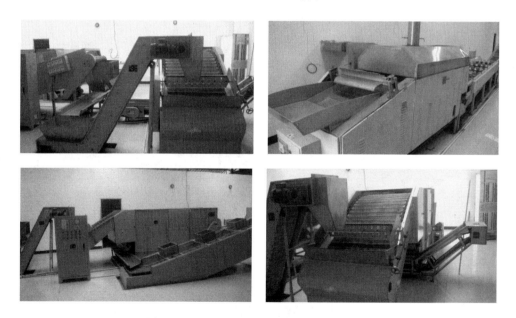

图 3 - 24 金银花茶的加工设施（贵州兴义）

在选购金银花花蕾茶时，可以从金银花的形、色、气、味等方面入手识别质量。正品金银花长 2～5cm，表面黄白色或绿白色，气清香，味淡、微苦。

花蕾茶与绿茶、红茶等相比，味道更正宗，耐泡。特别是在透明茶杯中，大部分时间是以垂直方式悬于茶汤中，十分好看，最后在茶味很浅时，才落杯底。

2. 绿茶

金银花绿茶的加工，简单分为杀青、揉捻和干燥 3 个步骤，其中关键在于杀青。鲜叶通过杀青，酶的活性钝化，内含的各种化学成分，基本上是在没有酶影响的条件下，由热力作用进行物理化学变化，从而形成了绿茶的品质特征。

（1）杀青。杀青对金银花绿茶品质起着决定性的作用。通过高温，破坏鲜叶中酶的特性，制止多酚类物质氧化，以防止花蕾色变；同时蒸发花蕾内的部分水分，使其变软，为揉捻造型创造条件。影响杀青质量的因素有杀青温度、投放量、杀青机种类、时间、杀青方式等。它们是一个整体，互相牵连制约。

该过程根据干燥方式不同，有炒青、烘青、晒青、蒸青等，还可在杀青机中进行。

（2）揉捻。揉捻是绿茶塑造外形的一道工序。通过外力作用，使花蕾揉破变轻，卷转成条，体积缩小，且便于冲泡。同时部分茶汁挤溢附着在花蕾表面，对提高茶味浓度也有重要作用。制绿茶的揉捻工序有冷揉与热揉之分。所谓冷揉，即杀青花蕾经过摊凉后揉捻；热揉则是杀青花蕾不经摊凉而趁热进行的揉捻。

（3）干燥。通过干燥蒸发水分，并整理外形，充分发挥茶香。干燥方法，有烘干、炒干和晒干等方式。绿茶的干燥工序，一般先经过烘干，然后再进行炒干。因揉捻后的茶含水量仍很高，如果直接炒干，会在炒干机的锅内很快结成团块，茶汁易黏结锅壁。故此先进行烘干，使含水量降低至符合锅炒的要求，如图 3-25 所示。

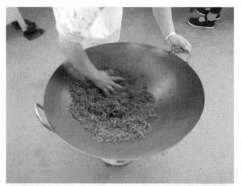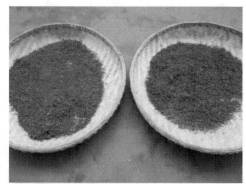
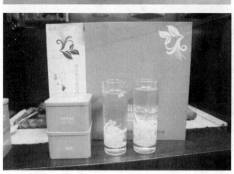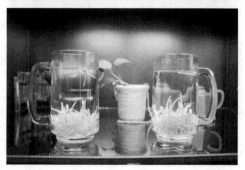

图 3-25　金银花绿茶（贵州绥阳）

绿茶为不发酵茶，较多地保留了花蕾内的天然物质，形成了绿茶"清汤绿叶，滋味收敛性强"的特点，对防衰老、防癌、抗癌、杀菌、消炎等均有特殊效果，为发酵类茶等所不及。

3. 红茶

红茶因其干茶冲泡后的茶汤和叶底色呈红色而得名。红茶的鼻祖在中国，世界上最早的红茶由中国明朝时期福建武夷山茶区的茶农发明，名为"正山小种"。武夷山市桐木村江氏家族是生产正山小种红茶的茶叶世家，至今已经有400多年的历史。金银花红茶属全发酵茶，是以适宜的花蕾为原料，经萎凋、揉捻（切）、发酵、干燥等一系列工艺过程精制而成的茶。萎凋是红茶初制的重要工艺。

（1）萎凋。萎凋分为室内加温萎凋和室外日光萎凋两种。萎凋程度，要求花蕾尖失去光泽，花蕾柔软折不断状态即可。

（2）揉捻。采用电动揉捻机，提高制茶效率。揉捻时要使茶汁外流，花蕾卷成条即可。

（3）发酵。俗称"发汗"，是最为重要的一个环节，是指将揉捻好的茶胚装在篮子里，稍加压紧后，盖上温水浸过的发酵布，以增加发酵花蕾的温度和湿度，促进酵素活动，缩短发酵时间。一般在5～6h后，花蕾呈红褐色，即可焙烘。发酵的目的，在于使茶叶中的多酚类物质在酶的促进作用下发生氧化作用，使绿色的茶坯产生红变。

发酵是形成红茶色、香、味品质特征的关键性工序，要掌握满足茶多酚氧化酶的氧化聚合反应所需的适宜温度、湿度和氧气量。

（4）烘焙。把发酵适度的花蕾均匀摊放在水筛上，每筛大约摊放2～2.5kg左右，然后把水筛放置吊架上，下用纯松柴（湿的较好）燃烧。刚上焙时，要求火温高些，一般在80℃左右，温高主要是停止酵素作用，防止酵素活动而造成发酵过度。烘焙一般采用一次干燥法，不宜翻动以免影响到干度不均匀，造成外干内湿，一般在6h即可下焙，主要看火力大小而定。一般是焙到触手有刺感，研之成粉，干度达到，而后摊凉。

（5）复焙。茶叶是一种易吸收水分的物质，在出售前必须进行复火，才能留其内质，含水量一般不超过8%。

国内目前生产金银花红茶地区的有山东、河北、贵州等省（图3-26）。

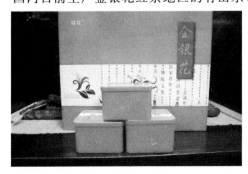 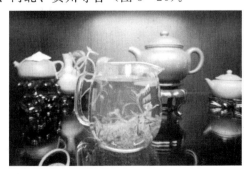

图3-26　金银花红茶（贵州绥阳）

此外，还有金银花黄茶、青茶、花茶等。金银花茶是老少皆宜的保健饮品，特别是夏天饮用尤为适宜。

4. 袋泡茶

金银花袋泡茶既有清新的花香，又有醇和的茶味，滋味纯正，回味清凉，口感好，同时兼备茶叶和金银花的保健功能，是一种理想的防暑降温饮料。

郭桂义等[88]利用河南信阳产金银花，与信阳毛尖茶一起，研制了金银花袋泡茶。

（1）鲜花采收及处理。信阳地区野生的金银花5月初开花，花期20～25天，高峰期约1周。另外秋季也有少量开花。金银花早上出现的待开白蕾，一般在下午4～6点开放，开放时花白、香浓，第2天上午逐渐转黄，花香减弱，第3、4天开始凋谢。据观察，下午采收待开的白蕾，经堆积升温，仍可开放吐香，但时间稍晚。

首先是鲜花采收。加工保健茶的金银花应在开花期间逐天下午采收待开的花蕾或刚开放的白花。如当天采不完，第2天上午必须采完。要轻采轻放，快采快运，切勿紧压，防止机械损伤。

其次是鲜花处理。鲜花采回验收后，拣去梗叶及青蕾，先摊凉散热，再收堆升温（不超过40℃）促进花蕾开放。待开放率达90％以上后，及时付窨。已开的白花，采回后要及时付窨。

（2）茶坯处理。新茶坯在窨制前不进行复火。这样可大大缩短生产周期，并可节约能耗。陈茶坯可进行高温复火，以除去部分陈味，提高品质。

（3）配花量。为了使茶香花香协调及强化保健功能，配花量要多；信阳毛尖（中下档）茶坯，配花量应在70％以上，采用"两窨一提"，头窨36％，二窨30％，提花4％。

烘青茶坯配花量可少些，一般40％～60％。配花量少时采用"一窨一提"，配花量多时采用"二窨一提"。

（4）窨制。窨制包括以下6个步骤。

一是窨花。金银花花瓣较薄，以整朵鲜花窨花较好。窨花时，将鲜花均匀地铺在待窨的茶坯上，用铁耙充分拌和均匀。小批量茶和高档茶采用箱窨，即将茶花拌和均匀后装入茶箱，每箱装八、九成满，用素茶盖面使花不外露，防止香气散失。大批量茶和中低档茶采用堆窨，堆的大小视室内温度而定，温度高，堆宜薄，温度低，堆宜厚。一般堆成宽100～120cm，高40～50cm的长方体，堆面覆盖素茶。

二是通花。窨花后由于鲜花呼吸放热，堆内温度逐渐升高，约经10～12h，堆温升至40℃以上，必须及时通风散热，否则鲜花热熟，茶坯也易变质。因金银花花瓣较薄，耐热性较差，通花温度与茉莉花相比应稍低，以40℃为宜。若气温低或堆小，堆温上升较慢，窨花12h左右应翻拌1次，使茶坯吸香均匀。通花方法就是将茶堆摊开散热（厚10cm左右），待坯温降到32～33℃时，及时收堆续窨。

三是起花。窨花约经20～24h后，花朵变色，香气低沉，其含水量仍高达50％左右，这时应及时起花，否则会给茶叶带来水闷味，香气欠纯爽，滋味沉闷不鲜。起花后，花渣及时以较低温度（60～70℃）烘干待拼。茶坯（湿坯）及时薄摊，以散失部分水分。

四是再窨。为了提高花香浓度，金银花保健茶一般进行二窨，二窨时采用湿坯连窨工艺。二窨时，由于茶坯含水量较高，为了防止茶坯品质的不良变化，通花温度应比一窨稍低。全程窨花时间比一窨稍短，约 20h，窨后湿茶坯含水量应控制在 30% 左右，及时起花。此时花渣的含水量 60% 左右，以低温 60～70℃ 及时烘干待拼。

五是复火。金银花保健茶一般采用"两窨一提"。提花前湿茶坯必须复火。湿坯复火以低温薄摊为好，一般烘干机热风温度 90～100℃，烘至含水量 6%～7%，摊凉 1～2 天后，进行提花。

六是提花。为了提高花香的鲜灵度，需进行提花。提花应选用当天开的白花，配花量 4% 左右。由于配花量少，可不通花不起花。

（5）拼配匀摊包装。将头窨和二窨后烘干的花渣与提花后的茶拼配，匀堆拌匀，即为金银花保健茶成品，充分拌匀后及时包装。一般采用袋泡茶形式。故应将金银花保健茶切碎后，再用袋泡茶包装机包装。

（二）金银花／山银花＋茶复合饮料

包括金银花＋红茶、金银花＋绿茶、金银花＋花茶等复合保健饮料。如金银花绿茶复合保健饮料，利用绿茶提取液，具有金银花和绿茶特有的滋味气味，酸甜适度，协调柔和，无其他异味。

下面以金银花＋红茶复合保健饮料为例加以介绍。

1. 工艺流程

茶叶自古以来就是一种非常受欢迎的饮品。现在研究表明，茶叶中主要有效成分茶多酚具有抗癌、抗辐射、抗衰老、消炎抑菌的作用，对心脑血管、口腔等疾病也具有良好的疗效。21 世纪的饮料市场是茶的世界，茶饮料将成为"饮料之王"。未来茶饮料将更偏重于纯茶饮料，口感力求突出茶本身特点，口味偏向无糖或低糖。

金银花红茶复合保健饮料正符合这一发展趋势。金银花是草药，具有一种草药味道，单独饮之许多人不习惯；红茶具有醇厚的茶香，两者结合可利用茶香来掩盖金银花的草药味，使之更易被人接受。同时两者结合不但调和了口感，而且协同它们的保健功效。长饮此茶，具有消炎解毒、清热解暑、降脂明目等作用。其工艺流程[89]如下：

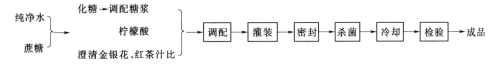

2. 工艺要点

在精选原料的基础上，分别澄清金银花和红茶提取液，再进行有关调配。

（1）原料用水。配料用水全部用纯净水，并用玻璃或塑料用具盛取，不得与铜、铁等金属接触。

（2）原料挑选、预处理。无病虫害、无霉变的金银花、红茶烘干（63℃，50min）至用手指一捻即碎，粉碎过 40 目筛备用。

（3）澄清金银花提取液制备。按照加水量为 40 倍、浸提温度 90℃、浸提时间 30min 的工艺要求，制备金银花澄清汁：

干红金银花粉 → 称取 → 加水 → 浸提 → 粗滤 → 澄清 → 精滤 →澄清金银花汁

（4）澄清红茶提取液制备。按照加水量为 50 倍、浸提温度 80℃、浸提时间 15min 的工艺要求，制备红茶澄清汁：

干红茶粉 → 称取 → 加水 → 浸提 → 粗滤 → 澄清 → 精滤 → 澄清红茶汁

（5）粗滤和精滤。采用 100 目分样筛进行粗滤，除去提取液中大的颗粒杂质，便于澄清处理；精滤后得到澄清液。

（6）饮料调配。按金银花、红茶提取液体积比 3∶7，糖 11%，柠檬酸 0.05%，混合均匀，加水定容至 100%。

（7）灌装。趁热进行，温度保持在 80℃ 以上，以保持瓶中冷空气量少，降低氧气含量，缩短杀菌时间。要留有一定顶隙，用压盖机封严。

（8）杀菌、冷却。尽可能减少微生物的污染，灌装后置于恒温水浴锅杀菌，85～90℃ 保温 1～2min 进行杀菌，或采用 UHT 杀菌和无菌灌装技术。

（9）检验、包装。按照国标（GB/T 10790—1989）关于软饮料的相关标准，对产品进行检验并做保温试验，合格后即为成品。

3. 产品质量指标

产品质量指标包括感官、理化和微生物等方面指标，用于衡量产品质量指标。

（1）感官指标。色泽呈浅棕黄色，光泽度好；具有金银花的甘苦和红茶浓郁的茶香，且金银花香突出；风味酸甜适中，清爽适口；澄清透明，无悬浮，无沉淀。

（2）理化指标。糖≤11.5%（质量分数）；酸度≤0.06%（以一分子柠檬酸计）。

（3）微生物指标。细菌总数≤100 个/mL；大肠菌群≤3 个/100mL；致病菌不得检出。

（三）金银花/山银花凉茶饮料

这类产品包括苦瓜、金银花、淡竹叶复合保健饮料，金银花、罗汉果、苦瓜复合保健饮料，银杏叶金银花复合保健饮料，苦瓜＋金银花复合保健饮料，双花杏仁复合保健饮料，银花甘草茶，银花山楂饮，杜仲金银花茶，金银花槐米茶饮料，绞股蓝金银花茶等，特别以加多宝、王老吉最为著名。下面以金银花·菊花·甘草复合保健凉茶饮料开发[90] 为例。

菊花味甘，带苦味，性微寒，无毒，有散风清热，平肝明目，镇咳祛痰，消炎解毒之功效。菊花水煎剂及各种浸提物，有明显的扩张血管的作用，对缺铁性贫血有明显的改善作用。水煎剂对多种致病的球菌及杆菌、多种致病的皮肤真菌有抑制作用。

甘草是一种传统的中药材，用途广泛，有"十方九草"之说，《神农本草经》列为上品，名医陶弘景称之为"国老"和"众药之王"。甘草味平，入脾、胃、肺经，有补脾益气，止咳祛痰，清热解毒，通经脉，利血气，调和诸药的功能，素有"和气佬"之称。用甘草加工的浸膏，治疗气管炎、咽炎、尿道炎、腹泻、类风湿性关节炎等。近年来，甘草的浸提物添加于啤酒、饮料、糖果、酱油等食品中。

金银花、菊花、甘草复合保健凉茶饮料，集 3 种药材特性为一身，具有很好的保健功能。

1. 工艺流程

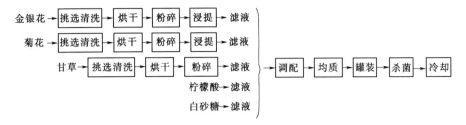

2. 工艺要点

分别提取金银花、菊花和甘草汁，然后按比例进行调配。

（1）金银花汁的浸取。选用无腐烂、无杂叶残枝、花蕊整齐的金银花，在干燥箱 63℃ 下烘 50min，然后用粉碎机粉碎，粉碎的金银花在加水量 40 倍、温度 90℃、时间 30min 条件下浸提，然后用 100 目的分样筛加定性滤纸过滤，得到一定可溶性固形物浓度的金银花汁。

（2）菊花汁的浸取。选择花蕾完整、无梗叶、无霉烂的菊花，用清水漂洗干净，在 60℃ 下烘 30min，粉碎机粉碎，置入一定量水中，在加水量 60 倍、温度 90℃、时间 30min 条件下浸提一段时间，用 100 目分样筛加定性滤纸过滤，得到一定可溶性固形物浓度的菊花汁。

（3）甘草汁的浸提。选取无杂质、无霉变、无虫蛀的甘草，放入干燥箱于 100℃ 烘 30min，粉碎机粉碎，置入一定量水中，在加水量 10 倍、温度 90℃、时间 4h 条件下浸提一段时间，用 100 目分样筛加定性滤纸过滤，得到一定可溶性固形物浓度的甘草汁。

（4）调配。将金银花汁、菊花汁、甘草汁、白砂糖和柠檬酸，在 75～80℃ 下，按金银花汁 20％、菊花汁 15％、甘草汁 10％、白砂糖 10％、柠檬酸 0.12％ 的比例混合，搅拌均匀。

（5）均质。将调配好的混合液趁热均质，然后立即灌装。

（6）杀菌、冷却。将灌装的混合料液，于 100℃ 下杀菌 30min，冷却到 40℃ 以下。

（7）检验。固形物含量采用阿贝折光仪法；固形物浸提量采用固形物含量×浸提液体积计算；pH 值用 pH 酸度计测定。

3. 产品质量指标

产品质量指标包括感官、理化和微生物等方面指标，用于衡量产品质量指标。

（1）感官指标。产品呈金黄色，均匀一致；无杂质，口感爽口，具有金银花、菊花、甘草的天然风味，无不良风味。

（2）理化指标。可溶性固形物含量≥8.6％，pH 值为 4.4。

（3）微生物指标。细菌总数≤100 个/mL，大肠菌群≤3 个/100mL，致病菌不得检出。

三、食品开发

相对于金银花/山银花的药用和饮料开发，其食用价值的市场潜力也不可小觑，如利用金银花/山银花制作晶、糖、冰淇淋、酸奶等，甚至还可以直接用作高档食材，都是重要的食品开发方面。

（一）金银花／山银花晶

金银花晶是一种既清凉解暑，又有保健疗效的饮料。其制作原料包括金银花、柠檬酸钠、白砂糖、苯甲酸钠、柠檬酸、柠檬黄、苹果酸。

1. 工艺流程

金银花 → 粗碎 → 渗提 → 过滤 → 浓缩 → 取汁 → 拌和 → 造粒 → 沸腾干燥 → 冷却 → 储藏检验 →
包装 → 出厂

2. 工艺要点

金银花晶的制作，至少要包括以下 8 个步骤。

（1）渗提。把 95％食用酒精用温水（30～45℃）稀释至 25％酒精溶液，将粗金银花放入。盛放容器以搪瓷桶、陶缸为宜，不能与金属用具接触，以免颜色变黑。渗汁时间一般控制在 24h 之内，用纱布覆盖，以防杂质入侵。

（2）过滤。经 24h 浸湿后，用尼龙布去渣留汁，加柠檬黄。

（3）浓缩。将汁水放入夹层锅内，加温。温度控制在 50～60℃，45～60min。汁水加温，温度不宜过高，否则发生氧化、使汁液内部成分破坏。温度也不能太低，以免发生沉淀现象。在加温停止时，再加入苯甲酸钠，不断搅拌至均匀。浓缩程度至可溶性物 25％即可。

（4）取汁。选用一级白砂糖，用粉碎机进行粉碎。粉碎后用振动筛（100 目铜筛网）过滤。

（5）拌和。开动搅拌机，将糖粉倒入，进行搅拌，同时将金银花汁放入，再加入柠檬酸、苹果酸，一起搅拌；然后加柠檬酸钠，此时物料中水分为 10％～12％。物料不能太湿，以免影响造粒。水分也不能太少，否则不能形成颗粒状。

（6）造粒。将混合物直接放入摇摆式颗粒机内，用 20～30 目铜筛、速度 140r/min 左右摇摆，使物料逐步造粒。造粒时不宜过多放料，容易造粒堵塞。但含水过多，也容易堵塞筛网。

（7）沸腾干燥。成型后的颗粒即可流入沸腾干燥机内进行干燥。沸腾干燥采用蒸汽加热，使热风在干燥室内沸腾，温度为 60℃，时间一般掌握在 15min，干燥至物料含 2％水分为止。温度、时间要求很严，时间过长、温度过高，使物料容易发生焦味；干燥温度低，容易产生凝结。物料水分高，不宜沸腾。

（8）冷却、包装。经过冷却，即可进行包装。

3. 产品质量指标

色泽和香味：金银花晶呈微淡黄色，具有金银花的芳香气味。

口味：甜味适宜，无焦味或其他异味。

组织形态：呈微颗粒状，略带有细粉，在冷、热水中溶解性良好，不出现沉淀和其他杂质。

（二）金银花／山银花糖

金银花糖包括软糖、口香糖等。下面以生姜和金银花复合软糖为例介绍。

1. 工艺流程

选择生姜、金银花，并经过预处理后，分别提取浓缩液，按有关工艺制作软糖。

（1）生姜的选择和预处理。选择成熟、新鲜、嫩绿、无腐烂组织的生姜。先用清水清洗表面的泥土，然后用刀去除表皮，再用水清洗干净，沥干水分，用刀切成薄片，把姜片投放到20倍的沸水中，3min后加适量的冷水降温至60℃，加适量的异Vc，恒温浸提30min，过滤取汁。姜片加适量水再进行第二次浸提，再过滤取汁，把两次滤液混合后低温浓缩至原体积的1/5，备用。

（2）金银花的选择和预处理。选择花蕾均匀待开、无虫蛀的金银花，投入到20倍的沸水中，3min后加适量的冷水降温至60℃，加适量的异Vc，恒温浸提30min，过滤取汁。再加适量水再进行第二次浸提，再过滤取汁，把两次滤液混合后低温浓缩至原体积的1/5，备用。

（3）软糖的制备。软糖制备的工艺流程如下：

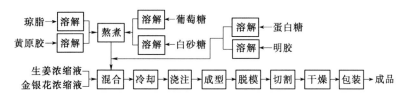

2. 工艺要点

称取一定量的白砂糖（再加入适量的水充分溶解过滤）、葡萄糖加水溶解，将它们混合、熬煮。选择清亮、透明的干琼脂。因琼脂、黄原胶、明胶吸水率高，最高可达30～40倍，所以事先要经过浸泡，且在10h以上，使其充分吸水膨胀，小火缓慢加热直至全部溶化。将糖液与凝胶液混合继续熬煮，温度控制在115℃左右，用糖度计测可溶性固形物含量在65%左右时，则达到熬糖终点；亦可用筷子蘸取糖液观察溶液浓度，当糖液从筷子流下呈细短糖条，呈不易断落状，说明已经熬好；将糖液冷却至75℃左右，加入生姜、金银花浓缩液和柠檬酸溶液，再加入蛋白糖、明胶溶胶和柠檬酸溶液。熬煮片刻，离火冷却。

待糖膏冷却至70℃，出锅后用塑料立体模盘浇模，静置至室温后凝胶成型。用塑料立体模盘浇注的软糖形状清晰，立体感强，脱模方便，易清洗。成型后脱模干燥。干燥的温度控制在45℃左右，干燥时间为5～6h。干燥温度不可高于60℃，否则会使成品糖的色泽发生褐变和明胶分解。

所得到的产品色泽呈淡黄色、半透明、富有光泽和弹性，酸甜适口，低热量，口感细腻，具有生姜的独特香气和风味。

3. 产品质量指标

产品质量指标包括感官、理化和微生物等方面指标，用于衡量产品质量指标。

（1）感官指标。糖体呈淡黄色，半透明，富有光泽。糖体饱满、无硬皮，组织柔韧、富有弹性。酸甜适口、甜味绵长，口感细腻、软糯，不粘牙，有嚼劲，具有生姜和金银花的独特风味。

（2）理化指标。含水量为13%～15%；无肉眼可见杂质。

（3）微生物指标。细菌总数（个/g）≤100；大肠菌群（个/100g）≤30；致病菌未检出。

（三）金银花/山银花冰淇淋

金银花冰淇淋的配方较多。在冰淇淋基本配方的基础上加入菊花、金银花提取液，分别制得菊花冰淇淋、金银花冰淇淋、复合菊花-金银花冰淇淋等，具有清凉解暑的功能，是一种新型保健冰淇淋[91]。

1. 工艺流程

先提取菊花、金银花的固形物，再试制不同风味的冰淇淋。

（1）菊花、金银花的提取及固形物测定。称量菊花、金银花各50g，加入1000mL水浸泡0.5h，然后煮沸0.5h，等冷却后过滤。此时滤液分为两部分，一部分用纱布过滤后再抽滤，得处理液备用。另一部分加入95%的乙醇，使杂质沉淀，进行分液，然后蒸馏回收乙醇，得到处理液进行固形物测定，其工艺流程为：

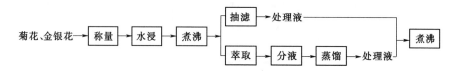

菊花、金银花处理液的固形物含量分别为2.61%和2.78%。

（2）冰淇淋的制作。冰淇淋的基本配方为：白砂糖13%，全脂奶粉7%，麦淇淋10%，糯米粉3%，明胶0.3%，CMC 0.2%，分子蒸馏甘酯0.1%，蔗糖酯0.05%。

分别用菊花、金银花的提取液制作冰淇淋，品尝其风味和口感，确定其最佳提取液添加量，然后复合菊花、金银花的提取液制作冰淇淋，确定其最佳配方。

工艺流程如下：

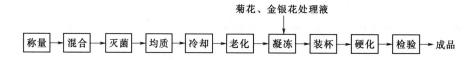

2. 工艺要点

工艺要点包括以下5个步骤。

（1）混合。冰淇淋原料应先干混，特别是应与白砂糖进行干混，才可尽量避免胶体不能完全溶解。

（2）杀菌。巴氏杀菌80℃，15min，可杀灭配料中的致病菌和绝大多数的非致病菌。

（3）均质。使得混合料的脂肪球微粒化，成为均质的乳化状态，同时可使混合料黏度增加，防止在凝冻时脂肪球被搅拌成奶油粒，以保证冰淇淋产品组织细腻。通常在60～70℃的温度下进行均质，一般来讲，一级均质压力18MPa，二级均质压力3MPa。

（4）冷却与老化。冷却与老化对制品的整体质量是至关重要的，杀菌后混合料应立即冷却到0～5℃，老化2h，老化过程中混合料变得稳定，冰淇淋组织结构变得光滑，并有利于凝冻过程中提高冰淇淋的膨胀率。

（5）凝冻。凝冻过程是将混合料在强制搅拌下进行冰冻，使空气以微小的气泡状态均匀地分布于全部混合料中，一部分水成为冰的微细结晶的过程。其作用有：一是冰淇淋混合料受制冷机的作用而温度降低，黏度增加，逐渐变厚成为半固体状态，即凝冻状态；二是由于搅拌器的搅动，刮刀不断将桶壁的物料刮下，防止混合料在壁上结成大的冰屑；三是由于搅拌器的搅拌和冷却，在凝冻时空气逐渐混入从而使其体积膨胀，使冰淇淋达到优美的组织与良好的形态。这一工序对冰淇淋的质量关系很大，而且对于产率也有很大的影响。

3. 产品质量指标

产品质量指标包括感官、理化和微生物等方面指标，用于衡量产品质量指标。

（1）感官指标。特有的菊花、金银花味，不得有酸味、金属味、油哈味及其他异味。组织细腻润滑，允许有轻微冰晶存在，膨胀率60%。

（2）理化指标。含脂量＞12%，蛋白质含量＞1.8%，糖含量＞13%，总固型物＞33%，酸度＜0.2%。

（3）微生物指标。细菌总数＜30000个/mg；大肠菌群＜450个/100mL；致病菌不得检出。

（四）金银花/山银花酸奶

申请专利或市场上见售的金银花酸奶产品有金银花功能性酸奶、香菇-银耳-金银花复合保健酸奶、薄荷金银花酸奶等。下面对金银花功能性酸奶加以介绍。

1. 主要原料

金银花汁：牛奶＝0.05：1，接种量为5%，加糖量为8%。

2. 感官指标

乳白色，均匀一致，无分层、无气泡及沉淀现象，具有金银花味道和浓郁的乳酸菌发酵酸奶香味，无异味，酸甜适中，口感细腻润滑、柔和。

3. 风味特点

与普通酸奶在外观和风味上并无太大区别，有微苦的口感，金银花本身的味道并不强烈，但拥有较强的药理作用，尤其适于夏季食用。

（五）金银花/山银花酒

利用金银花/山银花与其他原料配合，生产酒的产品或专利已相当多，如金银花酒（金银花、白酒等）、二花酒（金银花、大青叶等）、金杞酒（金银花、枸杞等）、金银花山葡萄酒（金银花、山葡萄等）、菊蒿银花酒（金银花、菊花等）、银麦啤酒（金银花、麦芽等）等。

下面介绍申作树[96]利用山东沂蒙山区丰富的金银花资源，与兰陵美酒的传统工艺相结合，开发研制金银花美酒的工艺技术。

1. 工艺流程

金银花美酒的主要原料如下：

（1）黍米：又名大黄米，选用色泽光亮，颗粒饱满的金黄色米粒，并要求新鲜、无霉变，淀粉含量应达到60%～65%的标准。

（2）金银花：选用经自然阴干、新鲜、无霉变、无虫蛀、无开放头的花蕾，水分≤15％。

（3）甜酒药：自产，主要作用为糖化发酵剂。

（4）麦曲：选用高温纯小麦草曲，储存期半年。水分≤12.5％，糖化力 800～1000mg/(g·h)，液化力≥2.0mg/(g·h)。

（5）烧酒：55％（v/v）。

主要工艺流程如下：

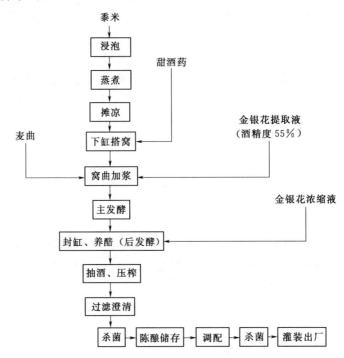

2. 工艺要点

在对金银花原料烤焙的基础上，获取提取液和浓缩液。

（1）原料的烤焙。新收购的金银花是花农采摘后经自然阴干而成，称为生银花。生银花的香气不成熟，青气较重，需经烘烤去除其生青味，并能在烘烤过程中产生一种幽雅的金银花香气。经烘烤后的金银花称为熟银花。

原料的精选：将生银花中的杂草、沙石、叶子及已开放的花蕾挑选干净。

浸渍吸附：将挑选后的金银花放入用多种名贵中药材配制的药液中，浸渍、吸附 5～10min，其目的一是为了提高金银花的药效；二是为了在烘烤过程中使金银花产生一种悦人的复合药香。

烘干：将浸渍后的金银花放入烘干机内进行烘干，烘干温度控制在 70～80℃，时间约 40～45min。

烤焙：将已烘干的金银花放入 160℃的烤箱中烤焙 5～10min，取出后迅速冷却，即得熟金银花，熟金银花的水分含量要求≤5％。

（2）金银花提取液的制备。取熟金银花 10kg，放入 300kg 的瓷缸中，加入 200kg 55％（v/v）的烧酒，拌匀后密封，储存一个月，然后经压榨、过滤即得金银花提取液。

金银花提取液的可溶性固形物含量要求达到 2%～3%。

（3）金银花浓缩液的制备。制备工艺如下：

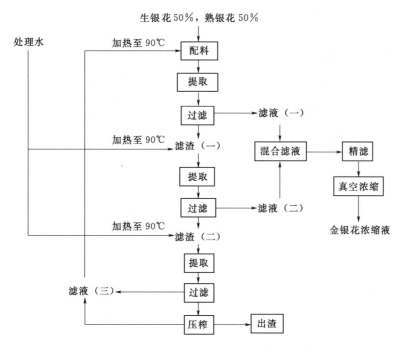

金银花浓缩液的可溶性固形物的含量要求达到 20%～30%。

3. 产品质量指标

产品质量指标包括感官、理化和微生物等方面指标，用于衡量产品质量指标。

（1）感官指标。琥珀光色、清亮透明；具有兰陵美酒和金银花之独特复合香气，诸香谐调；口味醇厚、酸甜适宜，具有本品独特的典型风格。

（2）理化指标。酒精度为 18%±1%；总糖为 10～15g/100mL（以葡萄糖计）；总酸为 0.3～0.5（以琥珀酸计）。

（3）微生物指标。细菌总数（个/mL）<50；大肠杆菌数（个/100mL）<3；致病菌未检出。其他卫生指标应符合《食品安全国家标准》（GB 2758—1981）发酵酒的标准要求。

此外，尚有利用金银花/山银花开发制作的各类糕点等，同时金银花/山银花也可作为食材，用于菜、粥、汤品等烹饪（图 3-27）。

四、日化开发

从金银花/山银花提取物中分别鉴定出 27 个和 30 个化合物，主要为单萜和倍单萜类化合物。主要成分有芳樟醇、香叶醇、香树烯、苯甲酸甲酯丁午酚等。金银花中的芳香性挥发油及其他有效物质加入到化妆品中，可使泡沫丰富、香味柔和、清除污垢、清洁皮肤、滋养皮肤，使皮肤保持较高的含水量，增强皮肤活力，达到延缓皮肤衰老的作用，对脂溢性皮炎及其他皮肤炎症有一定的疗效。

取金银花/山银花净品，把用水蒸气蒸馏法提取的芳香性挥发油，和用溶剂提取的金银花有效物质，加入到洗浴剂和化妆品中，对皮肤没有伤害，且泡沫丰富，香味柔和，可

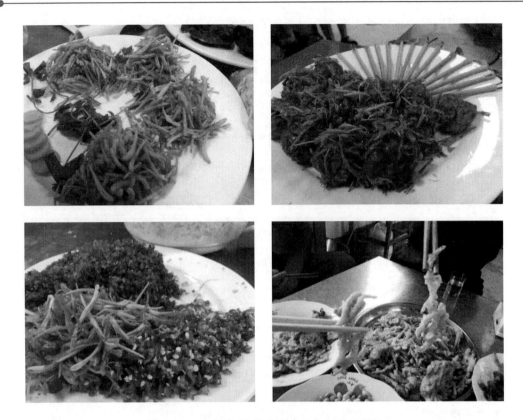

图 3 - 27 金银花/山银花可作为食材用于烹饪

清除污垢，清洁皮肤，滋养肌肤，使皮肤保持较高的含水量，增强皮肤的活力，达到延缓皮肤衰老的作用。对脂溢性皮炎、皮肤炎症亦有一定疗效，可去屑止痒，柔发健肤。这类产品主要有金银花复方洗手液、金银花药物浴洗剂、金银花香波、金银花香皂等。

另外，将金银花/山银花加入到花露水中，成为金银花花露水，具有防痱除痱、提神醒脑、清凉解暑、消除疲劳、缓解头晕等功效。因此在很大程度上可以代替传统单一功能的痱子水和痱子粉，避免对儿童皮肤的刺激、损伤，是少年儿童度夏的伙伴和防暑降温之佳品。

围绕日常生活的金银花/山银花日化产品，还有牙膏、漱口液、沐浴液、洗发浸膏、护服液、防晒品、痱子粉、枕芯、保健被、涂料等。

（本章主要执笔人：胡建忠　吕兆林　殷丽强　李蓉　等）

本 章 参 考 文 献

［1］ 林凯 . 福建金银花挥发油成分分析 ［J］. 江西农业学报，2009，21 (5)：102 - 104.

［2］ 张玲，彭广芳，钟方晓，等 . 山东金银花挥发油的化学成分分析 ［J］. 时珍国药研究，1996，7 (2)：89 - 91.

［3］ 刘家欣，谷宜洁 . 湘西金银花挥发油化学成分研究 ［J］. 分析科学学报，1999，15 (1)：66 - 69.

［4］ 邢学锋，陈飞龙，安春志，等．河南省密县金银花挥发油化学成分研究［J］．第一军医大学分校学报，2005，28（2）：114－115.

［5］ 杨敏丽，赵彦贵．不同月份宁夏原州区金银花挥发油成分的分析比较［J］．宁夏大学学报（自然科学版），2007，28（2）：140－147.

［6］ 杜成智，冯旭，王卉，等．不同产地金银花挥发性成分的 GC－MS 分析［J］．江苏农业科学，2014，42（7）：313－315.

［7］ 粟时颖，郑兴，廖端芳．山银花研究进展［J］．南华大学学报（医学版），2009，37（6）：744－746，757.

［8］ 何兵，冯文宇，田吉等．四川泸州山银花挥发油化学成分气相色谱-质谱联用分析［J］．时珍国医国药，2007，18（10）：2368－2369.

［9］ 刘艳，熊伟，李春红，等．不同加工方法对泸州山银花挥发油含量的影响［J］．中国医院药学杂志，2013，33（23）：2004－2006.

［10］ 刘艳，何兵，熊伟，等．不同加工方法对泸州山银花品质影响的研究［J］．药物分析杂志，2013，33（11）：1984－1988.

［11］ 王振中，毕宇安，尚强，等．金银花与山银花挥发性成分 GC－MS 的研究［J］．中草药，2008，39（5）：672－674.

［12］ 杨红娟，李发美．几种金银花的模式识别［J］．沈阳药科大学学报，2003，20（1）：19－22.

［13］ 刘敏彦，高淑丽，刘丽华，等．HPLC 法同时测定不同产地金银花和山银花中 6 种有机酸成分［J］．中药材，2013，36（2）：196－198.

［14］ 江海，魏巍，丁锐．HPLC 法测定汉中地区金银花中绿原酸含量［J］．陕西理工学院学报，2006，22（1）：87－89.

［15］ 徐涛，潘见．金银花中绿原酸的分离纯化［J］．阜阳师范学院学报（自然科学版），2005，22（1）：8－10.

［16］ 杨敏丽，郝凤霞．金银花中绿原酸的分离纯化工艺研究［J］．食品科学，2007，28（7）：255－259.

［17］ 张佳敏，张文，沈晓萍，等．加热法对金银花氨基酸、可溶性固形物浸出率的影响研究［J］．食品科学，2006，27（10）：380－383.

［18］ 达超超，赵亚洲，刘军海．响应面法对金银花中绿原酸提取工艺的优化［J］．贵州农业科学，2010，38（12）：192－195.

［19］ 郝瑞然，韦藤幼．减压内部沸腾法提取金银花中的绿原酸［J］．广西科学，2006，13（1）：43－45.

［20］ 阮培均，王孝华，王海玲．不同施氮量和采收期对金银花主要成分的影响［J］．贵州农业科学，2012，40（1）：62－64.

［21］ 徐李，曾忠良，徐晓玉，等．不同采收时间·花期及干燥方法对秀山金银花中绿原酸含量的影响［J］．安徽农业科学，2010，38（6）：2938－2939.

［22］ 刘冠明，郑奕雄，谢振文，等．广东南北生态区金银花绿原酸含量比较［J］．广东农业科学，2006（6）：26－27.

［23］ 舒胜辉．不同产地山银花有效成分绿原酸含量的比较研究［J］．中医药导报，2006，12（5）：74－75.

［24］ 李红霞，王雪芹，李振国，等．不同产地金银花与山银花主要成分的含量比较［J］．中国药房，2011，22（31）：2935－2937.

［25］ 张玲容，周日宝．产地加工方法对山银花药材品质的影响［J］．湖南中医药大学学报，2011，31（3）：42－44.

［26］ 冯彬彬，王小翠，张建海，等．不同产地金银花与山银花中绿原酸含量的比较研究［J］．安徽农业科学，2012，40（2）：729－730.

［27］ 张伟敏，张盛林，钟耕．木犀草素的研究概况［J］．中国食品添加剂，2005（2）：11－16.

[28] 马双成，刘燕，毕培曦，等．金银花药材中抗呼吸道病毒感染的黄酮类成分的定量研究 [J]．药物分析杂志，2006，6（4）：426－430．

[29] 赵琰玲，尹莲．金银花化学成分与有效成分提取研究进展 [J]．医学导报，2007，26（5）：521－523．

[30] 王柯，王艳艳，赵东保，等．HPLC 法测定金银花不同部位中木犀草素及其苷的含量 [J]．河南大学学报（自然科学版），2011，41（1）：39－43．

[31] 杨敏丽，王丽婷．金银花不同品种及不同部位木犀草素含量的比较 [J]．中华中医药杂志，2007，22（10）：666－668．

[32] 张代佳，刘传斌，修志龙，等．微波技术在植物胞内有效成分提取中的应用 [J]．中草药，2000，31（9）：5－6．

[33] 程江华，任琪，丁之恩，等．石榴皮和石榴叶的总黄酮含量及变化研究 [J]．食品工业科技，2010，31（4）：68－70．

[34] 粟时颖，郑兴，廖端芳．山银花研究进展 [J]．南华大学学报（医学版），2009，37（6）：744－746，757．

[35] 柴兴云，王林，宋越，等．山银花中黄酮类成分的研究 [J]．中国药科大学学报，2004，35（4）：299－302．

[36] 薛长晖．胶束增敏荧光法测金银花中黄酮的含量 [J]．辽宁农业科学，2010（5）：47－49．

[37] 陈敏，吴威巍，沈国强，等．灰毡毛忍冬化学成分研究-灰毡毛忍冬素 F 和 G 的结构测定 [J]．药学学报，1994，29（8）：617－620．

[38] 娄红祥，郎伟君，吕木坚．金银花中水溶性化合物的分离与结构确定 [J]．中草药，1996，27（4）：195－199．

[39] 茅青，曹东．灰毡毛忍冬化学成分的研究 [J]．药学学报，1993，28（4）：273－281．

[40] 贾宪生，吴家其，茅青．吊子银花的品质研究 [J]．贵阳中医学院学报，1997，19（4）：58．

[41] 高立新．山银花不同物候期总皂苷的含量测定 [J]．中国现代应用药学，2013，30（10）：1110－1113．

[42] 柴兴云，李萍，窦静，等．山银花中皂苷类成分研究 [J]．中国天然药物，2004，2（2）：83－87．

[43] 贺清辉，李会军，毕志明，等．红腺忍冬藤茎的化学成分 [J]．中国天然药物，2006，4（5）：385－386．

[44] 黄佳，虢小翊，彭国平，等．山银花皂苷提取条件优化研究 [J]．湖南农业科学，2012（5）：85－87．

[45] 刘玉琴，谢玉，彭艳梅，等．HPLC 测定山银花药材中常春藤皂苷元的含量 [J]．湖南中医药大学学报，2014，34（3）：28－30，36．

[46] 赵子剑，赵紫梨．金（山）银花药材中 15 种金属元素的测定 [J]．光谱实验室，2013，30（6）：60－63．

[47] 申丽娟，丁恩俊，谢德体，等．电感耦合等离子体原子发射光谱法测定不同产地山银花金属元素主成分及其聚类分析 [J]．食品科学，2014，35（2）：173－176．

[48] 赵良忠，蒋盛岩，刘鹏辉，等．隆回富硒区山银花不同花期硒分布规律研究 [J]．广东微量元素科学，2006，13（1）：35－40．

[49] 黄宁红．微波场协同提取金银花黄色素的研究 [J]．广东微量元素科学，2006（1）：63－66．

[50] 杜佳朋，张友民，王豫．忍冬属植物的研究进展 [J]．北方园艺，2005（4）：11－13．

[51] 姚彩云，宋志军，李汉浠，等．红腺忍冬基源山银花的化学成分 [J]．天水师范学院学报，2014，34（5）：10－12．

[52] 王力川．金银花的化学成分及功效研究进展 [J]．安徽农业科学，2009，37（5）：2036－2037．

[53] 王芳，高松．金银花、山银花药理学研究现状 [J]．辽宁中医药大学学报，2013，15 (4)：237 -239．

[54] 雷志钧，周日宝，曾嵘，等．灰毡毛忍冬与正品金银花解热作用的比较研究 [J]．湖南中医学院学报，2005，25 (5)：14．

[55] 白枫．黄褐毛忍冬总皂苷对卵清蛋白致敏小鼠的免疫调节作用 [D]．重庆：重庆医科大学学位论文，2009．

[56] Keun Ho RYU, Hae In RHEE, Joo Hyon KIM, et al. Anti – Inflammatory and Analgesic Activities of SKLJI, a Highly Purified and Injectable Herbal Extract of Lonicera japonica [J]. Biosci Biotechnol Biochem, 2010, 74 (10)：2022 – 2028.

[57] Wie Jong KWAK, Chang Kyun HAN, Hyeun Wook CHANG, et al. Loniceroside C, an Antiinflammatory Saponin from Lonicera japonica [J]. Pharmaceutical Society of Japan, 2003, 51 (3)：333 – 335.

[58] 郑德和，袁明华，许镇龙，等．凤凰茶、金银花、穿心莲提取液及对抑制口腔病菌效果的研究 [J]．韩山师范学院学报，2007，28 (3)：67 – 69．

[59] 易力，汪洋，杨伟平．金银花对5种畜禽致病菌的体外抑菌作用 [J]．贵州农业科学，2010，38 (1)：132 – 133．

[60] 赵良忠，段林东，余有贵．金银花抗菌物质的提取及其抑菌作用的研究 [J]．邵阳高等专科学校学报，2001，14 (3)：204 – 209．

[61] 陈丽娜．山银花的抗菌作用初步研究 [J]．临床医学工程，2009，16 (10)：46 – 47．

[62] 雷志钧，周日宝，贺又舜，等．灰毡毛忍冬与正品金银花体内抗菌作用的比较 [J]．中医药导报，2005，11 (9)：8．

[63] 王林青，崔保安，张红英．金银花、山银花黄酮类提取物体外抗伪狂犬病病毒作用研究 [J]．中国畜牧兽医，2011，38 (3)：183 – 187．

[64] 范文昌．封丘金银花 [M]．北京：中医古籍出版社，2014．

[65] 胡克杰，孙考祥，王璟璐，等．氯原酸体外抗病毒作用研究 [J]．哈尔滨医科大学学报，2001，35 (6)：430 – 432．

[66] 李永梅，李莉，柏川，等．金银花的抗腺病毒作用研究 [J]．华西药学杂志，2001，16 (5)：327 -329．

[67] 李光玉，吴如英，王玉英，等．灰毡毛忍冬的质量研究 (IV) -对普通感冒的临床疗效观察 [J]．中药材科技，1984 (3)：14．

[68] 时京珍，秀芬，宛蕾．黄褐毛忍冬和灰毡毛忍冬几种成分对大、小鼠化学性肝损伤的保护作用 [J]．中国中药杂志，1999，24 (6)：363．

[69] 刘亚平，贾宪生．黄褐毛忍冬总皂甙对醋氨酚所致肝损伤的保护作用 [J]．中国药理学报，1992，13 (3)：209 – 212．

[70] 潘竞锵，刘惠纯，刘广南，等．金银花能降低小鼠血糖血脂水平 [J]．广州医药，1998，29 (3)：59 – 62．

[71] 樊宏伟，李英斌，孙敏，等．金银花中有机酸类成分抗血栓作用研究 [J]．中药药理与临床，2007，23 (3)：33 – 36．

[72] 李荣，周玉生，匡双玉，等．山银花提取物抗动脉粥样硬化成分研究 [J]．中国现代应用药学，2011，28 (2)：92 – 95．

[73] 宋琳琳，冉军舰，张晓娜．金银花中总黄酮抗氧化性的研究 [J]．现代农业科学，2009，16 (9)：1 – 2．

[74] Sae – Kwang Ku, Bu – Il Seo, Ji – Ha Park, et al. Effect of Lonicerae Flos extracts on reflux esophagitis with antioxidant activity [J]. World Journal of Gastroenterology, 2009, 15 (38)：

4799 -4805.

[75]　刘昌平. 金银花黄酮的抗氧化活性分析 [J]. 安徽农业科学，2009，37（20）：9483 - 9484，9505.

[76]　马彦芳. 金银花抗氧化作用的研究 [J]. 安徽农业科学，2007，35（11）：3241 - 3242.

[77]　田磊，蒋宝平，何苗，等. 金银花-山银花水提液不同配比体外抗氧化作用研究 [J]. 实用药物与临床，2014，17（10）：1290 - 1294.

[78]　谢学明，钟远声，李熙灿，等. 22 中华南地产药材的抗氧化活性研究 [J]. 中药药理与临床，2006，22（1）：48.

[79]　王柳萍，辛宁，丘岳，等. 广西红腺忍冬与山东忍冬总黄酮提取物的抗氧化作用研究 [J]. 广西医科大学学报，2010，27（5）：681 - 683.

[80]　张伟敏，魏静，胡振，等. 灰毡毛忍冬提取纯化物抗氧化性研究 [J]. 食品科学，2008，29（3）：109 - 112.

[81]　Lan W, Zhaojun Z, Zesheng Z. Characterization of antioxidant activity of extracts from Flos Lonicerae [J]. Drug Dev Ind Pharm，2007，33（8）：41 - 847.

[82]　管福琴，冯煦，彭峰，等. 灰毡毛忍冬次皂苷乙抑制白血病细胞 HL - 60 的增殖及其机制研究 [J]. 天然产物研究与开发，2010，22（5）：765 - 768.

[83]　张卫明，等. 植物资源开发研究与应用 [M]. 南京：东南大学出版社，2005.

[84]　梁忆红，才玉婷. 金银花对小鼠腹腔巨噬细胞吞噬功能的影响 [J]. 牡丹江医学院学报，2007，28（1）：69 - 70.

[85]　邱赛红，殷德良. 金银花单品使用的临床应用概况 [J]. 湖南中医杂志，2011，27（1）：119 -120.

[86]　张世林，贺小燕. 金银花治疗幽门螺杆菌相关性消化性溃疡的临床对照研究 [J]. 中国中西医结合杂志，2000，20（4）：284 - 285.

[87]　袁毅君，宋瑛. 清热类中药的抗生育作用 [J]. 天水师范学院学报，2001，21（5）：28 - 30.

[88]　郭桂义，袁丁. 金银花保健茶的研制 [J]. 食品科学，1995，16（12）：25 - 27.

[89]　宋照军，马汉军，刘玺，等. 金银花·红茶复合保健饮料的工艺研究 [J]. 安徽农业科学，2008，36（15）：6508 - 6510.

[90]　宋照军，蔡超，刘玺，等. 金银花·菊花·甘草复合保健凉茶饮料的工艺研究 [J]. 安徽农业科学，2009，37（24）：1171 - 1174.

[91]　蔡云昇，张顾仁，许会舒. 菊花、金银花保健冰淇淋的研制 [J]. 上海应用技术学院学报，2004，4（2）：79 - 82.

[92]　申作树. 金银花美酒的开发研制 [J]. 醉酒，1998（2）：41 - 43.

第四章　忍冬属药典植物枝叶开发利用

忍冬全身都是宝，藤、叶、花均可入药，三者性味基本相同，味甘苦、性微寒，具有清热解毒、散结消肿、通经活络之功效。但性有所不同：花性不如藤、叶之味厚，散结消肿、通经活络之力，花远不及藤、叶。清代张德裕辑《本草正义》曰："今人多用其花，实则花性轻扬，力量甚薄，不如枝蔓之气味俱厚。古人只称忍冬，不言为花，则并不用花入药自可于言外得之。观明代李时珍《本草纲目》所附诸方，尚是藤叶为多，更是佐证。"

以下从忍冬属药典植物的忍冬藤和嫩枝叶两个方面，分别加以阐述。

第一节　忍冬藤活性成分与利用

忍冬藤为常用中药，为忍冬的干燥茎枝，具有清热解毒、消肿的功效。2015 年版《中国药典》规定忍冬藤为忍冬科植物忍冬的干燥茎枝。并指出，秋冬二季采割，晒干。但在实际使用中，多种忍冬属植物的藤茎在不同的地区都以忍冬藤入药。《中华本草》记载忍冬藤的来源，有忍冬科植物忍冬、华南忍冬、红腺忍冬、黄褐毛忍冬等的茎枝[1]。这又是现实与《中国药典》相打架的地方。由于目前国家对忍冬藤，还没有像对花蕾那样细分为金银花、山银花两大类，严加区分，各地尚可模糊应用；但相信随着研究的不断深入，也会对忍冬属不同种类的"藤"加以厘定。下面按《中国药典》（2015 年版）要求，对忍冬藤活性成分加以叙述；而对非忍冬同属其他植物，只用作对比分析。

一、活性成分及作用

经考证，唐代以前的用药部位，基本上是用忍冬藤，应用范围较为局限。梁代陶弘景撰《名医别录》中记载治寒热身肿。唐代陈藏器撰《本草拾遗》记载"治热毒血病"。宋、元年间，较多应用于外科疮痈疗疽诸症。药用部位较多用忍冬茎叶，有的去茎单用叶，有的茎、叶、花同用。如宋代《太平惠民和剂局方》中的神效托里散，方中用忍冬草（去梗），主治痈疽、发背、肠痈、奶痈、无名肿毒等。宋代《外科精要》中，用忍冬全草（根、茎、叶、花皆可），治消渴病愈后，预防发痈疽。宋代《苏沈良方》中用治痈疮疡久不合，已将忍冬藤与金银花分别应用，且大多应用的是金银花，对金银花的效用认识也更全面。明清以来对花的应用渐占上风。明代陈实功《外科正宗》托里消毒散、疗疮复生汤等，均用金银花。《本草纲目》认为，"忍冬茎叶及花功效皆同"。现代研究表明，忍冬藤的有效成分及药理作用与金银花相似。而现代忍冬藤多用于热痹症。从忍冬藤与金银花的应用沿革来看，忍冬藤功用，尤其是清热解毒方面不亚于金银花。

（一）主要活性成分

研究证明，忍冬藤与金银花化学成分相近。《中国药典》只将忍冬藤的绿原酸和马钱苷含量作为质量控制指标，但最新研究表明，忍冬藤中还含有黄酮类、皂苷类成分以及包括马钱苷在内的环烯醚萜苷类成分[2-5]，忍冬藤中的环烯醚萜苷类成分具有较好的抗炎、抗水肿、抗病毒活性，其抗水肿活性甚至优于金银花[6]。辛贵忠等[7]认为，忍冬藤中环烯醚萜苷类和有机酸类的生理活性最强。

1. 有机酸类

忍冬藤所含有机酸类化合物主要有绿原酸、异绿原酸、咖啡酸、棕榈酸、马钱子酸、原儿茶酸等。

绿原酸含量随产地和物候期的变化差异显著，并呈现一定的规律性。忍冬藤产地不同，绿原酸含量差异较大。苏孝共等[8]研究发现，不管是嫩枝或老枝，浙江产忍冬藤的绿原酸含量，均明显高于山东产忍冬藤的绿原酸含量。李江等[9]采用 HPLC 法测定了忍冬藤不同采收期中绿原酸和咖啡酸的含量，结果见表 4-1。文中数据为 3 个重复的平均值。

表 4-1　　　　　　　　　忍冬藤不同采收期中绿原酸和咖啡酸含量

取 样 时 间	绿原酸含量/%	咖啡酸含量/%
9 月上旬	0.58	0.19
9 月下旬	0.55	0.18
10 月上旬	0.70	0.23
10 月下旬	0.64	0.20
11 月上旬	0.51	0.17
11 月下旬	0.48	0.15
12 月上旬	0.31	0.11
12 月下旬	0.29	0.12

比较表中不同采收期的药用成分含量可以发现，不同时期药材成分的含量存在很大的差异。如在 9—12 月的采收期内，10 月采收的样品含量较高，12 月采收的较低。故选择不同的采收时间，对忍冬藤的质量控制至关重要。

在日常工作中发现，忍冬藤药材多为嫩枝，甚至有的生产部门将老枝弃之，但民间使用嫩老枝混杂，以老枝见多。《中国药典》并没有明确规定，忍冬藤该使用嫩枝还是老枝，只是规定绿原酸的含量控制标准。苏孝共等还研究发现，忍冬藤老枝的绿原酸含量明显高于嫩枝的绿原酸含量，高出 68%～108% 不等，平均高出 82.6%（表 4-2）。从绿原酸含量为质量控制标准来看，老枝优于嫩枝，不应将老枝弃之。

我们于 2015 年取样测定了黄褐毛忍冬藤茎及叶的绿原酸含量，两者分别为 0.06% 和 1.15%，藤茎含量较低（低于药用忍冬藤 0.1% 的最低标准要求）；华南忍冬藤茎和叶的绿原酸测定结果分别为 0.14% 和 0.13%，藤茎含量达到了 0.1% 的药用最低标准。荀占平等[18]用 HPLC 法，测定了 6 种忍冬属植物（3 种药典植物）藤中绿原酸的含量，详见表 4-3。

表 4 - 2　　　　　　　　　　　不同产地忍冬藤所含绿原酸对比

产　　地	嫩枝绿原酸含量/%	老枝绿原酸含量/%
山东临沂	0.053	0.102
山东济南	0.059	0.122
浙江杭州	0.132	0.141
浙江瑞安	0.139	0.276
浙江康嘉	0.193	0.402

表 4 - 3　　　　　　　　　　忍冬属 6 种植物藤中绿原酸含量对比

序　号	植物名	产　　地	含量/‰	RSD
1	细毡毛忍冬	四川南江	1.23	0.97
2	细毡毛忍冬	重庆南川	1.19	1.36
3	峨眉忍冬	四川旺苍	1.34	0.42
4	峨眉忍冬	重庆南川	1.74	0.86
5	灰毡毛忍冬	重庆南川	1.19	1.27
6	淡红忍冬	四川峨眉山	0.84	1.02
7	淡红忍冬	四川康定	0.83	0.52
8	忍冬	四川峨眉山	1.06	0.78
9	忍冬	四川成都	2.47	1.13
10	红腺忍冬	重庆南川	2.55	0.58

　　测定结果表明：一是供试品溶液和对照品绿原酸溶液的紫外扫描图谱在 250～400nm 范围内一致，证明绿原酸为忍冬藤中的主要成分；二是为了保证测试结果的可比性，材料来源全为植株从上往下数第 5～15 节之间的藤茎，未采集木栓层已脱落的老藤。三是所测绿原酸含量在 0.83‰～2.55‰ 之间，相差 3 倍，1.0‰～1.4‰ 之间的样品数量最集中，占样品的 50%。除峨眉山产和康定产淡红忍冬的藤茎外，其余藤茎的绿原酸含量均大于 1.0‰。说明就绿原酸这一指标来看，参试 5 种忍冬属植物（除淡红忍冬外）的含量均可达到药典要求。

　　苟占平等[10-11]还采用分光光度法同步测定了这 6 种植物的绿原酸含量，发现所有产地测定结果远高于《中国药典》中的限量要求。分析原因，是由于金银花中有绿原酸的几种异构体[12]，其原植物忍冬藤中也应该含绿原酸的几种异构体，分光光度法可测定其总含量[13]，所以该实验所得结果实为绿原酸类的总含量。当然，这只是一种对比探讨，实际工作中还是应以药典规定的 HPLC 法测定为宜。

　　钱正明等[14]采用 HPLC 法测定了忍冬藤和叶中 8 种活性成分，包括绿原酸（1）、咖啡酸（2）、马钱子苷（3）、当药苷（4）、断氧化马钱子苷（5）、木犀草苷（6）、芦丁（7）和异绿原酸（8），结果见表 4 - 4。

表 4-4 不同产地忍冬藤和叶中 8 种活性成分测定

产地	叶含量/(mg/g)								藤含量/(mg/g) (n=3)							
	1	2	3	4	5	6	7	8	1	2	3	4	5	6	7	8
南京	11.14	0.083	0.24	0.60	0.74	0.43	0.78	3.36	3.92	0.23	1.59	0.36	3.10	—	tr	0.37
杭州	11.97	0.036	0.30	0.72	40.4	0.44	0.68	1.75	4.43	0.27	2.71	0.70	4.09	—	0.17	0.30
昆明	7.62	tr	0.43	0.37	35.0	1.31	1.89	3.68	3.13	0.30	4.55	—	10.8	0.17	0.14	2.23
上海	0.74	tr	0.90	2.88	11.9	0.16	1.01	0.28	0.47	0.34	5.26	1.03	5.40	0.09	0.18	0.24
广州	5.24	0.032	—	0.87	1.15	0.43	0.263	4.47	1.61	0.39	1.55	1.25	0.44	tr	tr	1.84
济南	1.96	0.031	0.14	1.46	12.5	0.10	0.98	0.82	0.66	1.05	6.58	0.98	1.65	—	0.21	1.25
洪江	0.65	0.036	—	0.59	7.64	0.26	0.23	2.54	0.52	0.15	2.18	0.81	1.02	—	—	1.24

注 每一数据为 3 份样品的平均值；tr 代表痕量。

以上数据显示不同产地的样品，由于生长环境（土壤、温度和日照等）的不同，其成分有较明显的差别。例如，南京、杭州和昆明的样品中，绿原酸和断氧化马钱子苷的含量，远高于其他产地的样品。因此要得到较为均一的药材，必须对药材进行规范化种植管理。表 4-4 中数据还显示出，藤和叶中的成分差异较大，有机酸类化合物中，绿原酸和异绿原酸均以叶中的含量较高，而藤中咖啡酸含量较高。环烯醚萜类化合物中，当药苷在藤和叶中的含量基本相同，马钱子苷以藤占优，断氧化马钱子苷在叶中的含量高。黄酮类化合物则以叶中的含量占绝对优势，这与文献[15]报道的一致。现代药理研究表明，以上化合物均为活性化合物，其中绿原酸、异绿原酸、咖啡酸、木犀草苷、芦丁具有抗氧化、抗菌等活性，马钱子苷、当药苷和断氧化马钱子苷具有保肝、免疫促进等作用。从整体上看，叶中的有机酸类和黄酮类化合物的总量占有绝对优势。因此，从化合物含量的角度推测，叶比藤应该具有更好的抗氧化、抗菌活性。当然，这也仅是一家之言，还需要多方测定验证。

2. 皂苷类

2006 年，陈军等[16]首次从忍冬藤的茎枝中，分离得到马钱素和当药苷 2 个环烯醚萜苷化合物。同年，贺清辉等[17]从红腺忍冬藤茎乙醇提取物的正丁醇萃取部位，分离得到 5 个环烯醚萜苷类化合物，鉴定为：马钱子苷（1），獐牙菜苷（2），断氧化马钱子苷（3），断马钱子苷半缩醛内酯（4），断马钱子苷（5）。5 个化合物均为首次从该种分离得到，并首次从忍冬属中分离得到地榆皂苷Ⅱ。2010 年，马荣等[18]从忍冬藤醇提物中分离出 6 个化合物：（＋）松脂酚-4-O-β-D-吡喃葡萄糖苷（1），香叶木苷（2），槲皮素-7-O-β-D-吡喃葡萄糖苷（3），尿嘧啶核苷（4），2-甲氧基对苯二酚-4-O-β-D-葡萄糖苷（5），咖啡酸-4-O-β-D-葡萄糖苷（6）。化合物 1～6，均为首次从忍冬属中分离得到。

陈军等[19]曾进行 HPLC 提取方法考察，分别用不同浓度的甲醇、乙醇以超声法、冷浸法和回流法提取，发现 3 种方法制备供试品溶液所得液相色谱图和组分基本一致，所得供试品溶液中马钱苷、当药苷含量的顺序为：超声法＞冷浸法＞回流法；甲醇提取效果优于乙醇，且随着醇浓度的减少，提取率反而提高，50％甲醇＞70％甲醇＞85％甲醇＞

100％甲醇，不过，当醇浓度较低时杂质也增加。

纪瑞锋等[20]通过 HPLC 法测定了忍冬藤药材中 4 种环烯醚萜苷的量，试验所采用的优化色谱条件稳定、可靠、重复性好，实验选定 50％乙醇超声 1h，使得药材中的待测成分能够提取完全，保证了含量测定结果的准确性。通过对 18 批药材含量的测定，发现不同产地中 4 种环烯醚萜苷的含量差异较大，裂环马钱子苷酸的质量分数在 0.01％～0.15％，马钱苷的质量分数在 0.11％～0.79％，当药苷的质量分数在 0.01％～0.13％，裂环马钱苷-7-甲酯（secologanoside-7-methyl ester）的质量分数在 0.01％～0.10％。详见表 4-5。

表 4-5　　　　　　　不同产地忍冬藤药材中 4 种环烯醚萜苷含量对比

批号	产地	裂环马钱子苷酸 /%	马钱苷 /%	当药苷 /%	裂环马钱苷-7-甲酯 /%
1	河北	0.15	0.40	0.07	0.08
2	河南封丘	0.14	0.15	0.01	0.10
3	河南封丘	0.00	0.01	0.00	0.01
4	山东	0.04	0.30	0.02	0.02
5	河北安国	0.09	0.04	0.01	0.00
6	河南	0.01	0.11	0.07	0.00
7	河南	0.02	0.12	0.03	0.01
8	山东	0.03	0.31	0.03	0.02
9	湖北	0.02	0.28	0.03	0.02
10	不详	0.02	0.26	0.03	0.01
11	不详	0.04	0.52	0.08	0.01
12	不详	0.01	0.06	0.01	0.01
13	不详	0.02	0.17	0.03	0.01
14	不详	0.03	0.39	0.04	0.02
15	天津自采	0.02	0.01	0.02	0.00
16	河北自采	0.12	0.79	0.08	0.03
17	天津自采	0.08	0.26	0.01	0.09
18	天津自采	0.04	0.36	0.13	0.01

2015 年，我们对采自贵州安龙的黄褐毛忍冬藤茎和叶，测定了皂苷含量，结果发现，藤茎未测出，而叶含灰毡毛忍冬皂苷乙 0.18％，川续断皂苷乙 0.04％。

不同产地之间的含量差异，可能由地理环境和气候的差异导致。同一产地不同批次的药材之间，含量也不尽一致，可能是由个体差异以及生长年限等原因导致。忍冬藤中的环烯醚萜类成分具有较好的生理活性，不同产地的忍冬藤中环烯醚萜类含量的较大变化，必将导致药材质量的较大差异，不利于对其进行质量控制以及临床应用。因此，有必要对忍冬藤中该类成分做进一步的研究，以阐明忍冬藤中环烯醚萜类成分的种类和含量差异。

3. 黄酮类

2009 年，张聪等[29]采用硅胶、SephadexLH-20 和 MCIHP-20 等柱色谱方法进行分离纯化，并根据化合物的理化性质和波谱数据鉴定其结构，从忍冬藤中分离得到了 13 个化合物（9 个黄酮类和 4 个其他类成分），分别鉴定为原儿茶酸（1），咖啡酸（2），灰毡毛忍冬素 G（3），七叶内酯（4），木犀草素（5），槲皮素（6），芹菜素（7），木犀草素-7-O-β-D-吡喃葡萄糖苷（8），异鼠李素-7-O-β-D-吡喃葡萄糖苷（9），香叶木素-7-O-β-D-吡喃葡萄糖苷（10），野漆树苷（11），忍冬苷（12），黄酮木脂素（Hydnocarpin D）（13）。其中：化合物 4，7，9，10，11 为首次从本植物中分离得到，化合物 13 为首次报道。

2010 年，刘伟等[22]从小叶忍冬藤中分离出 8 个黄酮类化合物，分别鉴定为木犀草素（1），香叶木素（2），圣草酚（3），金圣草黄素（4），芹菜素（5），罗汉松双黄酮 A（6），柏木双黄酮（7），香叶木素-7-O-β-D-葡萄糖苷（8），所有化合物均为首次从小叶忍冬藤中分离得到，其中化合物 6 为首次从忍冬属中分离得到。

2015—2016 年，我们取样测定了黄褐毛忍冬的藤茎、叶中所含总黄酮、木犀草苷的情况，结果发现：采自贵州安龙的黄褐毛忍冬藤茎含总黄酮 1.02％、木犀草苷 0.01％；叶含总黄酮 0.2％、木犀草苷 0.21％。

李志洲[23]对产自陕西汉中的花茎（忍冬藤）取样分析，发现花茎中黄酮类化合物的最佳提取条件为：温度 20℃，时间 6 h，提取液为 75％的乙醇，料液比为 1∶30，此条件下提取率为 2.06％；超声波提取在相同的条件下提取率为 2.34％，而时间仅为 50min。显然，因超声波的空穴效应，使提取过程的传质速率增强，表明超声提取是一种值得推广的技术。

抗氧化性研究表明，忍冬藤中黄酮类化合物对猪油的氧化，具有明显的抑制作用，这主要是因为黄酮类化合物具有多酚结构，能够提供活泼的氢质子与油脂氧化产生的自由基结合成稳定的产物，从而阻断油脂的自动氧化过程，同时，其提取物对 O_2^-、·OH 自由基的消除有明显的效果。

忍冬藤与金银花药性相同，但每年有大量的花茎却被废弃。实验表明花茎中黄酮类物质含量较高，若把每年废弃的花茎加以开发利用，可充分提高其附加值。

4. 挥发油类

李会军等[24]对不同忍冬药用部位挥发油成分进行分析比较。从金银花、忍冬藤中共分离鉴定了 36 种成分，其中从金银花中鉴定出 28 种，从忍冬藤中鉴定出 26 种，两者共有成分 18 种，分别占各自挥发油总量的 85.23％、83.42％。其中，相对含量最高的成分，均为棕榈酸和亚油酸。

杨迺嘉等[25]研究了忍冬藤中的挥发性成分，利用水蒸气蒸馏法提取忍冬藤挥发油，鉴定出 88 个化学成分（表 4-6），其中相对含量大于 2％的分别确定为芳樟醇 7.98％，丹皮酚 3.73％，苯甲醛 3.46％，壬醛 3.19％，3-乙烯基吡啶 3.11％，正庚醛 2.56％，3-羟基-1-辛烯 2.02％。

赵娜夏等[26]在忍冬藤挥发性成分中，共分离提取 113 个成分，检测出 88 个，占挥发油总量的 78.81％，大于 1％的成分有 29 个。

表 4 - 6 忍冬藤挥发性物质的化学成分和相对含量

序号	化 合 物	相对含量/%
1	顺-3-己烯醇	1.26
2	正己醇	1.11
3	对二甲苯	0.14
4	1，3，5-辛三烯	0.14
5	2-庚酮	0.19
6	2-丁基呋喃	0.10
7	间二甲苯	0.12
8	正庚醛	2.56
9	顺，顺-2，4-己二烯醛	0.16
10	2-蒎烯	1.01
11	莰烯	0.08
12	6-甲基-2-庚酮	0.10
13	3-乙基吡啶	0.73
14	苯甲醇	3.46
15	3-乙烯基吡啶	3.11
16	桧烯	0.22
17	2（10）-蒎烯	0.54
18	3-羟基-1-辛烯	2.02
19	6-甲基-5-庚烯-2-酮	1.66
20	2-戊基呋喃	1.12
21	6-甲基-5-庚烯-2-醇	0.28
22	(E，E)-2，4-庚二烯醛	0.52
23	正辛醇	1.28
24	2，4-庚二烯醛	0.35
25	α-松油烯	0.16
26	甲基异丙基苯	0.38
27	苎烯	1.59
28	1，8-桉树脑	0.64
29	2，6，6-三甲基环己酮	0.19
30	3-辛烯-2-酮	0.22
31	2-辛烯醛	0.90
32	邻-甲基甲醛	0.14
33	4-氨基苯乙烯	1.64
34	2-壬酮	—
35	(E，E)-3，5-辛二烯-2-酮	0.18

续表

序号	化　合　物	相对含量/%
36	芳樟醇	7.98
37	壬醛	3.19
38	1-松油醇	0.14
39	樟脑	1.64
40	西洋丁香醛	1.75
41	对-薄荷酮	0.30
42	2-乙酰苯酚	0.32
43	冰片（龙脑）	0.91
44	薄荷醇	0.64
45	β-萜品烯醇	1.14
46	白焦油	1.22
47	α-萜品烯醇	1.50
48	水杨酸甲酯	1.40
49	癸醛	0.62
50	2,4-壬二烯醛	0.22
51	β-环柠檬醛	0.57
52	香茅醇	0.34
53	浦勒烯酮	0.51
54	香芹酮	0.16
55	喹啉	0.37
56	茴香脑	0.32
57	反,反-2,4-癸二烯酮	0.18
58	丁香酚	0.93
59	β-橄香烯	0.18
60	十四烷	0.14
61	柏烯	0.73
62	α-雪松烯	0.34
63	石竹烯	1.78
64	δ-杜松萜烯	0.18
65	大根香叶烯-d	0.23
66	香橙烯	0.28
67	丹皮酚	3.73
68	香叶丙酮	1.08
69	α-蛇麻烯	0.40
70	(IS)-2,6,6-三甲基-双环（3,1,1）-2-庚烯	0.26

续表

序号	化 合 物	相对含量/%
71	γ-紫穗槐烯	0.88
72	α-紫穗槐烯	0.73
73	2-甲基-6-对甲基苯-2-庚烯	0.88
74	β-紫罗兰酮	1.37
75	β-绿叶烯	0.87
76	α-桉叶烯	0.87
77	β-雪松醇	1.29
78	（+）-花侧柏烯	1.27
79	紫穗槐烯	1.24
80	α-杜松萜烯	1.32
81	β-雪松醇	0.30
82	α-甜旗烯	0.24
83	吉马烯 B	0.24
84	（+）-斯粑土烯醇	0.30
85	石竹烯环氧化物	0.60
86	α-雪松醇	1.24
87	γ-紫穗槐醇	0.83
88	6，10，14-三甲基十五烷基-2-酮	0.36
合计		78.81

王书妍等[35]提取忍冬藤中的挥发油，共分离出 31 种组分，鉴定了其中的 15 个组分，占挥发油组分总量的 48.39%。分析发现挥发油中含量最高的是酯类，占鉴定出组分的 43.7%，这在挥发油中较为少见。

5. 其他

忍冬藤中所含其他成分，计有肌醇，β-谷甾醇，（24S）-3β，5α，6β-豆甾烷-三醇，（22E，24R）麦角甾-7，22-二烯-3β，5α，6β-三醇，忍冬醇，多糖类成分等。

当然，中药化学成分复杂，常常通过多个成分共同发挥药效；单一成分定量，难以完整地反映忍冬藤药材的化学组分特征。姚宣等[28]利用现代分析检测手段，结合多波长融合技术，对不同波长的中药材指标成分的谱图信息进行融合，互补不同类成分特征吸收的差异性，克服单一波长、单一指标检测时，信息量不足，难以完整地反映药材质量的缺点，同时测定其中多项指标成分含量，获得每个成分的最大信噪比，增加了含量测定的准确度，在此中药的多个指标性成分基础上，建立了忍冬藤指纹图谱，科学合理、综合地评价药物质量，实现中药质量可控，以确实保证疗效。

研究发现，忍冬藤药材中主要含有有机酸类成分、环烯醚萜类成分，在 327nm 波长下，有机酸类成分绿原酸和咖啡酸有最大吸收，且环烯醚萜类成分马钱苷无吸收；236nm 波长下，环烯醚萜类成分马钱苷有最大吸收，有机酸类成分绿原酸和咖啡酸吸收较小。经多波长融合，记录 236nm、327nm 波长下的色谱图，按照最大峰面积覆盖融合图谱，使用 Matlab 7.1 将两个波长的结果融合。经多波长融合后，药材的多个指标性成分，同时在一张图谱中具有最大吸收，从而同时测定药材中有效成分的含量，全面控制药材的质量。

流动相选择上，考察了甲醇和乙腈两种流动相，乙腈紫外吸收小，产生的噪声小，适合在进行紫外短波长上的高灵敏度分析；乙腈作为流动相压力较小，对色谱柱的损害小，洗脱能力强，用乙腈会比甲醇出峰早。因此，乙腈比甲醇更适合于药材的分离。

应用多波长融合 HPLC 法，同时测定绿原酸、咖啡酸、马钱苷结果准确，重现性好，可有效控制该药的质量，并且方法简单，可以全面整体地评价忍冬藤的质量。

（二）主要功效及作用

忍冬藤味甘性寒，具有清热解毒，疏风通络之功效。在传统医学中，用于治疗风湿痹痛，发热红肿，疮疡痈肿，热毒血痢，温病发热等病症。忍冬藤不仅可内服，而且亦是外用的良药，外敷外洗亦具有奇效，对于疖、疮、痈、肿，虫蛇咬伤，无名肿痛，皆可用之。

清代《医学真传》云："银花之藤，乃宣通经脉之药也，通经脉而调气血，佑病不宜岂必痈毒而后用哉。"宋代《履巉岩本草》云：忍冬藤"治筋骨疼痛。"忍冬藤味甘苦，具有燥湿而不伤阴，苦寒而不损气，故对于风湿、类风湿、痛风、血栓性脉管炎、淋巴管炎、跌打损伤等，早期伴有湿热、毒热、瘀热，以及局部有红、肿、热痛者，皆可用之。上述疾病尽管病种不同，但病理及临床体征则属相似。湿热、毒热、瘀热，阻于经脉，留滞关节，影响气血之运行，阻碍经脉之通畅。壅滞局部则红肿热痛，阻塞经脉则肿胀疼痛。唯忍冬藤具备此功，为上述诸病首选之良药。

《本草拾遗》记载忍冬藤"主治热毒血痢水痢。"唐代《药性论》言其"主腹胀满，能止气下"。对于胃肠湿热阻滞，阻碍气机，影响传化而致的腹部胀满，里急后重，黏液脓血便，或毒热结滞成痈者，视为适应症，类似于现代医学的菌痢、肠炎、阑尾炎、结肠炎等，在上述病中如见发热，舌质红或暗红，脉滑数，濡数，沉而有力属实、属热者，放胆用之，可见奇功。

从现代观点来看，忍冬藤与金银花的相同点是，两者都含有绿原酸和木犀草苷等抗菌有效成分，对多种导致人畜生病的细菌、病毒有明显抑制作用。两者的区别是，金银花花性轻扬，走外，善清肌表风热而止头痛；而忍冬藤，走里，可清经络中之风热而定经络疼痛。花藤走里走外，入药部分不同，功效不同。在应用上来说，忍冬藤以祛风通络，治疗风湿性疾病为主；金银花以清热解毒、治疗感染性疾病为主[29]。

1. 抗炎解热作用

忍冬藤是治疗关节炎的常用药，对风湿性关节炎、类风湿关节炎、骨关节炎、颈椎病酸痛、痛风性关节炎等，均有一定的效果，是祛风通络药中少数性凉的并且没有不适反应的中药，是治疗免疫性风湿病阴虚内热型基本方——红斑汤中的药物之一，作为抗炎、抗变态反应药而使用。

丁树根[30]用蚕沙、忍冬藤为主,治疗单纯抗链"O"增高。刘安庆[31]用忍冬藤汁外用,治疗四肢闭合性骨折,不但消除肿胀,促进骨组织修复快,骨小梁早日形成,使骨折的临床愈合和骨性愈合早期完成方面,功效显著。康德等[32]应用忍冬藤加病毒唑,联合治疗流行性腮腺炎 198 例,取得了较好的疗效。盛爱华[33]运用中药三黄忍冬藤汤,治疗慢性盆腔炎 60 例,取得较好疗效。何华生[34]用单味忍冬藤外用,熏洗治疗痔疮、肛周脓肿、前列腺炎等,治愈率高。

潘玉荣[35]研究认为,忍冬藤皮汤坐浴可治疗肛门瘙痒症,效果满意。治疗药方为:忍冬藤、川黄柏、生明矾、秦皮、苍术各 30g,新疆苦豆子 20g(捣碎),制乳香、制没药、开口花椒、冰片(后下)各 10g。此方中,忍冬藤、川黄柏、秦皮清肛门湿热;苍术、新疆苦豆子苦寒燥湿;制乳香、制没药活血化瘀止痛;花椒辛散肛毒;生明矾、冰片收敛止痒。综合方药,清肛周湿热为本,泄毒为辅,止痒为标,标本兼治,故疗效立竿见影。

2. 治疗风湿作用

祁增年[36]经过临床研究发现,忍冬藤主要配伍具有治疗风湿性关节炎的作用;童惠云等[37]用忍冬藤经过配伍,治疗类风湿性关节炎;张剑勇等[38]研究发现,忍冬藤可治疗类风湿关节炎;刘禄江[39]研究发现,忍冬藤经过配伍,用于风湿类疾病的早期湿热症;陈礼坤[40]研究发现,忍冬藤经过配伍,可治疗急性痛风性关节炎,临床效果显著。

3. 抗病毒作用

沈志雄[41]收集到忍冬藤治疗细菌性痢疾及肠炎验方。中国人民解放军第二十六医院用忍冬藤治疗传染性肝炎[42]。朱勇敏[43]用忍冬藤汤合穴位放血,治疗急性化脓性扁桃体炎 86 例,都收到了良好的效果。他认为,中急性化脓性扁桃体炎属中医风热乳蛾范畴,主要病因病理是风热外袭,肺经有热,或者邪热传里,肺胃热盛。忍冬藤性微寒,无毒,解百毒,能治痈疽疮毒等症,故治风热乳蛾有良效。少商、商阳、关冲为肺、大肠、三焦经井穴,有疏泄解热之效,经曰"血实宜决之",故放血以泄热。观察所见,大部分患者放血之后,咽痛、发热等症很快减轻。针药合用,见效快,疗效好,无副作用,经济简便,临床使用颇受欢迎。

周虎等[44]探讨慢性乙型肝炎(慢肝)是否存在内皮功能损害,活血化瘀法治疗是否改善慢性乙型肝炎的血管内皮功能。具体方法是,慢肝 214 例血浆 ET(内皮素)与 30 例健康对照组比较,将 214 例慢肝随机分为健康对照组(A 组 94 例)和治疗组(B 组 120 例),A 组进行辩证论治,B 组在辩证论治基础上加服忍冬藤。结果发现,治疗组慢肝血浆 ET 明显高于对照组,治疗后 B 组降低 ET 水平明显优于 A 组,B 组临床治愈率明显高于 A 组。表明慢肝存在内皮功能损害,活血化瘀法能提高慢肝临床治愈率。目前较公认血管内皮细胞具有十分重要的生理效果,其结构及功能受损是临床多种疾病发生发展的病理基础,而 ET 作为血管内皮细胞损伤的特异性标志之一,具有强烈的收缩血管作用,引起局部血流的变异而产生疾病。研究显示,慢肝患者血浆 ET 水平较健康者明显升高,推断慢肝患者可能存在内皮细胞的损伤,据此认为 ET 可作为慢肝病理改变的一个参考指标。同时,许多研究发现,活血化瘀和（或）其他中医治法合用，可以降低异常升高的血浆 ET 水平。忍冬藤具有清热、解毒、通络作用，现代药理认为忍冬藤含有木犀草素，其具有抑制血小板聚集，减少周围血管血栓形成，增加血流量的作用。该研究显示，辩证治疗与辩证施治加忍冬藤治疗，总有效率比较差异无显著性，但临床治愈率比较差异有显著性，且两组治疗后 ET 水平降低有显著性差异，说明忍冬藤能降低患者血浆中的 ET 水平，使受损的内皮细胞得到修复，从而改善肝脏血液循环。另外，两组病例均未发现有明显不良反应。

4. 抗肿瘤作用

肿瘤是 20 世纪以来威胁人类健康和生命的主要疾病之一。现在证实动物肿瘤病毒DNA 或 cDNA 整合在动物染色体中，可引起细胞转化发展为肿瘤。噬菌体是细菌的病毒，有抗菌体作用物质，也可能有抗肿瘤病毒的作用。

李丽萍等[45]用有诱导噬菌体或抗噬菌体作用的中草药牡丹皮、泽兰和忍冬藤，进行了动物体内及体外杀瘤细胞实验。以 3 种有强抗噬菌体作用的中草药，用实体型肉瘤 S180 接种昆明小鼠，在鼠体内观察其抑瘤作用，结果有 2 种药物的抑瘤率＞30％（牡丹皮为 56.49％，忍冬藤为 34.81％）。牡丹皮、忍冬藤在小鼠体内发挥抑瘤作用的同时，与未用药带瘤鼠比较，小鼠脾脏与胸腺的重量均减轻，故其抑瘤作用可能是细胞毒作用所致，若能进一步对这些药物的抗肿瘤成分进行分离、提取，可望将有效抗瘤成分与毒副作用成分分开。泽兰有促进 S180 扩散的作用，临床不宜使用。

姚存姗等[46]以高压氙灯光照系统为激发光源，以小鼠移植性肿瘤为动物模型，通过对艾氏腹水癌（EAC）细胞的体外实验和对 S180 实体瘤的体内光动力研究，观察忍冬藤的两个提取物的光敏化作用。结果发现两个提取物对艾氏腹水癌（EAC）细胞都有明显的光动力灭活作用。研究证明忍冬藤中含有应用前景的光敏剂。

5. 免疫作用

郭才晟等[47]在临床实践中发现用忍冬藤、甘草泡茶，内服甲珠，对免疫性不育的治疗有较佳效果。马春亮等[48]用忍冬藤汤，治疗抗精子抗体所致免疫性不孕。

丁樱教授配伍应用鸡血藤、忍冬藤二药，针对过敏性紫癜、紫癜性肾炎、血小板减少性紫癜、系统红斑狼疮等与自身免疫有关的疾病，取得了良好的临床疗效[49]。

山东曲阜市第二人民医院[50]利用忍冬藤外洗治带状疱疹后遗神经痛，确能使热毒较快得以清解，热清毒解，则肌肤安宁，疼痛即止。

何华生[51]通过 27 年的临床验证，用单味忍冬藤外用熏洗治疗痔疮、肛周脓肿、肛漏、前列腺炎、前列腺肿（癌）、睾丸炎、睾丸结核、下阴湿疹、鞘膜积液等，效果较佳。其使用方法是：忍冬藤 100～250g，加水浸泡 20min（水量视病灶大小增减），然后先武火烧开后文火熬 10min，倒入木盆中，先熏蒸，待能下手时坐浴 15min，1 日 2～4 次。

二、中药利用

现代研究证明，忍冬藤的有效成分及药理作用与金银花相似，而现代忍冬藤多用于热痹证。从忍冬藤与金银花的应用沿革来看，忍冬藤功用，尤其是清热解毒方面不亚于金银花。而忍冬藤的药源远比金银花丰富，采集容易，价格便宜，应该充分利用。

现代一些成药，如复方银菊感冒片、抗流感片、新抗流感片、银柴合剂等，均用忍冬藤代替金银花，治疗流行性感冒、上呼吸道感染或急性咽炎、急性扁桃体炎等。

案例1：过敏性紫癜、紫癜性肾炎、血小板减少性紫癜、系统性红斑狼疮等疾病，是与人体自身免疫有关的疾病，可属祖国医学"血证"范畴。目前中医多以辨证分型治疗为主。河南中医学院丁樱教授认为，鸡血藤大补气血，能生血、和血、补血、破血，又能走五脏，宣筋络，配伍具有清热解毒，通络活血之功的忍冬藤，能达到瘀化血行，祛瘀生新，疏通经络、调理脏腑的目的。临床实践表明，配伍应用鸡血藤、忍冬藤的疗效以血热妄行型、气不摄血型、瘀血内阻型较为理想，而阴虚火旺型效果较差。用量一般为15～45g为宜。丁樱教授在辨证施治的前提下，配合使用二药，取其行气活血，通络搜邪之功，另外藤类药物多具有抑制免疫反应的作用，甚合过敏性紫癜、紫癜性肾炎、血小板减少性紫癜、系统红斑狼疮等病伴有免疫功能紊乱的病理机制，故常显良效。

案例2：出血证是临床常见病证之一。《黄帝内经》灵枢·百病始生篇认为，"阳络伤则血外溢，血外溢则衄血；阴络伤则血内溢，血内溢则后血。"气充则能推动血液正常运行；血和则营气充盈，津液调和，经脉流畅，血不外溢。凡因于热，因于虚，或因于瘀而造成机体脉络损伤，就会出现血液外溢的出血证。故在出血证的治疗过程中选用调气活血养血法具有重要意义。

鸡血藤性温，味苦、甘，归肝、肾经，具有补血、活血、通络之功效，常用于治疗月经不调、血虚萎黄、麻木瘫痪、风湿痹痛等症。鸡血藤中主要含有黄酮类、酚类、三萜及甾醇等类化合物，其药理表现为补血、显著抗炎、较强抑制前列腺素生物合成，以及对细胞免疫功能双向调节作用。现代临床常用鸡血藤（单用或以鸡血藤为主组方）治疗各种原因引起的白细胞减少症、再生障碍性贫血、原发性血小板减少性紫癜及各型红斑狼疮、糖尿病并发症等，均有较好的效果。忍冬藤甘、寒，入心、肺经，具有清热解毒，通络活血之功效，对风湿热痹和筋脉拘挛或风湿寒痹，关节红肿热痛，或湿毒下注者有良效。清代高秉钧著《医学真传》有云："夫银花之藤，乃宣通经脉之药也，……通经脉而调气血，何病不宜。"现代临床常用忍冬藤配伍治疗风湿及类风湿性关节炎、抗肿瘤、消炎止痛等，均有较好的疗效。忍冬藤成分有忍冬苷、忍冬素等物质，其药理表现为抗炎止痛，抑制体液免疫，抗过敏、抗变态反应作用。

案例3：抗链"O"增高与多种疾病有关。除风湿热外，还见于扁桃体炎、咽炎、肾炎、慢性肝炎、胶原疾病以及恶性肿瘤等。因此，抗链"O"增高须结合临床，查清病因诊治。而既往有过咽喉痛或溶血性链球菌感染史者，抗链"O"增高，可能与自身免疫参与相关。抗链球菌溶血素"O"检测，通常作为证实有溶血性链球菌感染的佐证。但临床上常常遇到一些单纯扰链"O"增高，无其他临床表现或仅有轻度关节疼痛，以致造成患者有罹患风湿热的思想负担。

中国人民解放军第一二三医院丁树根医生近年来利用蚕沙、忍冬藤为主，根据中药蚕沙主"祛风缓诸节不随，皮肤顽痹"，忍冬藤通经活络，解毒抗菌，配川芎、鸡血藤活血祛癖，黄芪、苡仁健脾益气，治疗单纯抗链"O"增高7例，收到较好的疗效。治疗后 2 月 （55～72 天）时复查，抗链"O"6 例在 500 单位以下；1 例从 833 单位降至 625 单位。

案例 4：赵沛林等[52]多年来试用蒲公英、忍冬藤治疗渤海黑牛乳腺炎 98 例，疗效显著，其治疗方法是：蒲公英 150～200g，忍冬藤 100～150g，加水 2500～3000mL，用文火熬成 1000～1500mL，1 日 1 次灌服；同时用蒲公英 250g 水煎，趁热熏洗患病乳房，1 日 3～4 次，每次 20～30min，或用鲜蒲公英捣烂外敷患处。

案例 5：忍冬藤痛风颗粒是在甘肃省中医院院内制剂痛风合剂的基础上，结合长期临床实践加以创新而研制的经验方，由忍冬藤、牛蒡子、黄柏、蒲公英、川芎、泽兰、木瓜、僵蚕地龙共 9 味药物组成，具有清热利湿，通络止痛的功效，应用已近 10 年，对痛风性关节炎患者临床效果明显[53]。方中忍冬藤性味甘寒，清利湿热、解毒、通络止痛，善治风湿热痹、关节红肿热痛、屈伸不利等症，重用为君。正如祖国医学所言："凡藤蔓之属，皆可通经入络。盖藤者缠绕蔓延，犹如网络，纵横交错，无所不至，其形如络脉。"牛蒡子、黄柏、蒲公英能清热燥湿解毒，消肿止痛；木瓜、泽兰舒筋活络和血，祛湿除痹，使湿热从内而解；川芎活血行气，祛风止痛，以上六味共为臣药。地龙清热通络以止痛，僵蚕化痰散结，止痉止痛，两者共奏祛风通络、散结止痛之功效，是为佐药。方中忍冬藤配黄柏，为清热通络之常用药对，如深圳平乐骨伤专家李郑林对关节病的辨证用药亦青睐于此[54]；牛蒡子配僵蚕化散痰湿，为受上海石氏伤科用药经验[55]之启发。全方以清利湿热之药为主，辅以舒筋活络和血之品，邪正兼顾，共奏清热利湿、解毒化浊、祛瘀止痛之效。

第二节　嫩枝叶活性成分与开发

上节介绍的是中药原料——忍冬藤，亦即干燥茎、枝的开发利用；而本节则是对忍冬嫩枝叶的开发利用。如前所述，历史文献早已表明，枝叶功效基本等同于金银花。因此，忍冬枝叶作为一般药物（目前药典中未列入叶的利用），可在生长季不同时期采收利用；而且作为食用原料，可在初春采收，加以开发利用。

一、活性成分提取与鉴定

忍冬属植物枝叶中含有挥发油成分、有机酸类、黄酮类、三萜皂苷类、微量元素等活性成分，可用于部分替代花蕾。

肖敏等[56]分析了采自重庆秀山县平凯镇灰毡毛忍冬叶的成分，采用水蒸气蒸馏－乙醚萃取法，用挥发油提取器提取叶挥发油，利用气相色谱-质谱联用分析检测技术，获得了相似度高的 26 种化合物（占总峰面积的 89.29%），包括有机酸和有机酸酯、酮、醛和醇类化合物，其中有机酸酯类化合物占 29.44%，有机酸类化合物占 27.56%，烷烃类化合物占 8.4%，醇类化合物占 6.78%，酮类化合物占 3.6%，醛类化合物占 3.51%。

在部分产品中，如金银花香水、金银花香薰、金银花牙膏等，可以用忍冬叶挥发油替代金银花挥发油而降低成本。因此，忍冬属药典植物的叶挥发油具有潜在的应用价值。2015 年，我们对采自贵州安龙的黄褐毛忍冬叶，测定出其挥发油含量为 0.36‰。其主要成分如图4-1、表4-7所示。

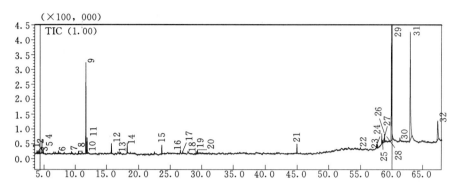

图4-1 黄褐毛忍冬叶精油总离子流图

表4-7 黄褐毛忍冬叶挥发油成分分析

序号	化 合 物 名 称	挥发油含量/%	化合物代号（CAS）
1	乙基苯	0.28	100-41-4
2	对二甲苯	0.50	106-42-3
3	苯乙烯	1.66	100-42-5
4	3，7-二甲基-1，6-辛二烯-3-醇	15.21	78-70-6
5	2-（4-甲基-3-环己烯基）-2-丙醇	1.95	98-55-5
6	香叶醇	2.06	106-24-1
7	大马士酮	1.80	23726-93-4
8	4-（2，6，6-三甲基-1-环己烯基）-3-丁烯-2-酮	0.31	14901-07-6
9	2，4-二甲基苯甲醛	1.99	84-74-2
10	正二十烷	0.57	112-95-8
11	反式角鲨烯	1.49	111-02-4
12	正三十四烷	28.17	14167-59-0
13	正三十六烷	44.05	630-06-8

华南忍冬叶中的总黄酮含量约为3.459%，尽管比花中含量（5.655%）小，但已达到花中含量的一半以上，且由于华南忍冬为常绿植物，叶生物量较大，资源丰富，四季皆可采收，长期以来都作为非药用部分而未得到很好的利用，因此对华南忍冬资源进行综合利用非常必要[57]。

忍冬叶的乙醇提取物的乙酸乙酯萃取层中，对金黄色葡萄球菌、白色葡萄球菌等多种革兰阳性菌和革兰阴性菌均有一定的抑制作用[58]。赵成[59]采取体外抑菌法，对华南忍冬的不同部位进行了抑菌实验，结果表明叶与花蕾的抑菌效果相似。郑亦文等[60]从忍冬叶中提取出具有抗炎活性的木犀草素、忍冬苷和马钱苷，证明忍冬叶具有抗炎作用。忍冬叶中的绿原酸具有降脂作用，木犀草素具有降压、降脂作用。忍冬叶中提取的绿原酸和忍冬苷是酚酸类化合物，具有典型的清除自由基作用[61]。

赵彦杰[62]对采自山东平邑的忍冬叶，分析了叶提取物的抗菌作用，结果表明：叶提取液对供试的几种主要危害食品卫生、安全和对临床医学等具有重要影响的大肠杆菌、金黄色葡萄球菌、枯草芽孢杆菌、鼠伤寒沙门氏菌、青霉、黑曲霉、黄曲霉和酿酒酵母等均有一定抑制作用，叶中的黄酮类提取物对各敏感供试菌的最低抑菌浓度分别是 $125\mu g/g$、$62.5\mu g/g$、$250\mu g/g$、$1000\mu g/g$、$250\mu g/g$、$62.5\mu g/g$、$250\mu g/g$ 和 $250\mu g/g$；叶中的绿原酸类提取物对各敏感供试菌的最低抑菌浓度分别是 $250\mu g/g$、$250\mu g/g$、$500\mu g/g$、$2000\mu g/g$、$500\mu g/g$、$125\mu g/g$、$500\mu g/g$ 和 $500\mu g/g$。忍冬叶提取物具有较为广泛的抗微生物作用，但在不同微生物种类间存在一定的差异。在特定的忍冬叶提取物量范围内，提取物对各敏感供试菌的抗微生物作用表现有强弱的差异变化。

陈德经[63]对产自陕西汉中阳春药业公司金银花种植基地的忍冬种子，在索氏提取仪中用乙醚提取脂溶性成分，测定其含量，并将其分成极性和非极性两类，用 GC-MS 进行分析。金银花种子中含油脂为 25％，具有应用开发价值；极性成分有 21 种化合物-脂肪酸，主要成分为棕榈酸、油酸、亚油酸、硬脂酸，其中以长链脂肪酸、偶数碳脂肪酸和饱和脂肪酸为主，并含有反式油酸；非极性成分有 45 种，主要成分为正十九烷和正三十一烷，以烷、萘化合物为主。因此，种子中的脂肪酸不宜作为食品开发，但可以作为医药及其他用途开发利用。

（一）提取

供试材料为三峡大学天然产物研究与利用湖北省重点实验室种植的 4 年生树型金银花"中银 1 号"的新鲜枝叶。

50℃烘干后，粉碎，称取 2.5kg，95％工业酒精，进行多次充分的渗漉提取，将提取液过滤后，进行减压浓缩（60℃），真空干燥得到样品 740g，将该样品用单蒸水充分混悬（$V_{样品}/V_{水}=1:2$），用石油醚进行萃取，去除色素，得到水、石油醚两部分，其中石油醚部位（340g）进行减压浓缩，回收石油醚，样品留存，而水部位进行离心，去除沉淀物，将清液湿法上样于大孔树脂（AB-8，D101 型），依次用水、30％、60％、90％乙醇/水溶液梯度洗脱，将各洗脱部位进行减压浓缩，真空干燥，冷冻干燥，得到 60％乙醇/水部位的样 113.156g。

60％活性部位经正相硅胶柱层析，活性示踪分析，再经 Sephadex LH-20、反复硅胶柱层析、高效液相色谱等纯化技术，制备了 9 个化合物，鉴定了其中 5 个化合物（其余 4 个化合物由于量太少，无法进行结构鉴定）；通过 HPLC 色谱法测定了 60％活性部位中 4 个主要有效成分的含量。同时，对 60％活性部位进行树脂纯化工艺进行了研究。

忍冬枝叶提取、纯化、分离总流程如下：

化合物 3，4，5：LJC-13-1，LJC-13-2，LJC-13-3 由有效部位 13 号片段经过硅胶柱层析、凝胶分离纯化得到。

化合物 1，2，6，7：LJC-24-1，LJC-24-2，LJC-24-3，LJC-24-4 由有效部位 24 号片段经过硅胶柱层析分离得到。

化合物 8，9：LJC-27-1，LJC-27-2 由有效部位 27 号片段经过硅胶柱层析得到。

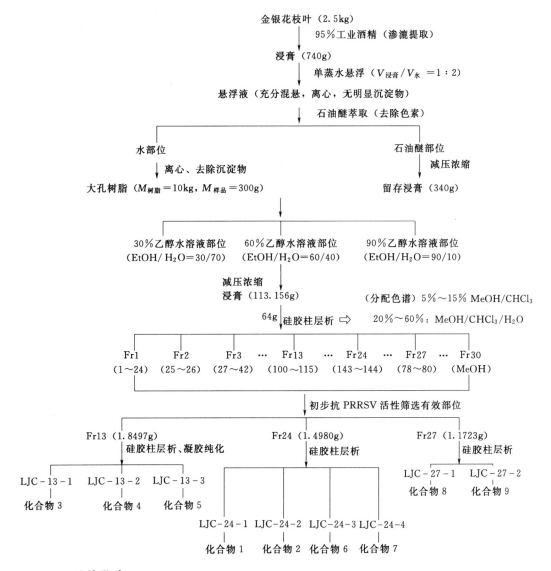

（二）结构鉴定

通过采用多种波谱技术，获取数据与已知化合物进行比对，对制备的 9 个化合物中的 5 个（即化合物 1～化合物 5）进行了结构鉴定，分别为苯甲醇 O-（6'-O-β-D-吡喃木糖）-β-D-吡喃葡萄糖苷（1），獐芽菜苷（2），3-二氢去氢二愈创木基醇 4'-O-β-D-葡萄糖苷（3），Apogenin 5-O-β-D-葡萄糖苷（4），断氧化马钱子苷（5）。其结构如图 4-2 所示。

（三）主要有效成分含量测定

如前所述，忍冬枝叶有效活性部位为化合物 1～4，以下是对其含量的测定与比较。

1. 样品及标准品配制

供试品配制：精密称取干燥恒重的上述忍冬枝叶适量，按照前述方法制备有效活性部位（60% 活性部位），平行实验 6 次。分别精密称取上述有效活性部位的浸膏，约 106

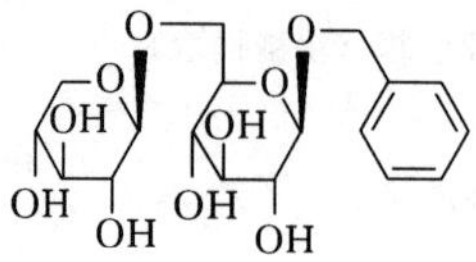

图 4-2　忍冬枝叶中单体化合物 1~5 的结构

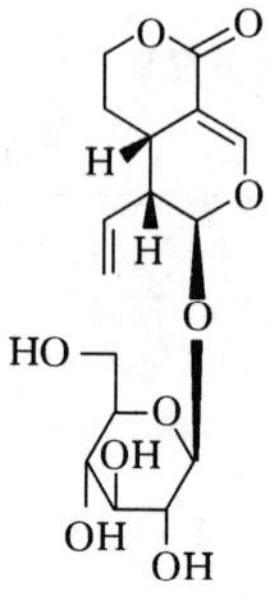

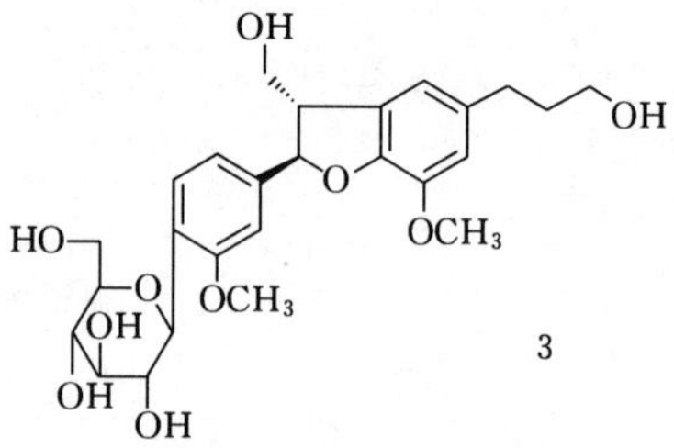

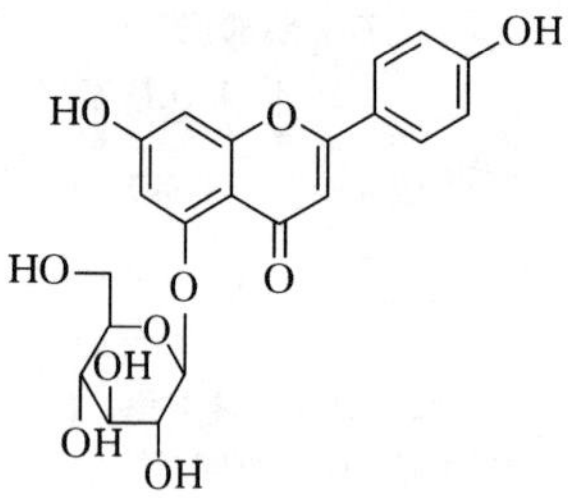

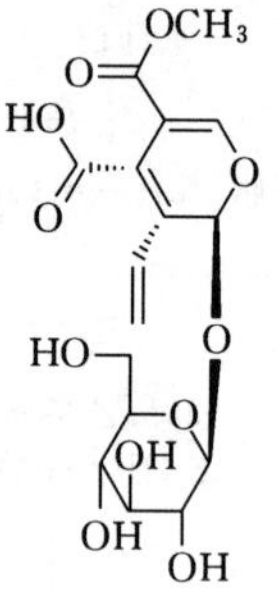

mg，加入到 5 mL 容量瓶中，用色谱级甲醇充分溶解，定容至刻度，摇匀，即得供试品溶液，用 0.45 μm 的有机滤膜过滤，备用。

标准品溶液配制：分别精密称取化合物 1~4 适量，加入色谱级甲醇溶解，配制标准品溶液，浓度分别为 0.6mg/mL，1.0mg/mL，0.4mg/mL，0.5mg/mL，用 0.45μm 的有机滤膜过滤，备用。

2. 色谱条件及系统适用性试验

Ultimate 3000 高效液相色谱仪；Acclaim C18 色谱柱（4.6mm×250mm，5μm）；流动相：乙腈/水；洗脱梯度：乙腈/水 10∶90~30∶70，v/v；流速：1.0mL/min；检测波长：203nm，210nm，254nm，280nm；柱温：30℃；检测时间：30min。分别精密吸取标准品溶液，供试品溶液各 20μL，进样，依上述色谱条件测定。依据标准品在色谱图上的保留时间，在供试品溶液的色谱图中找出相对应的色谱峰。如图 4-3 所示。

（1）线性关系考察。分别精密吸取上述化合物 1~4 标准品溶液 0.5μL，1μL，2μL，4μL，6μL，8μL，进样分析，测定各色谱峰峰面积。以标准品进样质量（μg）为横坐标，色谱峰峰面积为纵坐标绘制标准曲线，计算回归方程，结果见表 4-8。

表 4-8　　　　　　　　　　　　进样量与峰面积线性关系考察结果

化合物类别	进样量/μg	回归方程	回归系数 r
1	0.3~4.8	$Y=8.2659X+1.1072$	0.9997
2	0.5~8.0	$Y=5.4759X-2.6373$	0.9998
3	0.2~3.2	$Y=8.7032X-1.3128$	0.9997
4	0.25~4.0	$Y=7.0184X-0.3970$	0.9998

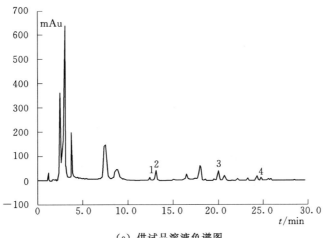

（a）供试品溶液色谱图

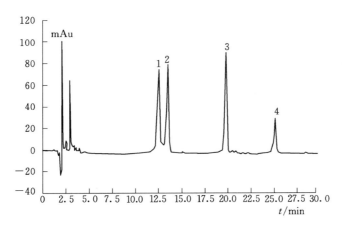

（b）标准品溶液色谱图

图4-3　供试样品及标准品色谱图

1—苯甲醇O-（6′-O-β-D-吡喃木糖基）-β-D-吡喃葡萄糖苷；2—獐芽菜甙；3—二氢
去氢二愈创木基醇4′-O-β-D-葡萄糖苷；4—Apogehin 5-O-β-D-葡萄糖苷

（2）精密度考察。精密吸取上述标准品溶液，重复进样5次，每次20μL（混针进样，每个对照品溶液的体积均为5μL），测定化合物1～4的色谱峰峰面积，计算其标准差（RSD）分别为1.40%，1.94%，1.05%，1.70%。表明精密度良好。结果见表4-9。

表4-9　　　　　　　　　　　　忍冬枝叶所含化合物1～4的色谱峰峰面积

化合物类别	峰面积/（mAu×min）						
	1	2	3	4	5	平均值	RSD/%
1	27.4606	26.9765	28.0053	27.3245	27.6834	27.4901	1.40
2	19.3817	18.9869	19.8783	19.2103	19.7892	19.4493	1.94
3	62.6785	62.0178	63.5885	62.3443	63.3395	62.7937	1.05
4	20.8044	20.3972	21.3138	20.7113	21.1022	20.8658	1.70

（3）稳定性考察。精密吸取上述供试品溶液，分别于制备后 0、2h、4h、6h、8h、10h、12h、24h 进样分析，测定化合物 1～4 的色谱峰峰面积，计算 RSD 分别为 1.89％、1.36％、2.03％、1.27％。表明供试品溶液在 24h 内基本稳定。

（4）重复性考察。取同一批抗猪蓝耳病毒有效活性部位 6 份，经过样品前处理之后进样分析测定含量，平行 6 次实验，计算化合物 1～4 的平均含量，分别为 0.3942％（RSD＝1.09％），0.6814％（RSD＝1.12％），0.6008％（RSD＝1.28％），0.2948％（RSD＝1.49％），表明该方法重复性良好。

（5）加标回收率试验。分别精密称取已知含量的抗猪蓝耳病毒的有效活性部位（化合物 1～4 平均含量分别为 0.3942％，0.6814％，0.6008％，0.2948％）5 份，每份约 106mg，每份精密加入标准品化合物 1（0.4mg），化合物 2（0.7mg），化合物 3（0.6mg），化合物 4（0.3mg），加入到 5mL 容量瓶中，加入色谱级甲醇充分溶解，并定容到刻度，制得供试品溶液。

分别精密吸取 5μL，进样分析，测定各色谱峰峰面积，计算化合物 1～4 的含量和回收率。结果见表 4-10。

表 4-10　　　　　　　忍冬枝叶所含化合物 1～4 加标回收率实验结果

化合物类别	样品称样量/mg	样品中标准品含量/mg	添加标准品量/mg	测出标准品总量/mg	回收率/％	平均回收率/％	RSD/％
1	106.3	0.4190	0.4	0.8043	96.32	98.29	1.93
	107.7	0.4246		0.8152	97.66		
	107.0	0.4218		0.8117	97.48		
	108.9	0.4293		0.8347	101.35		
	107.6	0.4242		0.8187	98.64		
2	106.3	0.7243	0.7	1.4162	98.84	99.23	0.94
	107.7	0.7339		1.4307	99.55		
	107.0	0.7291		1.4342	100.73		
	108.9	0.7420		1.4319	98.55		
	107.6	0.7332		1.4226	98.49		
3	106.3	0.6387	0.6	1.2223	97.27	98.63	2.05
	107.7	0.6471		1.2321	97.51		
	107.0	0.6429		1.2532	101.72		
	108.9	0.6543		1.2522	99.65		
	107.6	0.6465		1.2284	96.99		
4	106.3	0.3134	0.3	0.6146	100.41	98.93	1.12
	107.7	0.3175		0.6138	98.77		
	107.0	0.3154		0.6076	97.39		
	108.9	0.3210		0.6193	99.42		
	107.6	0.3172		0.6132	98.67		

3. 化合物含量测定

按照前述方法制备供试品溶液，取样分析，进样量 $5\mu L$，平行 4 次实验，测定忍冬枝叶抗猪蓝耳病毒有效活性部位中化合物 1～4 的平均含量，结果见表 4-11。

表 4-11　　　　　　　　　　　忍冬枝叶所含化合物 1～4 含量测定结果

化合物类别	1	2	3	4	平均含量	RSD
1	0.4903	0.4901	0.4837	0.4837	0.4870	0.77
2	0.3444	0.3440	0.3358	0.3374	0.3404	1.30
3	0.4954	0.4948	0.4927	0.4822	0.4913	1.25
4	0.2578	0.2581	0.2502	0.2493	0.2538	1.87

采用高效液相色谱法，对 4 年生树型金银花"中银 1 号"的新鲜枝叶乙醇提取物的抗猪蓝耳病毒有效活性部位中的 4 个主要化学成分：苯甲醇 O-（6'-O-β-D-吡喃木糖）-β-D-吡喃葡萄糖苷（1），獐芽菜苷（2），二氢去氢二愈创木基醇 4'-O-β-D-葡萄糖苷（3），Apogenin 5-O-β-D-葡萄糖苷（4）进行含量测定，测得化合物 1～4 的平均回收率分别为 98.96%（RSD=1.49%），98.73%（RSD=1.42%），98.93%（RSD=0.98%），99.14%（RSD=0.96%）。测定结果表明，在本色谱条件下，测试样品中化合物 1～4 达到了很好的基线分离。该方法操作简便快速，测定结果准确，稳定，重复性好，可用作制定金银花枝叶 95%乙醇提取物抗猪蓝耳病毒有效活性成分的质量控制方法。

二、主要有效部位提取工艺

从忍冬枝叶中提取有效部位是一个较为复杂的过程。首先，原药材经过提取得到粗提物，再经过分离、纯化、精制等工艺，才能得到有效部位。

（一）树脂纯化工艺

经生物活性检测，大孔吸附树脂 60%乙醇洗脱部分活性最好。为考察活性成分（绿原酸）纯化、富集最佳工艺条件，对树脂的型号、饱和静态吸附、动态吸附等因素进行了研究。

色谱条件：高效液相色谱仪为岛津 LC-6AD 型分析系统。色谱柱（Cosmosil C18）为 250mm×4.6mm，粒径 $5\mu m$，流动相为水（0.15%磷酸）-20%甲醇，检测波长为 324nm，流速 1.0mL/min。

对照品工作曲线的制作：精密称取绿原酸标准品适量，置 50mL 棕色容量瓶中，加甲醇溶解并稀释至刻度，摇匀，配成 1mg/mL 的溶液。精密量取该溶液 $0.4\mu L$、$0.8\mu L$、$3.2\mu L$、$6.4\mu L$ 分别进样，按上述色谱条件测定峰面积，以进样体积（x，μL）为横坐标，峰面积（y，A）为纵坐标，绘制标准曲线（图 4-4），其回归方程为 $Y=3010140X-195680$，$r=0.9999$，线性范围 20～1000$\mu g/mL$。

1. 树脂型号的选择

忍冬枝叶提取物富含酚酸类物质，故此选择了对该类物质吸附性能较好的树脂，即

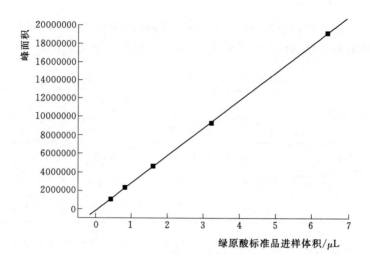

图 4-4　绿原酸标准曲线

NKA-Ⅱ、H103、DM301 三种型号，以饱和静态吸附量和解吸率为考察指标。

（1）树脂预处理。各大孔吸附树脂均用 95％乙醇浸泡 24h，用去离子水洗至洗脱液无醇味即可。

（2）静态吸附。将预处理好的三种大孔吸附树脂去表面水，沥干后，精密称取树脂各 3g，5 份，分别置于 250L 锥形瓶中；取提取物，加水稀释 25 倍，分别取 50mL 样品溶液加入到放树脂的锥形瓶中，静态吸附，分别以 HPLC 法测定 0、2h、4h、8h、24h 吸附时间样品中绿原酸含量，计算平均值，以时间（h）为横坐标、吸附峰面积为纵坐标绘制吸附曲线，见图 4-5 和表 4-12 所示。

从图 4-4 可看出，三种树脂对绿原酸静态吸附量随时间延长而增加，其中，DM301 树脂吸附量最小，约为 NKA-Ⅱ和 H103 树脂的一半，而 NKA-Ⅱ和 H103 树脂对绿原

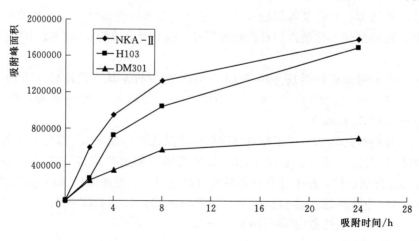

图 4-5　树脂吸附量曲线

表 4-12		树 脂 静 态 吸 附 量		
吸附时间/h	NKA-Ⅱ	H103	DM301
0	0	0	0
2	584725	249832	222345
4	942380	716843	335867
8	1317424	1039140	559778
24	1785740	1692902	697259
24h吸附百分比	79.75%	75.61%	31.14%
24h解吸峰面积	1394484	1320463	—
24h解吸率	79.75%	77.99%	—

注　"—"表示未做。

酸的吸附相当，前者稍强于后者。为进一步确定 NKA-Ⅱ 和 H103 的性能，对其解吸能力进行了研究。

（3）静态解吸。取静态饱和吸附的树脂，分别加入 60% 乙醇 50mL 解吸 24h，取出并测定解吸液中绿原酸含量，计算各树脂的解吸率。结果显示，NKA-Ⅱ 的解吸能力稍强于 H103 树脂，结合各树脂价格，综合考虑静态吸附与解吸，选择对酚酸类成分吸附能力强且易解吸的 NKA-Ⅱ 树脂，作为忍冬枝叶提取物的分离纯化用填料。经计算，NKA-Ⅱ 树脂对绿原酸的静态吸附量为 0.8mg 绿原酸/g 树脂，相当于忍冬枝叶提取物（浸膏）吸附量为 22g/100mL 树脂。

2. NKA-Ⅱ 树脂动态吸附量实验

取预处理好的湿树脂 100mL，装入层析柱，备用。根据经验规律，动态吸附量为静态吸附量的 70%～80%，为防止有效成分泄露，取 15g 忍冬枝叶提取物上样。

样品配制：15g 提取物，加入 150 mL 蒸馏水，使其充分混悬，离心，抽滤，取上样液，上样，流速为 2BV/h（BV 为柱体积），先用蒸馏水洗脱至无色得水部分（50mL），60% 乙醇洗脱 3 个 BV（1BV 为 100 mL），每 1BV 接收一瓶（即 1BV、2BV、3BV），HPLC 法测定水部分及每一瓶中绿原酸的含量，结果见表 4-13。

表 4-13		NKA-Ⅱ 树脂动态吸附量绿原酸峰面积变化		
项目	上清液	水部分	1BV	2BV	3BV
峰面积	22957231	221420	23221989	7386598	3006451

从结果可看出，水洗脱部分绿原酸含量极少，约为初始上清液的 1%；绿原酸大多集中在第 1 个 BV，第 3BV 中仅含少量绿原酸，约为第 1 柱体积的 12%，表明 60% 乙醇洗脱 3 个 BV 即可解吸绝大部分有效成分。在工业生产上，树脂可反复再生利用，其吸附能力势必会有所下降，以 100mL 树脂上样 12g 提取物为宜。

3. NKA-Ⅱ 树脂正交试验

考察三因素三水平，以优化该树脂对忍冬枝叶活性成分的洗脱条件。三因素为上样量、60％乙醇洗脱体积数、流速，依次设为 A、B、C，各因素设计 3 水平进行考察。样品配制方法同前。结果见表 4 - 14。

表 4 - 14　　　　NKA - Ⅱ树脂分离纯化绿原酸的得率与纯度正交试验结果

序号	上样量 A/mL	洗脱体积 B/BV	流速 C /(BV/h)	结果		
				60％乙醇洗脱液绿中绿原酸量/mg	60％乙醇部分浸膏重量/g	60％乙醇部分绿原酸纯度/％
1	1（60）	1（2）	1（1）	3.81	1.3228	2.88
2	1（60）	2（3）	2（2）	2.60	1.3704	2.85
3	1（60）	3（4）	3（3）	2.01	1.4848	2.71
4	2（50）	1（2）	2（2）	3.22	0.9236	3.49
5	2（50）	2（3）	3（3）	2.14	1.3134	2.45
6	2（50）	3（4）	1（1）	1.63	1.4184	2.29
7	3（40）	1（2）	3（3）	2.59	0.6736	3.85
8	3（40）	2（3）	1（1）	1.83	1.0122	2.71
9	3（40）	3（4）	2（2）	1.37	1.084	2.53
均值 1	2.812	3.405	2.628			
均值 2	2.741	2.668	2.954			
均值 3	3.032	2.512	3.003			
极差	0.291	0.893	0.375			

注　表中 A、B、C 三因素所在列中，括号内为数据，括号外为 1、2、3 三水平。

从表中可看出，三因素的影响顺序大小为 B＞C＞A，最佳洗脱条件为 A3B1C3，即上样量为 8g/100mL 树脂，60％乙醇洗脱体积为 2BV，流速为 3BV/h。

对正交试验中得率最高或纯度最高的工艺技术组合进行验证实验，得绿原酸纯度为 3.48％，与正交表中条件 4 相当，结合工业生产实际，可适当增加上样量以取得单位操作时间内绿原酸纯度最高的活性部位，因此可确定洗脱条件为 10g/100mL 树脂，60％乙醇洗脱体积为 2BV，流速为 3BV/h。

（二）工艺中试验证

中试选择中国天津大明制药设备厂的双罐热回流小型提取浓缩机组。

1. 回流提取工艺验证

取干燥忍冬枝叶 10kg，用 75％乙醇浸泡 2h 后，加热回流提取 60min，提取 1 次。提取液经浓缩干燥，干浸膏得率为 26.33％，绿原酸得率为 9.42‰。

2. 大孔吸附树脂洗脱工艺验证

选择 NKA - Ⅱ树脂 15L，取干浸膏 1500g，60％乙醇洗脱体积为 2BV（30L），流速为 3BV/h（45L/h）。洗脱液经浓缩干燥，绿原酸得率为 3.54％。

从中试工艺的实验结果来看，绿原酸得率与小试最佳工艺实验结果一致，即忍冬枝叶抗猪蓝耳病毒主要有效成分提取工艺可进一步放大进行工业化生产。

三、抗猪蓝耳病初步试验

猪蓝耳病——猪繁殖与呼吸综合征（porcine reproductive and respiratory syndrome,

PRRS）是近年发现的一种新的动物病毒性传染病，由动脉炎病毒科的猪繁殖与呼吸综合征病毒（porcine reproductive and respiratory syndrome virus，PRRSV）引起，临床上以母猪的繁殖障碍及各种年龄猪的呼吸系统疾病和高死亡率为特征。1987 年该病首次报道于美国南部，现已遍及世界各地，全世界有 52 个国家报道了该病的发生和流行，给全球养猪业造成了巨大的经济损失。美国每年由 PRRS 单独引起的经济损失超过 5.6 亿美元，欧洲仅 1991 年 PRRS 的暴发就造成了 100 万头猪的死亡。1996 年该病由引种传入我国，现已成为对我国养猪业危害最大，引起经济损失最严重的疾病之一。最近几年，由 PRRSV 变异株引起的"高热病"重创我国的养猪业。2006 年，该病在南方感染生猪 300 多万头，死亡 100 多万头，给当年南方的养猪业几乎造成毁灭性打击。随后几年，该病持续在全国各地大规模爆发，由于其惊人的高传染性、高发病率（50%～100%）和高死亡率（哺乳猪达到 100%，育肥猪达到 70%），导致生猪出栏量锐减、大批中小型养猪场破产以及猪肉价格的暴涨，给我国养猪及其相关行业造成了难以估量的损失。

尽管国家和研究机构投入了大量的人力物力对该病进行研究，但该病的致病机理和免疫机理尚不清楚，至今仍无确切有效的防治措施。基于下列原因，我们对忍冬枝叶提取物抗猪繁殖与呼吸综合征病毒活性进行了系统研究。

（1）目前的商品化疫苗无法控制 PRRS 的感染和流行。PRRSV 独特的生物学和免疫学特性给研制高效、广谱疫苗构成了极大障碍。为了控制 PRRS，农业部先后批准了以 CH-1α 毒株制备的灭活苗（2000 年）和减毒活疫苗（2007 年），以及由高致病性毒株 JXA1 制备的灭活苗，但在临床应用中上述几种疫苗均不能提供令人满意的保护效果，免疫猪群仍然频繁爆发 PRRSV 感染。在毒株频繁变异、发病率居高不下和疫苗预防效果不理想的情况下，特别需要能有效防治 PRRS 的药物。

（2）临床上尚未开发成功抗 PRRSV 病毒的药物。在疫苗防控不理想的情况下，许多学者开展了抗 PRRSV 药物的研究，以期能发现新的防制 PRRSV 的途径。E. M. Bautista 等在 1990 年时就发现，广谱抗病毒剂 IFN-γ 能抑制 PRRSV 在猪肺泡巨噬细胞中的增殖，在 PRRSV 感染的细胞中加入 1000U/mL 的 IFN-γ 可使 PRRSV 的病毒滴度由 105.2 $TCID_{50}$ 降低至 102.6 $TCID_{50}$。Quincy L. Carter 等发现，重组的猪 IL-12 能够在体内诱导 IFN-γ 的产生，从而改善保育猪感染 PRRSV 后的临床症状，提高存活率。但是 IFN-γ、IL-12 等生物制剂由于昂贵的价格、苛刻的保存条件等方面限制了其在兽医临床上的使用。Guangming Li 等发现了一种由腺病毒介导的 short-hairpin RNAs（shR-NAs），能够抑制 PRRSV 在猪肺泡巨噬细胞中的增殖，病毒的滴度降低 100～1000 倍，mRNA 的表达水平降低了大约 1000 倍。Yunxia He 等发现，一种 short interfering RNA（siRNA）可以使 PRRSV 在 MARC-145 细胞中病毒滴度降低 681 倍。尽管小 RNA 显示了较好的效果，但 shRNAs 和 siRNA 作为新兴的基因治疗手段在生命科学领域仅仅处于研究阶段，临床应用为时尚早，作为兽药使用更是不太现实。在化学治疗药物方面，Deendayal Patel 等发现，一种 DNA 分子的类似物——肽交联吗啉代低聚物（以吗啡啉和磷酰二胺取代 DNA 分子中的脱氧核糖和磷酸二酯键）能够通过插入到 PRRSV 的 ORF1b 基因组中，从而阻断 PRRSV RNA 的合成，发挥抗病毒作用。以 16 μM 的该化合物处理 CRL11171 细胞后，PRRSV 病毒滴度从 $10^{5\sim6}$ $TCID_{50}$ 降低至 10 $TCID_{50}$ 之下，RNA 拷贝数

由 $10^{2.0～2.5}$ 降低至 $10^{0.5}$ 之下。虽然肽交联吗啉代低聚物显示了较好的抗 PRRSV 病毒效果，但该化合物结构太过复杂，合成非常困难，花费成本高，另外也不可能从天然动植物资源中提取，限制了其进一步开发。Yunbo Jiang 等发现，一种金属螯合剂 N-乙酰青霉胺表现出一定的抑制 PRRSV 病毒的复制的能力，以 0.05MOI 的复合感染剂量感染 marc-145 细胞之后 1h 加入 $400\mu M$ N-乙酰青霉胺，能使 PRRSV 的病毒量降低大约 50 倍。但如果在病毒感染后 12h 或以 0.1MOI 及以上的复合感染剂量感染 marc-145 细胞时，N-乙酰青霉胺就不能抑制 PRRSV 的复制增殖。由于 N-乙酰青霉胺有限的抗 PRRSV 病毒能力以及其螯合金属所具有的毒性，使其作为药物开发的价值也不大。

由于目前还没有有效的控制 PRRS 的措施，养殖户只能通过改善饲养管理、增强生物安全等保守方法，尽量避免 PRRSV 的感染，或使用抗菌药物防止继发感染以控制病情。另外，考虑到我国多元化、低水平养殖和管理模式，专家预测，该病的控制在今后相当长一段时间内仍将十分困难。因此，开发疗效确实、价格低廉的新型抗 PRRSV 病毒药物，无疑具有巨大的学术价值和应用前景。

（3）研究发现忍冬枝叶提取物具有良好的抗 PRRSV 病毒活性。近些年来，随着药学研究的不断深入与扩大，发现一些中药具有较强的抗病毒活性。中草药抗病毒的作用机理主要是抑制或者直接杀灭病毒、保护正常的细胞和组织、调节机体免疫功能来加强自身抗病毒能力等。目前，已从中草药中筛选和寻找到了一些高效抗病毒药物，临床广泛用于治疗多种病毒性疾病，发挥着独特的疗效优势。

为了寻找具有抗 PRRSV 病毒作用的药物，我们利用实验室已建立的抗 PRRSV 病毒药物快速筛选模型，对 100 多种具有清热解毒、抗炎消肿或免疫调剂等作用的中草药进行了系统筛选，意外的发现一种常见的中药——忍冬枝叶具有良好的抗 PRRSV 病毒的能力。忍冬枝叶的乙醇提取物经大孔树脂吸附后，用不同浓度的乙醇（30％、60％和 90％）洗脱，其 60％的乙醇洗脱部位具有良好的抗 PRRSV 病毒活性。以 2MOI 复合感染剂量感染 marc-145 细胞，感染后 1h 加入 $6.25\mu g/mL$ 60％的乙醇洗脱部位，PRRSV 病毒滴度从 $10^{5.8}$ $TCID_{50}$ 降低至 $10^{0.3}$ $TCID_{50}$ 左右。应用 Real time PCR 技术检测 PRRSV ORF-1 的基因表达水平，结果显示 RNA 拷贝数降低了 1000 多倍。对细胞生长状态的观察发现，与正常细胞和病毒感染细胞相比，忍冬枝叶加药孔细胞生长正常，没有出现肉眼可见的病变。

（一）病毒活性研究

病毒、细胞及试剂：高致病性 PRRSV 毒株由三峡大学天然产物研究与利用湖北省重点实验室分离保存；Marc-145 购于武汉大学中国典型培养物保存中心（CCTCC），按推荐的方法传代、培养、保存；绿原酸、芦丁购自阿拉丁（上海）试剂有限公司。TRIzol 购自 Invitrogen 公司，反转录试剂盒、Sybr Green 购自宝生物工程（大连）有限公司。

忍冬枝叶提取方法：供试材料为三峡大学天然产物研究与利用湖北省重点实验室种植的 4 年生树型金银花"中银 1 号"的新鲜枝叶，50℃烘干后保存。称取干燥的忍冬枝叶 1kg，75％MeOH，60℃，常压回流提取 3 次，提取液过滤后用旋转蒸发仪浓缩（50℃），干燥得黑色浸膏 296g。乙醇提取浸膏和蒸馏水以 1：1 比例充分混匀，湿法上样于已处理的大孔树脂柱（AB-8，D101 型），依次用水、30％、60％、90％乙醇/水梯度洗脱，将洗脱液浓缩后真空冷冻干燥；分别得到 30%、60%、90%乙醇/水洗脱部位 181.6g，45.2g 和 33.7g。

所有实验数据均以 x±s 表示，并应用 GraphPad Prism5.0 软件进行统计分析和图表绘制。

1. 对 Marc-145 细胞安全浓度测定结果

30%、60%、90%乙醇/水洗脱部位及大孔树脂水洗脱部位，经减压浓缩干燥和真空冷冻干燥后，最终为干燥的粉末，用无水乙醇配制成 1000mg/mL 的溶液。MTT 法测定各洗脱部位、绿原酸及芦丁对 marc-145 的无毒浓度，以不出现细胞病变的药液最高浓度值为最大安全浓度。加药时药物用完全培养基稀释，药物在培养体系中的终浓度为 1mg/mL 至 3.125μg/mL。正常细胞对照中加入终浓度为 0.1%的乙醇。

采用 MTT 法，培养 96h，发现浓度高达 1mg/mL 的 30%、60%、90%乙醇/水洗脱部位及大孔树脂水洗脱部位对 marc-145 细胞均不表现毒性，与未加药的正常细胞相比，细胞生长状况不受影响，表明忍冬枝叶提取物各乙醇/水洗脱部位对 marc-145 细胞的最大安全浓度应该在 1mg/mL 以上。绿原酸的最大安全浓度为 25μg/mL。芦丁的最大安全浓度为 200μg/mL。

2. 对 PRRSV 感染细胞的保护效果

收集对数生长期的 marc-145 细胞悬液，96 孔板中每孔加入 100μL（5×10³ 个细胞/孔），待细胞单层长至 80%的汇合度时移去培养基，用不含 FBS 的 DMEM 洗 3 遍，然后加入 2MOI 的 PRRSV 病毒量，37℃ 感作 1h 后移去病毒液，加入 200μL 终浓度为 1mg/mL 的大孔树脂水洗脱部位以及大孔树脂 30%、60%、90%乙醇/水洗脱部位。药物均用无水乙醇溶解，配制成母液，用完全培养基稀释成不同的浓度，使乙醇在细胞培养体系中的终浓度为 0.1%及以下。正常细胞对照组不经病毒感染，培养液中加入终浓度为 0.1%的乙醇；病毒对照组用 2MOI 的 PRRSV 感染后移去病毒液，再加入 200μL 含有终浓度为 0.1%的乙醇的完全培养基。以上各组均设 5 个复孔。培养 72h 后显微镜下观察细胞病变（CPE）情况。

显微镜下观察细胞病变情况，结果发现，未加 PRRSV 感染的 marc-145 正常细胞孔，细胞生长正常，界限清晰 [图 4-6 (a)]；以 2MOI PRRSV 感染 marc-145 细胞后，细胞变圆，破碎，死亡 [图 4-6 (b)]；以 2MOI PRRSV 感染 marc-145 细胞后，加入不同组分的忍冬枝叶提取物。60%的乙醇/水洗脱部位药物孔 [图 4-6 (d)]，细胞生长正常，界限清晰，与正常细胞孔无差别，显示药物对 PRRSV 感染具有较好的抑制作用；30%、90%的乙醇/水洗脱部位及水洗脱部位 [图 4-6 (c)、(e)、(f)] 细胞变圆，破碎，死亡。

3. 对 PRRSV 感染细胞的最小保护浓度

60%乙醇/水洗脱部位对 PRRSV 感染细胞最小保护浓度的确定方法是，收集对数生长期的 marc-145 细胞悬液，96 孔板中每孔加入 100μL（5×103 个细胞/孔），待细胞单层长至 80%的汇合度时移去培养基，用不含 FBS 的 DMEM 洗 3 遍，然后加入 2MOI 的 PRRSV 病毒量，37℃ 感作 1h 后移去病毒液，然后加入倍比稀释的不同浓度（1～3.125μg/mL）的 60%乙醇/水洗脱部位 100μL，每个浓度设 5 个复孔。显微镜下观察细

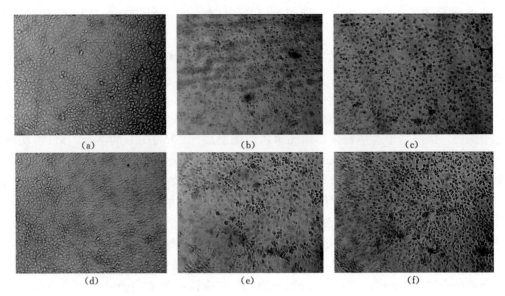

图 4-6　忍冬枝叶不同提取物对 PRRSV 感染细胞的保护效果

（图片放大倍数：10×10）

a）正常细胞；（b）2MOI PRRSV 感染的细胞；（c）2MOI PRRSV 感染后加入 90％的乙醇/水洗脱部位的细胞；
（d）2MOI PRRSV 感染后加入 60％的乙醇/水洗脱部位的细胞；（e）2MOI PRRSV 感染后加入 30％的乙醇/
水洗脱部位的细胞；（f）2MOI PRRSV 感染后加入水洗脱部位的细胞

胞病变（CPE）情况。

　　显微镜下细胞病变情况是，未加 PRRSV 感染的 marc-145 正常细胞孔，细胞生长正常，界限清晰［图 4-7（a）］；以 2MOI PRRSV 感染 marc-145 细胞后，细胞变圆，破碎，死亡［图 4-7（b）］；以 2MOI PRRSV 感染 marc-145 细胞后，加入不同浓度的 60％的乙醇/水洗脱部位药物，1~6.25μg/mL 的 60％乙醇/水洗脱部位对 PRRSV 感染细胞均具有较好的保护效果［图 4-7（c）、（d）、（e）］，由于篇幅限制，图片展示的是 25~6.25μg/mL 药物浓度的细胞图片，3.125μg/mL 的 60％的乙醇洗脱部位，细胞变圆，破碎，死亡，没有显示出保护作用［图 4-7（f）］。

　　4. 对病毒感染滴度的影响

　　收集对数生长期的 marc-145 细胞悬液，24 孔板中每孔加入 500μL（2×10⁴ 个细胞/孔），待细胞单层长至 80％的汇合度时移去培养基，用不含 FBS 的 DMEM 洗 3 遍，然后加入 2MOI 的 PRRSV 病毒量，37℃ 感作 1h 后移去病毒液，然后加入 6.25μg/mL 的待测药物 500μL，每个浓度设 5 个复孔。72h 后将培养板移至 -20℃ 冰箱，冻融 3 遍收取细胞上清液，作为待测样本测定病毒感染滴度。青霉素瓶中将待测样本作连续 10 倍的稀释，从 10-1~10-10。将稀释好的病毒接种到 96 孔微量培养板中，每一稀释度作 8 孔，每孔接种 100μL。然后在每孔加入细胞悬液 100μL，使细胞量达到 3×10⁵ 个/mL。设正常细胞对照，正常细胞对照作两纵排。逐日观察并纪录结果。按 Reed-Muech 两氏法进行计算，以 $-\lg TCID_{50}$ 值表示病毒的感染力。

　　结果发现，6.25μg/mL 60％的乙醇/水洗脱部位能使 PRRSV 病毒滴度从 $10^{5.8} TCID_{50}$

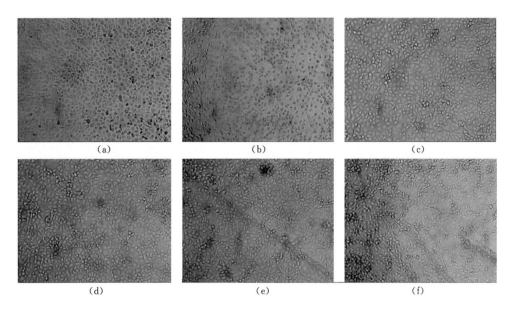

图 4-7　不同浓度的大孔树脂 60％的乙醇洗脱部位对 PRRSV 感染细胞的保护效果

（图片放大倍数：10×10）

a）正常细胞；（b）PRRSV 感染细胞；（c）2MOI PRRSV 感染后加入 25μg/mL 60％的乙醇/水洗脱部位的细胞；

（d）2MOI PRRSV 感染后加入 12.5μg/mL 60％的乙醇/水洗脱部位的细胞；（e）2MOI PRRSV 感染后加入

6.25μg/mL 60％的乙醇/水洗脱部位的细胞；（f）2MOI PRRSV 感染后加入

3.125μg/mL 60％的乙醇/水洗脱部位的细胞

降低至 $10^{0.3}$ $TCID_{50}$ 左右，具有极好的抗病毒作用。其他浓度的乙醇/水洗脱部位、25μg/mL 的绿原酸和 200μg/mL 的芦丁对 PRRSV 病毒的增殖均没有抑制作用。结果如图 4-8 所示（图中：＊＊＊指与病毒对照组相比，$P \leqslant 0.001$）。

5. 对 PRRSV 病毒 mRNA 含量的影响

收集对数生长期的 marc-145 细胞悬液，6 孔板中每孔加入 1.5mL（106 个细胞/孔），待细胞单层长至 80％的汇合度后移去培养基，用不含 FBS 的 DMEM 洗 3 遍，然后加入 2MOI 的 PRRSV 病毒量，37℃感作 1h 后移去病毒液，然后加入 6.25μg/mL 的待测药物 500μL，每个浓度设 3 个复孔。72h 后移去培养基，加入 TRIzol 试剂，按生产厂家推荐的操作方法提取细胞的总 RNA。提取结束后立即进行反转录，以 cDNA 为模板，β-actin 作为看家基因，real time PCR 检测 PRRSV ORF7 基因的拷贝数。以 2MOI 的病毒液

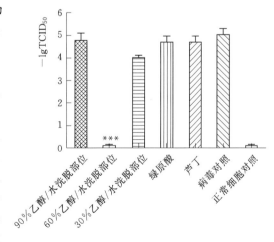

图 4-8　忍冬枝叶提取物各乙醇/水洗脱部位
对病毒感染滴度的影响

作为对照，评价 ORF7mRNA 的相对变化情况。PRRSVORF7 – P1：5′– CCCCTAGT-GAGCGGCAATT – 3′；ORF7 – P2：5′– AGTCCCAGCGCCTTGATTAA – 3′；β – actin – P1：5′– ACTGTGCCCATCTACGAG – 3′；β – actin – P2：5′ – GTTGCGTTACAC-CCTTTC – 3′。

结果发现，相对于病毒对照组，6.25μg/mL 60％的乙醇/水洗脱部位能使 PRRSV mRNA 含量降低 1000 多倍。25μg/mL 的绿原酸和 200μg/mL 的芦丁对 PRRSV mRNA 的表达均没有抑制作用。结果如图 4 – 9 所示，（图中***指与病毒对照组相比，$P \leqslant$ 0.001）。

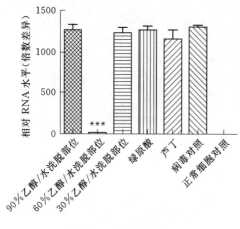

图 4 – 9　忍冬枝叶提取物各乙醇/水洗脱部位对
PRRSV 病毒 mRNA 表达水平检测

金银花是临床上广泛应用的抗病毒中药材之一，对于常见的呼吸道病毒如流感病毒、非典型肺炎冠状病毒以及艾滋病病毒具有良好的体外抑制作用。研究发现，忍冬枝叶对猪繁殖与呼吸综合征病毒所具有的良好的体外抑制作用，进一步发现其活性部位为大孔树脂 60％的乙醇/水洗脱部位。该部位确切的抗病毒活性物质基础还需要深入的研究，这也是下一步的研究方向。另外，一般认为，绿原酸、芦丁等酚酸类物质是金银花的主要有效成分，也有研究表明，绿原酸对很多病毒具有良好的抑制作用。为此，我们专门测定了忍冬枝叶的绿原酸和芦丁的标准品的抗 PRRSV 活性，感染滴度的测试和 ORF1 mRNA 含量的测定，发现两者均没有抗 PRRSV 的活性。因此，可以认为忍冬枝叶 60％的乙醇/水洗脱部位的抗 PRRSV 活性性物质，应该是其他的未知物质或者是多种化学成分共同发挥作用。

（二）动物试验

抗 PRRSV 病毒动物试验方案如下：

试验动物：30 天龄断奶仔猪，体重 4～7kg。

试验分组：共分 5 个组，每组 4 只。

正常组（normal）：颈部肌肉注射 3mL 生理盐水，鼻腔滴鼻 2mL 生理盐水。

模型组（model）：颈部肌肉注射 3mL PRRSV 病毒液（3×10^5 TCID$_{50}$），鼻腔滴鼻 2mL PRRSV 病毒液（2×10^5 TCID$_{50}$）。

高剂量组（high – dose）：颈部肌肉注射 3mL PRRSV 病毒液（3×10^5 TCID$_{50}$），鼻腔滴鼻 2mL PRRSV 病毒液（2×10^5 TCID$_{50}$）。投饲 60％金银花乙醇/水洗脱部位药物，药物剂量为 1g 药物/kg 体重/d/只。

中剂量组（medium – dose）：颈部肌肉注射 3mL PRRSV 病毒液（3×10^5 TCID$_{50}$），鼻腔滴鼻 2mL PRRSV 病毒液（2×10^5 TCID$_{50}$）。投饲 60％金银花乙醇/水洗脱部位药物，药物剂量为 0.5g 药物/kg 体重/d/只。

低剂量组（low – dose）：颈部肌肉注射 3mL PRRSV 病毒液（3×10^5 TCID$_{50}$），鼻腔

滴鼻 2mL PRRSV 病毒液（2×10^5 TCID$_{50}$）。投饲 60％金银花乙醇/水洗脱部位药物，药物剂量为 0.1g 药物/kg 体重/天/只。

试验过程中，每天早上饲喂前观察、记录临床症状（包括测量体温、精神状态、食欲、皮肤、眼睑表现，喘气、咳嗽、呼吸困难等呼吸道症状，以及诸如运动失调、震颤和后肢麻痹等神经症状；每 2 天称一次体重）。

采集试验过程中病死猪以及试验结束时（18DPI）扑杀死亡猪的血液、心、肝、脾、肺、肾和淋巴结组织样品，用于病毒检测和组织病理学检查。血清和组织样品于－70℃保存备用。

攻毒后试验仔猪表现用存活率、体温和体重 3 个指标反映。

1. *存活率*

试验结果表明：

（1）正常组小猪无死亡。

（2）模型组从第 6 天开始死亡，第 14 天全部死亡。

（3）高剂量组小猪存活率为 100％。

（4）中剂量组小猪存活率为 25％，但存活时间延长。

（5）低剂量组小猪全部死亡；如图 4－10 所示。

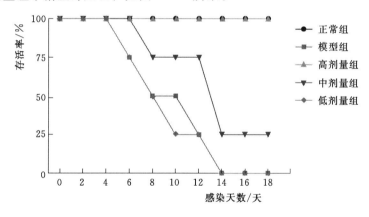

图 4－10　试验中小猪的存活率变化

2. *体温*

试验结果表明：

（1）正常组小猪在试验期间体温一直正常，平均体温在 38.5～39℃之间。

（2）模型组小猪人工感染 PRRSV 病毒后 2～3 天体温开始升高 [（41.4±0.33）℃]，随后经过一个短暂的小幅回落，之后体温升高持续发热（≥40.7 ℃）直至死亡。

（3）高剂量给药组小猪感染后 2～3 天体温小幅升高，平均体温由 38.7 ℃上升至 39.5 ℃，此后始终在 39.0～39.5 ℃（正常体温范围）之间徘徊，与模型组相比，有显著性差异。

（4）中剂量给药组小猪在感染后体温升高，但与模型组相比，也有明显的降低。

（5）低剂量给药组小猪体温升高，与模型组相比，无显著变化。

试验中小猪的体温变化如图 4－11 所示。

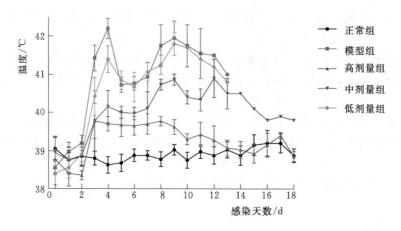

图 4 - 11　试验中小猪的体温变化

3. 体重

试验结果表明：

（1）正常组小猪在试验期间生长正常，体重增加。

（2）模型组小猪人工感染 PRRSV 病毒后食欲下降，采食量减少，消瘦，体重下降。

（3）高剂量给药组小猪感染后在试验期间生长正常，体重增加。与正常组相比无明显差别。

（4）中剂量给药组小猪在感染后食欲下降，采食量减少，体重未见增加。

（5）低剂量给药组食欲下降，采食量减少，消瘦，体重下降，如图 4 - 12 所示。

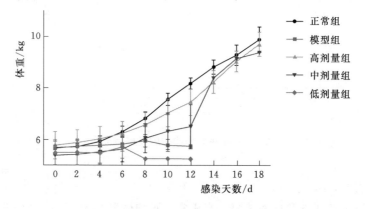

图 4 - 12　动物试验中小猪的体重变化

（三）急性毒性试验

试验动物为 40 只无特定病原体（SPF）级昆明种小鼠，雌雄各半，体质量（20±2）g，三峡大学试验动物中心提供。实验室温度 20～25℃，相对湿度 40％～70％。使用维持鼠料喂养，足量供给，自由采食。将无菌水装入饮用水瓶中，小鼠自由摄取。

供试材料为天然产物研究与利用湖北省重点实验室种植的 5 年生树型金银花 "中银 1号" 的新鲜枝叶，50℃烘干后，粉碎，称取 100kg，95％工业酒精，进行多次充分的渗漉提取，将提取液过滤后，进行减压浓缩（60℃），真空干燥得到样品，将该样品用单蒸水充分混悬（$V_{样品}/V_水=1:2$），用石油醚进行萃取，去除色素，得到水、石油醚两部分，其中石油醚部位（340g）进行减压浓缩，回收石油醚，样品留存，而水部位进行离心，去除沉淀物，将清液湿法上样于大孔树脂（AB-8，D101型），依次用水、30%、60%、90%乙醇/水溶液梯度洗脱，将各洗脱部位进行减压浓缩，真空干燥，冷冻干燥，得到60%乙醇/水部位的样7.0kg。如图4-13所示。

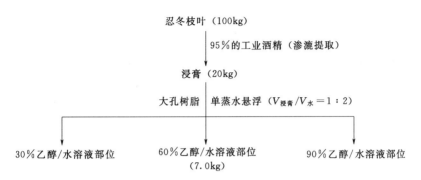

图4-13　60%乙醇/水溶液部位提取路线

试验方案如下：

40只小鼠，雌雄各半，随机分为4组，包括：正常组、药物高、中、低剂量组，每组10只。试验前禁食12h，自由饮水。正常组灌胃给予0.4mL生理盐水，药物组灌胃一次性给予忍冬枝叶提取物100g/kg/只，50g/kg/只，25g/kg/只（相当于药效学最小有效剂量的100倍，50倍，25倍），给药后继续常规饲养2周，每天观察并记录小鼠的呼吸、精神和四肢活动等变化及其中毒和死亡情况。观察饲养期间小鼠的一般状况、死亡情况及体质量变化。于给药后第1天、第3天、第7天和第14天观察并记录小鼠的体质量。如图4-14所示。

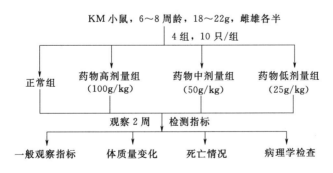

图4-14　急性毒性试验方案

1. 对小鼠一般状况的影响

给药后观察2周，发现小鼠生长发育良好，外观正常，皮毛润泽，行为活动无异常，大小便正常，眼、鼻无异常分泌物，黏膜无充血，饮食正常。各组动物无一死亡。

2. 对小鼠体质量的影响

各组随着实验时间延长，体质量逐渐增加，经统计分析增长过程，各组间无统计学差异（$P > 0.05$）。具体结果见表 4-15。

表 4-15　　　　　　　　　金银花叶提取物对小鼠体质量的影响

组别	性别	体质量/g			
		第 1 天	第 3 天	第 7 天	第 14 天
正常组	雌性	19.60±1.08	23.50±1.53	27.30±1.81	31.15±2.25
	雄性	20.08±1.23	25.05±1.46	30.20±2.18	36.25±3.31
高剂量	雌性	19.50±1.18	23.05±1.40	26.70±1.48	30.85±1.45
	雄性	20.80±1.48	26.15±2.01	30.65±2.38	37.05±2.74
中剂量	雌性	19.30±1.06	22.70±1.40	26.40±1.70	30.75±1.90
	雄性	20.80±1.48	25.62±2.03	30.05±2.30	36.20±3.86
低剂量	雌性	19.42±1.11	22.97±1.52	26.80±1.74	31.05±2.16
	雄性	20.95±1.57	26.05±2.22	30.70±2.64	36.46±3.59

3. 对小鼠内脏器官的影响

饲养 14 天后处死小鼠，肉眼观察心、肝、脾、肺、肾、肾上腺、胸腺、卵巢、子宫、精囊、前列腺、睾丸、胃、肠及胸腔、腹腔，各器官均无异常。

可见，3 个给药组小鼠无明显异常表现，内脏器官无异常，体质量与对照组无明显差异，无小鼠出现死亡。说明忍冬枝叶提取物无明显毒性，经口给药可安全用于兽医临床。

（四）长期毒性试验

试验动物为 80 只无特定病原体（SPF）级昆明种 Wistar 大鼠，雌雄各半，体质量（100±20g），由三峡大学试验动物中心提供。实验室温度 20～25℃，相对湿度 40%～70%。使用维持鼠料喂养，足量供给，自由采食。将无菌水装入饮用水瓶中，大鼠自由摄取。

供试材料为三峡大学天然产物研究与利用湖北省重点实验室种植的 4 年生树型金银花"中银 1 号"的新鲜枝叶，50℃烘干后，粉碎，称取 100kg，95% 工业酒精，进行多次充分的渗漉提取，将提取液过滤后，进行减压浓缩（60℃），真空干燥得到样品，将该样品用单蒸水充分混悬（$V_{样品}/V_{水} = 1:2$），用石油醚进行萃取，去除色素，得到水、石油醚两部分，其中石油醚部位（340g）进行减压浓缩，回收石油醚，样品留存，而水部位进行离心，去除沉淀物，将清液湿法上样于大孔树脂（AB-8，D101 型），依次用水、30%、60%、90% 乙醇/水溶液梯度洗脱，将各洗脱部位进行减压浓缩，真空干燥，冷冻干燥，得到 60% 乙醇/水部位的样 7.0kg。如图 4-15 所示。

试验方案如下：

80 只 Wistar 大鼠，雌雄各半，随机分为 4 组，包括正常组、药物高、中、低剂量组，每组 20 只。试验前禁食 12 h，自由饮水。连续灌胃给药 12 周，每天 1 次。正常组灌胃给予 5 mL 生理盐水，药物组灌胃给予忍冬枝叶提取物 20g/kg/d，10g/kg/d，5g/kg/d/只（相当于药效学最小有效剂量的 20 倍，10 倍，5 倍），观察给药期间大鼠的一般状况及可能出现的毒性反应，给药结束时测试大鼠血常规及凝血时间，血液生化指标，称脏器重量，计算脏器系数及病理组织变化。如图 4-16 所示。

具体的检测指标及时间见表 4-16。

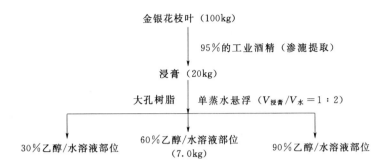

图 4-15　60％乙醇/水溶液部位提取路线及得率

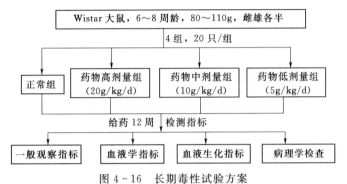

图 4-16　长期毒性试验方案

表 4-16　　　　忍冬枝叶提取物对大鼠长期毒性试验检测指标及时间

观察指标	检　测　内　容	检测时间
一般观察指标 （5 项）	行为活动	每天
	外观特征	每天
	粪尿排泄	每天
	摄食情况	每天
	体质量变化	每周
血液学指标 （12 项）	红细胞计数（RBC），血小板计数（PLT），血红蛋白（Hb），白细胞计数（WBC），淋巴细胞比率（W-SCR），嗜中性粒细胞比率（W-LCR），红细胞容积（HCT），平均红细胞容积（MCH），网织红细胞（Ret），平均红细胞容积（MCV），平均红细胞血红蛋白浓度（MCHC），凝血酶原时间（PT）	第 12 周
血液生化指标 （15 项）	碱性磷酸酶（ALP），谷丙转氨酶（ALT），谷草转氨酶（AST），总蛋白（T-PRO），白蛋白（ALB），尿素氮（BUN），肌酐（CREA），血糖（GLU），总胆红素（T-BL），总胆固醇（T-CHO），甘油三酯（TG），钠离子浓度（NA），钾离子浓度（K），氯离子浓度（Cl），肌酸磷酸激酶（CK）	第 12 周
病理学检测： ①肉眼观察； ②脏器系数； ③组织学检查	心、肝、脾、肺、肾、脑、胰、胃肠、膀胱、子宫、脊髓、卵巢、睾丸、食管、气管等脏器	第 12 周

1. 对大鼠一般状况及体质量的影响

给药期间各组动物无一死亡，生长发育良好，外观正常，皮毛润泽，行为活动无异常，大小便正常，眼、鼻无异常分泌物，黏膜无充血，饮食正常。各组随着实验时间延长，体质量逐周增加，经统计分析增长过程，各组间无统计学差异。具体结果见表4-17和表4-18。

表4-17　　　　　　灌胃给予忍冬枝叶提取物对雌性大鼠体质量的影响

周数	正常组	高剂量	中剂量	低剂量
0	94.5±8.6	96.9±10.3	98.9±10.6	94.8±12.2
1	138.6±12.0	126.8±12.3	138.6±12.6	140.0±15.9
2	161.8±13.9	138.3±13.7	159.4±22.1	158.9±16.1
3	181.6±13.6	159.1±17.3	187.1±22.1	189.5±16.1
4	205.2±16.3	179.4±20.6	199.6±16.2	200.4±21.9
5	221.4±18.8	201.6±23.7	219.7±20.3	228.6±14.8
6	239.5±22.1	225.7±16.9	231.2±10.6	241.8±19.6
7	262.4±22.7	254.5±22.6	258.2±25.2	267.4±22.1
8	280.1±32.7	271.4±19.7	279.7±21.8	287.8±25.3
9	298.5±26.6	308.8±21.1	310.1±26.6	301.3±24.4
10	322.4±23.3	331.1±20.2	334.4±22.2	328.3±28.4
11	356.7±29.8	362.4±31.6	364.4±30.0	357.9±27.6
12	382.2±25.6	394.4±21.1	392.5±22.9	379.4±32.1

表4-18　　　　　　灌胃给予忍冬枝叶提取物对雄性大鼠体质量的影响

周数	正常组	高剂量	中剂量	低剂量
0	91.1±9.5	89.4±7.8	93.9±10.3	90.1±6.3
1	130.5±12.8	136.3±12.7	131.0±11.5	131.1±10.4
2	161.9±14.3	161.2±13.9	163.0±12.5	165.2±14.4
3	185.2±22.0	187.4±18.5	191.2±15.7	191.8±18.7
4	199.0±16.8	201.2±13.4	216.3±12.8	212.0±11.2
5	202.7±13.1	211.7±9.1	225.1±12.4	217.0±16.7
6	218.7±18.9	221.7±19.2	235.2±18.4	231.8±14.8
7	249.4±19.8	249.8±15.1	260.3±17.5	258.0±12.6
8	271.8±27.4	270.1±26.5	293.7±33.3	279.9±14.3
9	310.9±20.7	309.6±25.8	319.7±20.6	305.2±29.8
10	335.4±32.7	338.1±24.6	348.2±25.0	337.4±12.3
11	370.1±32.7	357.4±21.3	369.2±25.3	367.4±18.2
12	395.6±25.2	394.3±26.4	385.2±36.4	396.8±21.1

2. 对大鼠血液学指标的影响

给药12周后，收集血液，测定血液学指标，包括红细胞计数（RBC），血小板计数（PLT），血红蛋白（Hb），白细胞计数（WBC），淋巴细胞比率（W－SCR），嗜中性粒细胞比率（W－LCR），红细胞容积（HCT），平均红细胞容积（MCH），网织红细胞（Ret），平均红细胞容积（MCV），平均红细胞血红蛋白浓度（MCHC），凝血酶原时间（PT）。结果发现，各剂量组各项血液学指标与对照组比较均无明显差异（$P>0.05$）。具体结果见表4-19和表4-20。

表4-19　　　　灌胃给予忍冬枝叶提取物对雌性大鼠血液学指标的影响

指　　标	对照	高剂量	中剂量	低剂量
白细胞计数/（×10⁹·L⁻¹）	13.13±2.66	13.06±2.29	14.07±4.88	14.67±5.26
红细胞计数/（×10¹²·L⁻¹）	6.73±0.54	6.82±0.35	7.05±0.28	6.93±0.18
血红蛋白/（g·L⁻¹）	146.33±1.53	140.15±6.08	150.00±13.11	145.77±9.61
平均红细胞血红蛋白浓度/（g·L⁻¹）	427.68±35.84	418.52±14.01	419.00±18.52	413.33±20.37
平均红细胞容积/pg	21.48±1.86	21.51±0.63	21.47±1.01	21.52±1.14
血小板计数/（×10⁹·L⁻¹）	899.77±147.46	1042.67±186.21	1056.77±196.25	971.00±157.77
红细胞容积/%	35.03±2.46	34.73±1.98	36.07±1.59	36.57±1.17
平均红细胞容积/fL	51.67±2.25	51.84±0.35	52.80±0.32	52.98±2.16
凝血酶原时间/s	11.89±1.32	12.11±1.74	12.14±1.45	11.98±1.32
网织红细胞/%	4.28±0.81	4.52±0.85	4.38±0.83	4.32±0.65

表4-20　　　　灌胃给予忍冬枝叶提取物对雄性大鼠血液学指标的影响

指　　标	对照	高剂量	中剂量	低剂量
白细胞计数/（×10⁹·L⁻¹）	31.70±14.11	26.74±14.01	30.15±14.82	19.32±11.98
红细胞计数/（×10¹²·L⁻¹）	7.42±0.13	7.71±0.31	7.49±0.35	7.88±0.41
血红蛋白/（g·L⁻¹）	152.32±3.59	155.01±6.15	152.89±8.37	155.35±6.58
平均红细胞血红蛋白浓度/（g·L⁻¹）	402.01±4.31	390.36±6.04	410.20±8.19	406.33±9.05
平均红细胞容积/pg	20.17±0.61	19.57±1.08	20.26±1.21	20.32±0.30
血小板计数/（×10⁹·L⁻¹）	1047.22±97.43	1162.77±101.23	1571.25±205.25	1174.01±254.78
红细胞容积/%	38.24±1.16	38.98±1.14	36.90±2.05	39.21±1.38
平均红细胞容积/fL	51.32±1.32	49.24±1.80	49.54±2.44	50.38±1.87
凝血酶原时间/s	12.05±1.34	12.71±1.24	12.34±1.40	12.94±1.35
网织红细胞/%	4.32±0.71	4.59±0.65	4.48±0.73	4.39±0.75

3. 对大鼠血液生化学指标的影响

收集血液，分离血清，检查各项生化指标如下：碱性磷酸酶（ALP），谷丙转氨酶（ALT），谷草转氨酶（AST），总蛋白（T－PRO），白蛋白（ALB），尿素氮（BUN），肌酐（CREA），血糖（GLU），总胆红素（T－BL），总胆固醇（T－CHO），甘油三酯（TG），钠离子浓度（NA），钾离子浓度（K），氯离子浓度（CL），肌酸磷酸激酶（CK）。

均无明显性差异（$P>0.05$）。结果见表 4 - 21 和表 4 - 22。

表 4 - 21　　　　灌胃给予忍冬枝叶提取物对雌性大鼠血液生化学指标的影响

指　　标	对照	高剂量	中剂量	低剂量
谷草转氨酶/(IU·L^{-1})	152.21±18.53	161.41±20.39	162.32±17.98	156.56±19.47
碱性磷酸酶/(IU·L^{-1})	39.52±9.14	40.23±7.99	40.25±8.05	39.82±8.11
谷丙转氨酶/(IU·L^{-1})	37.59±6.86	38.62±6.47	38.45±9.65	37.58±7.95
总胆红素/(μmol·L^{-1})	6.45±1.02	6.42±1.21	6.55±1.17	6.69±1.18
尿素氮/(mmol·L^{-1})	6.12±0.52	6.47±1.14	5.98±0.45	5.92±0.86
总蛋白/(g·L^{-1})	71.32±2.89	75.56±3.22	75.54±8.01	76.31±8.24
白蛋白/(g·L^{-1})	40.24±2.35	41.62±1.65	39.52±1.52	42.96±1.97
总胆固醇/(mmol·L^{-1})	1.55±0.56	1.74±0.38	1.68±0.41	1.74±0.35
肌酐/(μmol·L^{-1})	67.28±4.12	69.32±5.05	69.24±3.99	69.14±3.45
血糖/(nmol·L^{-1})	4.46±0.56	5.34±1.07	4.85±0.86	5.32±0.71
甘油三酯/(mmol·L^{-1})	0.62±0.12	0.64±0.13	0.68±0.14	0.65±0.15
钠离子浓度/(mmol·L^{-1})	142.3±0.67	139.58±0.89	141.74±1.65	142.36±1.77
钾离子浓度/(mmol·L^{-1})	3.55±0.36	3.77±0.34	3.59±0.44	3.65±0.34
氯离子浓度/(mmol·L^{-1})	98.77±0.99	97.64±1.01	98.74±0.87	98.21±0.56
肌酸磷酸激酶/(IU·L^{-1})	381.45±30.07	400.45±45.66	391.66±49.49	412.03±58.32

表 4 - 22　　　　灌胃给予忍冬枝叶提取物对雄性大鼠血液生化学指标的影响

指　　标	对照	高剂量	中剂量	低剂量
谷草转氨酶/(IU·L^{-1})	114.20±20.36	133.01±19.87	129.87±17.66	132.41±19.33
碱性磷酸酶/(IU·L^{-1})	55.07±12.30	57.90±12.61	60.80±14.32	58.22±13.22
谷丙转氨酶/(IU·L^{-1})	37.54±7.32	38.60±4.31	38.24±5.25	38.44±6.38
总胆红素/(μmol·L^{-1})	3.65±0.78	3.76±0.69	3.71±0.66	3.78±0.68
尿素氮/(mmol·L^{-1})	6.26±0.87	6.02±0.67	6.42±0.55	6.38±0.63
总蛋白/(g·L^{-1})	68.32±3.36	65.88±4.15	67.46±1.66	65.42±1.59
白蛋白/(g·L^{-1})	34.66±1.95	35.22±1.87	35.92±1.59	36.42±0.46
总胆固醇/(mmol·L^{-1})	1.88±0.22	1.85±0.21	1.85±0.28	1.86±0.36
肌酐/(μmol·L^{-1})	64.55±4.53	65.35±4.01	64.88±4.07	65.32±4.17
血糖/(nmol·L^{-1})	4.98±0.99	4.88±1.35	4.42±0.98	4.62±0.45
甘油三酯/(mmol·L^{-1})	1.32±0.58	1.56±0.55	1.49±0.45	1.55±0.56
钠离子浓度/(mmol·L^{-1})	142.31±1.05	141.47±1.13	141.59±1.08	141.42±1.11
钾离子浓度/(mmol·L^{-1})	3.88±0.36	3.98±0.52	3.77±025	3.82±0.31
氯离子浓度/(mmol·L^{-1})	99.47±0.32	99.71±1.02	99.35±0.65	99.74±0.47
肌酸磷酸激酶/(IU·L^{-1})	536.47±89.65	542.24±59.88	539.85±76.44	540.36±71.24

4. 尸检及病理组织学的检查

在解剖过程中，各实验大鼠主要脏器及腺体形态、颜色均无明显改变，各给药组大鼠的脏器系数与对照组比较无显著性差异，结果见表 4 - 23 和表 4 - 24。各组大鼠脏器的病理组织学检查均未见变化、坏死、炎症等与药物毒性有关的病变或损伤。

表 4 - 23　　　　　　　　灌胃给予忍冬枝叶提取物对雌性大鼠脏器系数的影响

器官	对照	高剂量	中剂量	低剂量
心	0.321±0.045	0.314±0.021	0.299±0.018	0.300±0.014
肝	2.702±0.142	2.549±0.230	2.785±0.126	2.710±0.145
脾	0.199±0.051	0.225±0.101	0.224±0.073	0.229±0.089
肺	0.681±0.075	0.678±0.087	0.694±0.04	0.693±0.079
肾	0.328±0.029	0.308±0.025	0.331±0.036	0.329±0.024
脑	0.504±0.068	0.458±0.082	0.487±0.086	0.479±0.036
胸腺	0.075±0.025	0.100±0.025	0.101±0.009	0.108±0.021
肾上腺	0.010±0.003	0.009±0.003	0.009±0.002	0.009±0.002
睾丸	0.401±0.025	0.414±0.036	0.399±0.044	0.400±0.022
附睾	0.162±0.009	0.157±0.007	0.161±0.011	0.162±0.012

表 4 - 24　　　　　　　　灌胃给予忍冬枝叶提取物对雄性大鼠脏器系数的影响

器官	对照	高剂量	中剂量	低剂量
心	0.312±0.041	0.314±0.035	0.326±0.032	0.351±0.105
肝	2.702±0.142	2.788±0.200	2.751±0.156	2.790±0.132
脾	0.276±0.101	0.290±0.123	0.291±0.094	0.299±0.130
肺	0.671±0.075	0.693±0.125	0.705±0.130	0.697±0.114
肾	0.322±0.025	0.304±0.031	0.337±0.024	0.332±0.028
脑	0.512±0.063	0.499±0.094	0.487±0.086	0.486±0.068
胸腺	0.078±0.021	0.100±0.012	0.096±0.025	0.101±0.013
肾上腺	0.011±0.005	0.008±0.002	0.008±0.003	0.008±0.002
睾丸	0.410±0.025	0.414±0.081	0.410±0.065	0.404±0.056
附睾	0.166±0.032	0.170±0.035	0.171±0.061	0.163±0.048

试验结果表明，大鼠经忍冬枝叶提取物以 20g/kg/只，10g/kg/只，5g/kg/d/只（相当于药效学最小有效剂量的 20 倍，10 倍，5 倍）连续灌胃给药 12 周，对大鼠的一般状况、血常规、血液生化指标、主要脏器系数、重要脏器组织结构等无明显影响。大鼠长期毒性试验表明，口服金银花叶提取物是安全的，且安全范围较广。

四、其他利用

忍冬枝叶及其边脚废料，还可以用来制作饮料、食用菌、饲料等。

（一）饮料

许广胜等[64]以车前草、忍冬藤为主要原料，加以蔗糖、蜂蜜、柠檬酸等辅料，加工制成有清热、泻火等多种保健功能的车前草、忍冬藤复合保健饮料。他们通过正交试验及相关分析，确定出该饮品的最佳组合方式为 A2B3C1D2，即 1000mL 饮料中含车前草 7g、忍冬藤 7.5g、食糖 60g、蜂蜜 10g、柠檬酸 1.2g。饮料配方药性平和，配伍得当，是夏季防止上火、中暑的最佳饮品。夏季适合冰凉后饮用，消暑解渴；冬季温热后饮用，一样具有清热祛火的功效。

该饮料的制备工艺流程为：

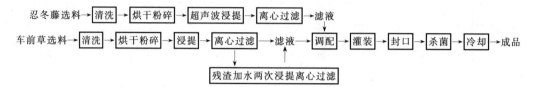

为提高浸提率，采用粉碎浸提法取汁，车前草需要进行两次浸提，忍冬藤采用超声波浸提，具体操作要点如下：

（1）预处理。将各中草药原料中的杂质剔除，切片成 1cm 左右备用。

（2）清洗烘干。用流动的饮用水清洗中药材料原料 3 次，以确保产品卫生，然后置60℃烘箱中烘干备用。

（3）称量粉碎。根据提取配比及终产品配方准确称量各原料，粉碎过 60 目样筛，这样可以有效地提高有效成分的提取率。

（4）车前草汁提取。将处理后的车前草粉用 20 倍纯净水于不锈钢夹层锅中保持微沸状态 20min，在温度 55℃下保温浸提 1.5h，过 200 目滤布取汁，滤渣加 10 倍纯水，按同样方法浸提及过滤取汁，合并两次提取液即为浸提液。

（5）忍冬藤汁提取。将处理后的忍冬藤粉放入超声波清洗器中，加用 20 倍的纯净水，在 45℃下采用超声波提取 20min，过 200 目滤布取汁即为浸提液；浸提液经离心分离后进入缓冲罐备用。

（6）配料。按照配方比例把提取液及食糖、蜂蜜、柠檬酸、纯水混合搅拌溶解均匀。配好的料液经 3μm 滤心过滤后升温至 75℃，送至高位槽准备装罐。

（7）灌装及封口。装前先用板式热交换器加热至 80～85℃，按装量要求趁热将饮料灌装入洁净的玻璃饮料瓶中封口。

（8）杀菌。封口后的饮料及时置于 121℃高压杀菌锅杀菌 15min。

（9）冷却。冷却至中心温度 35℃以下即为成品。

（二）食用菌

金银花是大宗中药，其源树忍冬在全国各地种植非常广泛。忍冬在栽培种植过程中，因剪枝等原因产生大量茎藤，但一般茎藤利用率极低；同时，由于近年来各地大力推行栎木屑代料栽培香菇，许多地方栎木资源濒临枯竭，急需新的香菇培养原料。据研究，忍冬茎藤木质素、纤维素丰富，养分容易被分解吸收，含有较高含量的绿原酸（仅次于花蕾），以及丰富的氨基酸（含量约为 8.0%）、可溶性糖（含量约为 1.8%）及锰、铬、镍、铜、锌、铁、钴、硅等微量元素，这说明忍冬茎藤在营养成分上不仅可以作为香菇种植培养的原料，还有可能将忍冬茎藤中含有的药用和保健成分转移到香菇子实体中，增加香菇的药用和保健效果，从内在品质上提高香菇的档次和价值。

方华舟等[65]从湖北省荆门市钟祥境内大洪山山脉地区张集镇（江汉平原地区）采集忍冬藤茎，晾晒后用木材切片机将其粉碎成适合于食用菌栽培的木屑，并选配其他材料做成培养基，开展香菇栽种试验。结果表明：

（1）忍冬茎藤含有较充足的香菇菌丝生长所需的营养成分。试验中忍冬茎藤培养基香菇菌丝生长良好，形成的子实体菇形、产量优良，甚至某些方面比栎木屑培养基更好；尤其是忍冬茎藤含有充足的药用和保健成分，以几乎不被利用的忍冬茎藤代替栎木屑培养香菇，有着更大的商业价值、药用保健价值和社会价值。以忍冬茎藤培养香菇所形成的药用和保健价值将在后续研究中予以分析报道。

（2）以忍冬茎藤为主要原料培养栽培香菇的适宜培养基配方是：忍冬茎藤屑200g、麸皮20g、蔗糖20g、石膏2g、水300mL或料水比1.0：1.3。通过试验比较来看，上述忍冬茎藤培养基完全可以替代传统的栎木屑培养基，某些性状甚至更好，值得在生产上采用。

（3）忍冬茎藤培养基培养栽培香菇具有较大的经济价值和社会价值。该试验初步观察到忍冬茎藤培养基培养栽培香菇抗病虫害能力更强，可以节约栽培成本；由于栎木屑资源在全国很多地方生长缓慢、濒临枯竭，而忍冬是各地广泛推广栽培、生长较为迅速、花叶药用价值较大的经济作物，推广该培养料栽培方法，几乎不增加任何投资，即可以提高忍冬的种植效益，增加农民和相关企业收益。

（三）饲料

在人医疾病方面，忍冬藤应用较为广泛；而在畜牧生产中，忍冬藤较少利用，足见忍冬藤在饲料开发方面，具有广阔的开发前景。

吴德峰等[66]利用中草药基地剪枝清理的忍冬藤，作为饲料添加剂饲养肉鸡；将健康1日龄海兰褐商品鸡250羽随机分为5组，每组各50羽，每个组2个重复，每个重复25只鸡。分别饲养于5个鸡栏中，其中1组为忍冬藤＋基础日粮，2组为0.3％忍冬藤＋基础日粮试验组，3组为0.5％忍冬藤＋基础日粮，4组为2.5mg/kg的林可霉素＋基础日粮，5组为基础日粮对照组。试验期为40天，分为前期（1～3周）和后期（4～6周）。结果如下所述。

1. 提高肉鸡成活率、饲料转化率与肉鸡增重

不同水平的忍冬藤饲料添加剂，均能提高肉鸡成活率、饲料转化率与肉鸡增重。忍冬藤饲料添加剂的促生长作用，可能与忍冬藤饲料中含有许多功能成分有关，如忍冬甙、木犀草素、黄酮类、生物碱、多糖、酚类及氨基酸、微量元素以及其他未知的促进生长因子等有关。试验表明，忍冬藤中黄酮类、内酯类具有提高机体体液免疫和细胞免疫功能的作用；忍冬藤中氨基酸含量十分丰富，故忍冬藤的促进生长作用，可能与其提高动物的免疫功能、抗菌消炎和提供一定的必需氨基酸有关。

2. 提高肉鸡免疫器官指数

胸腺、法氏囊及脾脏是禽类的主要免疫器官，是免疫细胞形成和分化、产生抗体的主要场所，其重量可用于评价雏鸡的免疫状态。免疫器官的发育状况直接影响机体免疫应答水平，及抵抗外来微生物的感染和侵入的能力。其绝对重量和相对重量增加，能说明机体

的细胞免疫和体液免疫机能增强。试验表明，忍冬藤饲料添加剂能促进肉鸡免疫器官的生长发育，可作为一种抗原物质，促进免疫器官发育、肉鸡整体免疫机能加强、抵抗各种病原微生物感染的能力，及抵抗各种应激的能力得到提高，与肉鸡生长变化速度一致。

3. 提高实验动物小白鼠的免疫效果

忍冬藤饲料添加剂的免疫效果，可从小白鼠巨噬细胞吞噬作用和小白鼠脾淋巴细胞玫瑰花结形成的结果体现出来。左旋咪唑是兽医临床上常用的抗蠕虫药，也是一种常用的免疫调节剂，它能使机体免疫功能低下者恢复正常，并能增强正常机体细胞免疫和体液免疫功能。其作用机理是所含的咪唑基团，可诱导机体产生各种淋巴因子，促进 T 淋巴细胞的成熟；其代谢产物 OMPI 有清除自由基的功能，可保护细胞免受氧化自由基的损伤，并可使受抑制的吞噬细胞和淋巴细胞功能恢复正常，从而增强机体免疫功能。动物机体内巨噬细胞具有强大的吞噬作用，是机体防御功能的重要组成部分，具有消除病原体、消除异物、消除体内衰老死亡细胞以及吞噬处理抗原作用。忍冬藤组的试验结果表明，其指标显著高于空白对照组，甚至高于西药左旋咪唑组；与空白对照组相比，巨噬细胞吞噬百分率、吞噬指数均差异显著。可见，忍冬藤本身就是一种免疫活性物质，能提高免疫原性能。而药理研究也已证明，忍冬藤和金银花均能促进网状内皮系统，增强细胞吞噬力，还能提高 T 淋巴细胞功能，使细胞内 cAMP 含量增加，溶血素和溶血空斑值升高，从而增强机体的免疫功能。

4. 提高肉鸡肝脏合成蛋白的能力

谷草转氨酶和谷丙转氨酶的活性是反映肝脏和心脏功能的重要指标。本试验中试验鸡随着忍冬藤饲料添加剂水平的提高而生长迅速。说明忍冬藤饲料添加剂能提高肉鸡肝脏合成蛋白的能力以及肝脏的正常功能，使机体内非必需氨基酸的转化和生成增加，促进了蛋白质的沉积。

5. 降低肉鸡血脂的作用

血清甘油三酯和胆固醇是反映机体血脂水平的两个常用指标。而高胆固醇血症是人和动物血管粥样硬化和冠心病的重要因素之一。忍冬藤饲料添加剂的降低肉鸡血脂的作用，在试验中充分体现，由此间接为降低人体胆固醇试验研究提供了实例。

忍冬藤试验组的肉鸡无论是在促进生长、增重、增强免疫力、减少发病率和死亡率方面，都显示出很好的功效。试验组的血液生化指标，也都优越于对照组，从而为忍冬藤的综合开发利用找到了出路，也为养禽业的中草药免疫增强剂的开发，以及饲养无药物残留、无污染、生态型肉鸡，探索了一条新的用药途径。

6. 抗猪蓝耳病的作用

如前所述，忍冬枝叶提取部位，可用来防治猪蓝耳病。

（1）肉猪效果。在宜昌、湛江两地共选定 6 家养殖场，养殖规模最大的年养殖生猪1000 多头，最小的 400 多头，总养殖规模达到 3000 多头。其中 3 个养殖场是在 2012 年受损，经过初步试验，获得良好效果后 2013 年全面使用配合饲料；3 个养殖场是今年第一次使用。使用时间为 4—9 月。使用忍冬枝叶提取配合饲料后，猪蓝耳病发病率和死亡率率显著降低，疗效显著。减少经济损失近百万元。

（2）母猪效果。

试验时间段：2014年5月9日至5月19日（10d）。

试验对象：三配所有妊娠猪。

试验剂量：20g/头/d。

实验前猪群状态：经常性零星流产，整体健康度较差，复配率较差。下面从直接关乎猪场效益的6个核心指标进行药物效果评价，包括：对猪群健康状况的影响；对母猪流产的影响；对发情周期的影响；对产仔的影响；死胎、畸胎、木乃伊胎、弱仔数；有效仔猪数。结果见表4-25。

表 4-25　　　　　　　　忍冬枝叶提取物复配饲料喂养后对母猪生殖的影响

项　　　目		怀孕母猪头数					
		680		732		664	
		给药前	给药后	给药前	给药后	给药前	给药后
对猪群健康状况的影响	健康度较差头数/头	160	74	185	86	174	81
	亚健康率/%	23.53	10.88	25.27	11.75	26.20	12.20
对母猪流产的影响	流产/头	28	7	58	14	48	10
	流产率/%	4.12	1.03	7.92	1.91	7.23	1.51
对发情周期的影响	正常发情头数/头	508	573	512	598	504	588
	发情率/%	74.68	84.15	69.94	81.70	75.90	88.55
对产仔的影响	总产仔数/头	7514	7914	7872	8437	7133	7620
	胎均总仔/头	11.05	11.63	10.75	11.53	10.74	11.48
死胎、畸胎、木乃伊胎、弱仔	总无效仔/头	840	877	885	934	796	847
	无效仔率/%	11.18	11.09	11.25	11.07	11.16	11.12
有效仔猪	总有效仔/头	6674	7037	6987	7503	6337	6773
	增加头数/头		363		516		436

实验结果表明：

1）猪群健康度：使用药物之前，猪群整体健康度较差。在配合猪场带猪冲栏之后，结合中草药的使用，目前整体猪群健康度，毛色恢复较快；健康度较差猪头数在使用药物后明显下降，与用药前相比，有极显著性差异（$P<0.001$）。

2）流产方面：实验之前，猪场主要饱受蓝耳等疾病的影响，流产猪只较多，使用中草药调理之后，流产方面明显减少，与用药前相比，有显著性差异（$P<0.05$）。

3）失配方面：实验之前，猪场受到蓝耳病的影响，不发情猪只较多，使用中草药调理之后，正常发情猪只明显增多，与用药前相比，有极显著性差异（$P<0.001$）。母猪复配率方面也明显提高，主要是母猪健康度提高之后，分娩舍的料理能够得到提升，这也进一步确保了断奶母猪的复配率。

4）每胎出生仔猪数：使用中草药调理之后，每胎所产的仔猪数明显增多，与用药前相比，有极显著性差异（$P<0.01$）。

5）仔猪出生质量：在每胎所产的仔猪数明显增多的同时，仔猪出生质量方面也有了较大幅度的提高，毛松毛长方面的比例明显降低，从而大大降低了仔猪的中间死淘。直接表现为三个车间收货的总有效仔猪数增加，由用药前的 19998 头增加为用药后的 21313 头，增加 1315 头。按每头断奶仔猪最低可获利润 50 元计算，单此一项，可直接增加猪场效益约 6.575 万元。

6）由于蓝耳病的疫病的有效控制，间接增加了公司的其他效益，比如：降低了药物的使用费用、降低了养殖风险、节约了劳动力和管理成本、净化了猪场整体环境等。

（本章第一节主要执笔人：胡建忠　殷丽强　李蓉　等；本章第二节主要执笔人：邹坤　邓张双　陈剑锋　贺海波　郭志勇　薛艳红　邰源临　蔡建勤　胡建忠　温秀凤　夏静芳　等）

本 章 参 考 文 献

［1］ 国家中医药管理局，《中华本草》编委会．中华本草：第 7 卷［M］．上海：上海科学技术出版社，1999.

［2］ 赵娜夏，韩英梅，付晓丽．忍冬藤的化学成分研究［J］．中草药，2007，38（12）：1774－1776.

［3］ 张聪，殷志琦，叶文才，等．忍冬藤的化学成分研究［J］．中国中药杂志，2009，34（23）：3051－3053.

［4］ 马荣，殷志琦，张聪，等．忍冬藤正丁醇萃取部位的化学成分［J］．中国药科大学学报，2010，41（4）：333－336.

［5］ 纪瑞锋，刘素香，王文倩，等．忍冬属植物环烯醚萜类成分研究概况［J］．中草药，2012，43（6）：1226－1232.

［6］ Kwan W J，Cho Y B，Han C K，et al. Extraction and purification method of active constituents from stem of *Lonicera japonica* Thunb，its usage for anti－inflammatory and analgesic drug［J］. US Patent：US2007/0111955A1，2007－05－17.

［7］ 辛贵忠，钱正明，周建良，等．忍冬藤质量标准研究［J］．中国药学杂志，2009，44（1）：52－54.

［8］ 苏孝共，林崇良，蔡进章，等．忍冬藤嫩老藤枝绿原酸含量的考察［J］．中华中医药学刊，2010，28（6）：1313－1314.

［9］ 李江．高效液相色谱法测定忍冬藤不同采收期中绿原酸和咖啡酸的含量［J］．中国医药导报，2010，7（32）：51－52.

［10］ 苟占平，万德光．HPLC 测定 6 种忍冬藤中绿原酸的含量［J］．中成药，2006，28（3）：408－410.

［11］ 苟占平，万德光．分光光度法测定 6 种忍冬藤中绿原酸的含量［J］．时珍国医国药，2007，18（8）：1900－1901.

［12］ 王天志，李永梅，王志霄．金银花中 3 种有机酸的反相高效液相色谱法定量分析［J］．药物分析测试，2000，20（5）：293.

［13］ 邢俊波，李萍，温德良．不同物候期金银花中总绿原酸的积累动态研究［J］．中国中药杂志，2001，26（7）：457.

［14］ 钱正明，李会军，李萍，等．高效液相色谱法测定忍冬藤和叶中 8 种活性成分［J］．分析化学，2007，35（8）：1159－1163.

［15］ Wu XueFen，Li Yuxian，Wei Wei，etc. Journal of Chinese Medicinal Materials，1997，20（1）：6－7.

［16］ 陈军，马双成．忍冬藤中马钱素和当药苷提取分离及结构鉴定［J］．中国现代应用药学，2006，（3）：199－200.

[17] 贺清辉，田艳艳，李会军，等．红腺忍冬藤茎中环烯醚萜苷类化合物的研究［J］．国药学杂志，2006，41（9）：656.

[18] 马荣，殷志琦，张聪，等．忍冬藤正丁醇萃取部位的化学成分［J］．中国医科大学学报，2010，41（4）：333－336.

[19] 陈军，马双成．HPLC 法测定忍冬藤中当药普和马钱普的含量［J］．药物分析杂志，2005，25（12）：1451－1452.

[20] 纪瑞锋，刘素香，刘毅．HPLC 法测定不同产地忍冬藤中 4 种环烯醚萜苷［J］．药物评价研究，2013，36（4）：289－292.

[21] 张聪，殷志琦，叶文才，等．忍冬藤的化学成分研究［J］．中国中药杂志，2009，34（23）：3051－3053.

[22] 刘伟，白素平，梁会娟，等．小叶忍冬藤的化学成分研究［J］．中草药，2010，（7）：1065－1068.

[23] 李志洲．金银花花茎中黄酮的提取及抗氧化性的研究［J］．宝鸡文理学院学报（自然科学版），2006，26（2）：131－134.

[24] 李会军，张重义，李萍．忍冬不同药用部位挥发油成分分析［J］．中药材，2002，25（7）：476－477.

[25] 杨迺嘉，刘文炜，霍昕，等．忍冬藤挥发性成分研究［J］．生物技术，2008，18（3）：53－55.

[26] 赵娜夏，韩英梅，付晓丽．忍冬藤的化学成分分研究［J］．中草药，2007，38（12）：1773－1776.

[27] 王书妍，翁慧，张力，等．忍冬藤挥发油化学成分 GC/MS 分析［J］．内蒙古民族大学学报（自然科学版），2011，（1）：18－20.

[28] 姚宣，包永睿，孟宪生，等．HPLC 双波长融合法测定忍冬藤药材中三种有效成分的含量［J］．亚太传统医药，2012，8（12）：21－23.

[29] 李琼．简述金银花和忍冬藤的功效差别［J］．人人健康，2015，（23）：205，211.

[30] 丁树根．蚕沙忍冬藤为主治疗抗链"O"增高 7 例［J］．中医杂志，1988，（2）：37.

[31] 刘安庆．忍冬藤汁在四肢闭合性骨折中的应用观察［J］．中国民间疗法，1996，（1）：33.

[32] 康德，张利芳．忍冬藤加病毒唑治疗流行性腮腺炎 198 例观察［J］．浙江中西医结合杂志，1997，7（4）：246.

[33] 盛爱华．三黄忍冬藤汤治疗慢性盆腔炎例观察［J］．实用中医药杂志．1995，（5）：10.

[34] 何华生．忍冬藤熏洗可比抗生素［J］．大众卫生报，2004－08－04.

[35] 潘玉荣．忍冬藤皮汤坐浴治疗肛门瘙痒症 56 例［J］．新疆中医药，2001，19（2）：28－29.

[36] 祁增年．治风湿性关节炎验方二则［J］．老友，2008，（9）：53.

[37] 童惠云，熊源胤，李建武，等．五藤汤辨治类风湿性关节炎［J］．中医药临床杂志，2007，19（4）：321－322.

[38] 张剑勇，邱侠，刘题章，等．李志铭教授治疗类风湿关节炎四结合疗法介绍［J］．中国中医风湿病学杂志，2008，11（3，4）267－268.

[39] 刘禄江．类风湿性关节炎分期辩治［R］．2008 全国中医药"名院、名科、名医、名店、名药、名厂"品牌发展战略论坛，2008.

[40] 陈礼坤．综合方法治疗急性痛风性关节炎［J］．农村医药报．2007.23（12）：765－766.

[41] 沈志雄．忍冬藤治疗细菌性痢疾及肠炎［J］．江苏中医，1961，（7）：34－35.

[42] 中国人民解放军第二十六医院．忍冬藤治疗传染性肝炎初步观察［J］．陕西医学杂志，1972，（3）：41.

[43] 朱勇敏．忍冬藤汤合穴位放血治疗急性化脓性扁桃体炎 86 例［J］．新中医，2000，（5）：47.

[44] 周虎，俞庆福．忍冬藤对慢性乙型病毒性肝炎血浆内皮素的影响［J］．临床军医杂志，2002，30（6）：25－26.

［45］　李丽萍，王海江，童竞．亚牡丹皮、忍冬藤及泽兰抗肿瘤作用的实验研究［J］．中药新药与临床药理，2000，11（5）：274－276，319．

［46］　姚存姗，伍期专．忍冬藤提取物光敏化作用的初步研究［J］．中国激光医学杂志，2006，（06）：361－364．

［47］　郭才晟，钟义．忍冬藤代茶饮治疗免疫性不育39例［J］．中国民间疗法，2000，8（10）：42－43．

［48］　马春亮，程令梅，张华．忍冬藤汤治疗抗精子抗体所致免疫性不孕47例［J］．山东中医杂志，2003，22（7）：407－408．

［49］　孙志平，马宁宁，丁樱，等．丁樱教授配伍应用鸡血藤和忍冬藤经验［J］．中国中西医结合儿科学，2010，02（6）：503－504．

［50］　马建国，马龙．忍冬藤外洗治带状疱疹后遗神经痛［J］．5版．中国中医药报，2015．

［51］　何华生．忍冬藤熏洗可比抗生素［J］．大众卫生报，2004．

［52］　赵沛林，马景霞．蒲公英忍冬藤治疗牛乳腺炎［J］．中国兽医杂志，2004，40（10）：11．

［53］　谢兴文，王春亮，徐世红，等．忍冬藤痛风颗粒对痛风性关节炎模型大鼠MMP－3和LP－PLA2的影响［J］．中国中医骨伤科杂志，2016，24（2）：6－8．

［54］　周波兰，李郑林，黄东红．深圳平乐骨伤专家李郑林临床用药经验［J］．中国中医骨伤科杂志，2013，21（3）：66－67．

［55］　邱德华，蔡奇文，张建伟，等．石氏伤科兼邪论及其临床应用［J］．中国中医骨伤科杂志，2013，21（1）：65－66．

［56］　肖敏，谭红军，李晓华，等．金银花叶挥发油的GC－MS分析［J］．安徽农业科学，2013，41（3）：947，996．

［57］　胡远艳，田建平，张吉贞．海南产山银花总黄酮含量的测定［J］．安徽农业科学，2012，40（24）：12007－12008，12013．

［58］　张宁，曹光群，林贵坤，等．金银花叶的抑菌活性和抗氧化性研究［J］．香料香精化妆品，2008，6（3）：9－12．

［59］　赵成．山银花不同器官的绿原酸含量及体外抑菌效果比较［J］．安徽医药，2006，10（8）：584．

［60］　郑亦文，马东来．木犀草素对大鼠腹腔巨噬细胞释放H_2O_2的影响［J］．中国药理学通报，1990，6（1）：56－58．

［61］　张宁，曹光群，林贵坤，等．金银花叶的抑菌活性和抗氧化性研究［J］．香料香精化妆品，2008，6（3）：9－12．

［62］　赵彦杰．金银花叶提取物的抑菌效果研究［J］．食品科学，2007，（7）：63－65．

［63］　陈德经．金银花种子中脂溶性成分分析［J］．食品科学，2009，30（22）：321－323．

［64］　许广胜，许珊珊．车前草、忍冬藤复合保健饮料的研制［J］．食品科学，2007，28（8）：616－619．

［65］　方华舟，孙爱红．金银花茎藤培养香菇试验［J］．安徽农业科学，2008，36（17）：7188－7189．

［66］　吴德峰，王丽辉，黄玉树，等．忍冬藤作为肉鸡饲料添加剂的促生长和免疫作用研究［J］．家畜生态学报，2007，28（3）：23－28．

第五章　忍冬属药典植物产业化体系建设与运作

金银花/山银花产业化建设的核心，是以市场为导向，以效益为中心，依靠龙头企业为抓手，对金银花/山银花产业进行区域化布局、专业化生产、一体化经营、社会化服务和企业化管理，形成农工贸一体、产加销一条龙的模式（图5-1）。

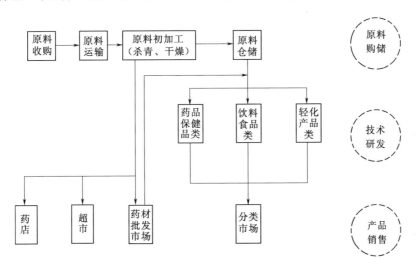

图5-1　忍冬属药典植物产业化体系构建图

第一节　产业化现状

国家十分重视把推进产业化经营与发展农村经济紧密结合起来，真正实现农村经济的腾飞。通过多年坚持不懈的努力，金银花/山银花产业正在困境中有序推进，较为有力地促进了"三农"问题，推动了农村奔"小康"步伐，但同时也存在着一些阻碍发展的严重问题，需要采取措施加以解决。

一、基本现状

像其他植物产业一样，金银花/山银花产业也是借改革开放春风，在20世纪80年代之后开始孕育发展的。特别是非典、禽流感等治疗中金银花/山银花的特殊疗效，为其产业化发展提供了契机。

（一）进展

总体来看，我国金银花/山银花产业正在逐步从量的扩张向质的提高转变，由点状发展向优势产业带集聚，由劳动密集型为主向技术资金与劳动密集型并重发展，由初级加工为主向精深加工延伸，由单一组织向多元化组织类型挺进。

1. 基地建设蓬勃发展

随着金银花/山银花产业化经营的不断深入，金银花/山银花基地规模不断扩大。据不完全统计，全国现有金银花/山银花基地300多个，种植面积愈300万亩。

山东临沂，河北巨鹿，河南封丘和新密，湖南隆回、溆浦等，贵州绥阳、务川和安龙等，重庆秀山等，已出现了大批的金银花/山银花种植基地（图5-2），带动、推动着周边甚至遥远地区的推广种植。金银花/山银花类药典植物资源种植，已成为我国山丘区农村脱贫致富的一种重要手段。

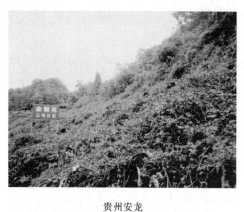

贵州安龙　　　　　　　　　　　　湖南隆回

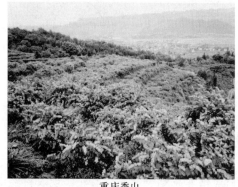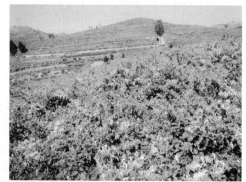

重庆秀山　　　　　　　　　　　　山东平邑

图5-2　金银花/山银花类植物种植基地

湖南省隆回县立足于"科技立业、品牌兴业"思路，坚持以资源为依托，以科技为支撑，以市场为导向，以持续发展为目标，全面提升山银花综合生产能力和产业综合效益。该县加大改良品种、培育新品种的力度，财政投入100余万元，建立了1个组织培养实验室和20多个优质品种培育基地，走科技育苗之路。该县通过加强与湖南林科院等科研机构和高校合作，经过十多年的科技攻关，先后培育出只结花蕾不开花的"金蕾"系列银花优良品种10个，其中金翠蕾、银翠蕾、白云3个品种获国家林业局优良品种认证，并成功实现工厂化生产银花无病毒组培苗，为本地及周边地区基地建设提供了大量优质壮苗。隆回山银花品种已被国务院和国家发改委列入生物医药产业优势药材资源，作为重大项目之一被列入了《武陵山片区区域发展与扶贫攻坚规划（2011—2020 年）》[1]。

贵州省绥阳县成功制定并颁布实施了《忍冬栽培及采收加工技术规程》《绥阳金银花茶》《绥阳金银花》3 个地方标准，通过这些技术的推广应用，大幅度提高了金银花/山银花的质量，全县标准化种植管理的忍冬、灰毡毛忍冬面积达 21 万亩，并获得了国家工商总局颁发的"绥阳金银花"地理标志证明商标和国家质监总局颁发的地理标志产品保护证明，小关乡也获得了"一村一品"示范村称号。

在 2015 中国医药最具影响力榜单评选中，山东省平邑金银花规范化种植基地获"中国优质道地中药材十佳规范化种植基地"称号。这是继 2014 中国医药最具影响力榜单评选中获"中国优质道地中药材十佳规范化种植基地"之后，平邑金银花规范化种植基地再度荣获"中国十佳"称号。

2. 龙头企业不断壮大

全国现有金银花/山银花加工龙头企业 180 多家，这些纯粹以金银花/山银花为原料的企业，是金银花/山银花种植户与市场衔接的重要环节，其运作是否正常，直接影响着药农的经济效益。除此之外，与金银花/山银花有关的遍布全国的药材批发市场、药材收购站等，特别是加多宝、王老吉等我国饮料行业龙头企业对金银花/山银花原料的收购，有力地推动了金银花/山银花产业的发展势头。

山东省平邑县为做大做强金银花这一独具特色的产业，把金银花中药材产业列为全县"五大产业"之一，设立了专项发展基金，对种植基地、烘干设备设施和金银花龙头企业给予资金补贴和项目扶持，有力地促进了金银花基地和后续产业的快速持续发展，形成了完善配套的"育种研究—育苗推广—种植生产—烘烤制干—市场流通—产品研发—提取加工—生产销售"金银花产业链。

由于形成了规模庞大的金银花产业集群，山东省平邑县金银花产业年创产值达 16 亿元，约占全县 GDP 比重的 10% 以上，年创利税 1.7 亿元人民币，金银花产业已成为平邑县名副其实的特色支柱产业。目前，平邑县金银花育苗推广、加工制药、购销流通企业及个体工商大户达 1000 余家，其中规模以上企业 24 家，金银花专业合作社 54 家；有 GMP 认证企业 5 家，GSP 认证企业 15 家[2]。

为实现金银花的顺利销售，确保农民增收，河南省封丘县首先扶持和培育了河南绿色农业有限公司、黄河金银花有限公司等一批金银花经销龙头企业。目前，河南绿色农业有限公司等龙头企业已成为封丘县金银花销售的主力军，其"豫封""豫绿"牌金银花商标，取得了国家原产地标记注册证。"豫绿"牌金银花获得河南省名牌农产品和无公害农产品标志使用证，为金银花开拓更广阔的市场创造了有利条件，产品除在国内市场占据较大份额外，还销往日本、韩国、新加坡、马来西亚等国家以及中国香港和中国台湾，在香港和内地各大药材市场设立了销售窗口，还与国内的一些大型制药厂建立了长期的投资关系。

---

[1] 伍莉珊. 贫困地区的致富花——湖南省隆回县发展金银花产业纪实. http://www.longhuiren.com/XinWen/43054881.html.

[2] 卞文志. 山东临沂：金银花成为平邑县的支柱产业. http://www.jyhzj.com/news/show-1737.html.

重庆市秀山县与中国中医科学院、西南大学、重庆市中药研究院等科研单位进行合作，开展了秀山山银花成分分析和药理、药效、毒理等基础性研究，开发试制了一系列产品，充分挖掘开发了山银花的药用价值。其中，银天颗粒获重庆市重点新产品证书，并完成了技术转让。目前，该县中药材产业龙头企业已达 30 余家，已形成山银花饮品系列、中成药、提取物、终端产品等的产业链。中药材产业基本形成了"原药材—茶—中间体—饮料"的链条雏形。为保障山银花销路，他们采取实体店面和网上交易互补的销售模式，加快产业发展。在武陵山中药材电子交易中心，没有市场的喧嚣，一笔笔中药材订单通过网络源源不断地收发，为山区农民走上致富路开辟了新途径。

3. 服务机构相继完善

全国性的行业组织中国经济林协会金银花专业委员会于 2005 年在北京成立。其宗旨和目的是在依靠科研单位、广大专家和会员一起，搞好金银花/山银花的研发，推动金银花/山银花产业蓬勃发展，为农村产业结构调整和相关产业服务。同时，金银花/山银花种植重点省份或地区，也相继成立了一些服务机构，奉献于金银花/山银花种植和开发事业。

山东省金银花行业协会自 2013 年 8 月成立以来，一直秉持"求真、务实、创新、引领"的协会精神，坚持"横向联合、纵向发展、优势互补、资源共享"的发展理念，先后成立专家委员会、农民合作社委员会、双花艺术委员会、电商与贸易委员会、种苗专业委员会 5 个分支机构，组织发起成立平邑金银花专业合作社联合社，创办并成功运营山东金银花网（http://www.sdjyh.gov.cn/）、中国金银花网（http://www.zgjyh.org/）两个官方网站。山东省金银花行业协会作为平邑金银花地理标志证明商标的注册人，主持或参与制定《地理标志产品　平邑金银花》等 9 个标准，成功实施平邑金银花＋企业品牌的"母子品牌"战略，创建平邑金银花电商园区、平邑金银花省级农业科技园区、山东省级优质产品生产基地和全国优质道地中药材十佳规范化基地（图 5-3）。经过几年的艰苦探索和创新实践，总结提出"平邑金银花产业 W"发展模式，协会"四轮同转"发展模式，"政府＋协会"双轨协同发展模式，全国中药材物流基地建设平邑模式；创新和发展了一些培养机制，对推动金银花中药材产业的规范健康发展发挥了重要作用。每年 5 月中旬，该协会在中国金银花之乡山东平邑，举办主题鲜明、特色突出、务实高效的中国金银花文化艺术节，为推介金银花产品搭建了非常好的交流、合作、互联、共享的发展平台。

河南省封丘县成立了金银花产业发展委员会，理顺职能，明确责任，常抓不懈，形成合力，扎扎实实做好封丘金银花开发这篇大文章。同时还制定了优惠政策，并加大了对金银花的支持力度。封丘县列出专项资金用于扶持金银花基地建设、有关认证、技术培训推广和中介组织建设；用于扶持金银花加工销售龙头企业建设，引导民间资本和信贷资金投入金银花产业开发，把金银花产业开发同退耕还林、经济林建设、木本药材林建设、国家农业综合开发、生态农业发展等项目有机结合起来，为金银花产业的发展创造良好的政策环境和发展环境。

封丘县建成了封丘金银花网站（http://www.fqjyh.com）和封丘金银花交易市场，定期举办"中国·封丘金银花节"，在金银花生产基地和国内外药材市场之间架起了一座宽阔的桥梁，大大提高了封丘金银花在国内外药材市场的销售量。经常组织金银花

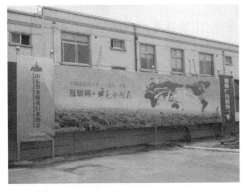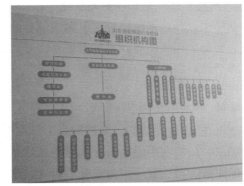
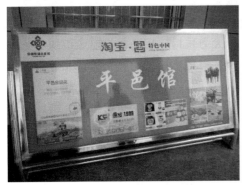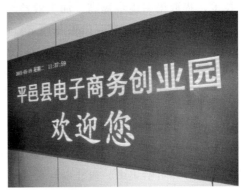

图5-3 山东省金银花行业协会及有关电商（山东平邑）

生产、销售企业先后参加了"中欧地理标志研讨会""中国国际农产品交易会""中国上海林博会""河南国际贸易投资洽谈会"等贸易交流会，广泛宣传、推介封丘金银花。

封丘县还成立了封丘金银花产业发展合作社，创新金银花生产组织形式，吸收县、乡、村金银花技术人员、种植大户、农民经纪人、金银花加工企业为社员，定期组织社员研究分析、预测金银花市场行情，加强和全国十大药材市场和中药生产厂家的沟通联络，建立健全金银花服务网络，加强对金银花开发的宏观指导，为农民提供信息、技术、资金等一系列服务。

湖南省隆回县积极推进"公司＋专业合作社＋农户"的经营模式，推进山银花中药材种植基地建设，实行产区生产资料准入制，推行套餐制度，配制山银花专用肥料，禁止销售高毒、高残留农药，推广使用低毒、低残留生态农药，加强对山银花基地土壤、水质和大气的监测与保护。为了确保山银花入药入食质量安全，该县引进先进的无公害加工方式，淘汰传统中药材含硫加工方式，大力推广山银花无硫干燥技术，促进产业得到健康快速发展。

2012年，隆回县通过产业招商，已与国药控股湖南有限公司签订了科技产业园及公共平台项目开发战略合作框架协议。国药控股湖南有限公司将在隆回县总投资15亿元人民币，分3期建设湖南银花产业科技园项目，通过产业平台的整合，力争十年内实现整个银花产业链年产值达到100亿元人民币的产业规模，打造银花产业高地。

4. 产品系列研发取得重大突破

近年来，各地不断研发出了琳琅满目的金银花/山银花系列产品，如金银花茶、啤酒、糖果、牙膏、化妆品等，投放市场后深受消费者喜欢，并根据市场需求，相继打造出了一批品牌产品，如湖南隆回产富硒"毅鹏"牌、"银仙"牌金银花茶，山西产"迎泽"牌金银花啤酒，山东产银麦啤酒，草珊瑚国际集团生产的金银花润喉宝，三九集团生产的金银花润喉糖，"和中"牌金银花中草药牙膏等。

金银花/山银花药品、制剂研制不断取得突破，金银花中绿原酸、木犀草苷等有效成分的提取，山银花中绿原酸、灰毡毛忍冬皂苷乙、川续断皂苷乙等有效成分的提取，忍冬藤中绿原酸、马钱苷等有效成分的提取，越来越多地采用当前先进的超声提取、超临界提取等技术，提取得率逐步提高，加工效益越来越大。

对作为中药材的金银花/山银花而言，种植、管理重要，后期加工也同样重要。河北省巨鹿县对金银花种植户及金银花加工企业一样大力扶持，现已初步形成市场牵龙头、龙头带基地、基地连农民的多元化经营格局和生产、销售、加工一条龙的产业链条，金银花加工企业多达 90 家，开发出金银花食品、饮片、花茶、饮料、口含片等产品 20 多个。巨鹿县还以实施联合国粮农组织技术合作项目为契机，聘请业内专家，研究、制订了一套金银花生产和加工规范。同时，将金银花生产、加工优势作为招商重点，实行对接推介、上门招商，专门规划建设了面积 2000 亩的生物科技园，吸引了广东王老吉、山东上水、台湾富丽华德、娃哈哈集团、河北以岭药业等大型企业投资兴业，金银花深加工产品发展步伐明显加快，巨鹿金银花产业再上一个新台阶将成为不争的事实。

产业要发展，有竞争力的产品是关键。为了抓好产品研发，贵州省绥阳县与省科技厅、遵义医学院签订科研战略协议，拟开发新产品 70 余个，现已成功研发新产品 15 个，新研发的朗笑笑金银花凉茶、实心人金银花凉茶以及护肤品等新产品已成功上市，销售8000 多万元❶。

(二) 问题

我国金银花/山银花产业化经营取得了一定成绩，但与其他产品和产业化相比，仍有着较大的差距。

1. 加工程度不深，削弱了产品的市场竞争力

目前金银花/山银花在市场上多以原料交易为主，深加工企业还很少，企业产业链较短，科技含量不高。不少加工企业、加工厂只相当于家庭作坊，生产规模小，产品档次低，属于初加工或粗加工产品，基本没有精深加工，产品附加值微薄，效益不高。同时，药材、饮料等传统产品多，开发创新产品少。产品加工增值不够，形成了"一等原料，二等加工，三等价格"的不良局面。守着优秀资源，过着清淡生活，十分可惜。

促进金银花/山银花产业发展，关键是终端产品的技术含量与市场占有额。只有加大终端产品开发力度，才能拓宽市场空间，拉动种植业与加工业的发展。金银花/山银花深加工研发明显存在着科技落后、技术不规范、系列产品研发滞后的现象。如金银花药用范围虽广，但新特中药制剂并不多；作为保健品与日用品的开发虽有一定成效，但力度还不

---

❶ 蒋宗仁. 绥阳：金银花产业发展综述. http://www.gz.xinhuanet.com/2014－11/28/c_1113446179.htm.

够，产品种类不够齐全；在禽兽病及植物病虫害防治上的应用尚属低端。医药行业是金银花/山银花产业的重要组成部分，也是目前金银花/山银花的主要应用途径，但这不是唯一的途径。在食品保健品、日用化工等领域进行开发利用，一旦形成新产品，其市场销路应该远远大于医药产品。如"王老吉"系列饮品，就拉动每年消费金银花 4000 余 t。金银花/山银花在食品保健品的市场潜力，不可低估。

2. 龙头企业经营机制不健全

大部分金银花/山银花企业，包括龙头企业，管理体制仍然较为陈旧，机制不活，市场开拓和抵御风险能力较弱。龙头企业不强，品牌不响亮。小而散，档次低。与其他行业龙头企业相比，仍存在着很大差距。

（1）骨干龙头数量较少。金银花/山银花龙头企业纵向比发展快，横向比差距大；大多还处于初级阶段，规模不够大、数量不够多、实力不够强，且多为"地产地销"的内向型企业，骨干作用发挥较弱，对产业拉动作用不明显。

（2）龙头竞争能力较弱。绝大部分龙头企业，规模一般也不太大，但企业基础条件差，设备普遍陈旧老化，原料加工很少有全年运转的，多为收购原料后的几个月开机运转，企业经营处于小打小闹，现代化的运营手段较为少见。生产规模较小，产品单一，技术含量较低，生产费用较高。经营管理较为传统，营销手段落后，市场占有率低，没有形成规模效益。特别是融资渠道狭窄，多渠道、多层次的投入机制尚不健全，产供销一体化机制尚不完善。加之种植地区多位于山丘区，自然地理、市场和生产要素配置等客观软硬环境的制约，引资、合作、嫁接较难，同时龙头企业与农户利益联结机制尚较脆弱。

（3）龙头发展后劲不足。大多处于加工原料供应不足、基地建设滞后、融资渠道不宽、发展后劲不足的困境。部分企业没有建立自属基地，与农户之间基本上还是松散的买卖关系，订单合同履约率低。企业、农户均处境艰难，朝不保夕，已处于危险的边缘。

3. 专业合作经济组织运转不太灵活

在金银花/山银花产区，所谓专业合作经济组织，多数为寥寥数户农民的松散联合体，在收购季节和晾晒环节发挥作用外，其余时间几无运转。有时，虽然在产品宣传上起到了一些作用，而在产品如何进入市场、怎样拓宽销售渠道等方面，调研不多，发挥作用不大。

（1）机制不健全，运行不规范，农民对合作经济组织认知程度较低。许多金银花/山银花专业合作经济组织是政府推动，龙头企业引领，基层组织牵头组建起来的，真正由农民按照自愿互利原则组建的很少，大多数专业合作经济组织和农民没有紧密的利益联系，广大农民对于新型专业合作组织的价值、作用以及建立与运行方式了解得很少。有的专业合作组织连最起码的协会章程都没有，仅仅是开了个会议，挂个牌子，有名无实。有的专业合作组织发起人由于缺乏经营管理经验和能力，仅凭工作热情，与会员没有建立任何利益机制，形不成合力，事与愿违现象时有发生，这种松散联盟时常处于"崩盘"的状态。

（2）法律地位不明确，限制了其功能的发挥。依据我国现有的法律，农村专业合作经济组织无法获得法人资格。据对工商部门调查，一些专业经济协会注册，只能挂靠集团公司注册。按照法理，农村专业合作经济组织在民政部门登记注册，属于社团法人，不能进行生产经营活动，不能独立承担民事责任，这样极大地限制了农村专业合作经济组织的作用发挥。一些农产品加工企业宁愿与不具备对外独立行使职能的政府职能部门签订合同，也不愿与农村专业合作经济组织签订合同，使农村专业合作经济组织作用发挥举步维艰。协会、农民都束手无策，上升到法律，属无效合同，因协会不具备法人资格，农民利益得不到保障。

（3）合作经济组织与金融机构合作上主要表现在供求信息不对称，形成"贷款难"与"难贷款"的问题。信贷供求双方能否顺利实现交易，取决于供求双方的信息对称程度，较高的信息不对称必然加大信贷交易成本。金银花/山银花专业合作经济组织大多数组织结构较为松散，对会员的生产经营等基本信息掌握不够全面，彼此间利益连接多数不够紧密。因此，在对外融资遇到诸多困难和问题，形成会员贷款难和金融机构难贷款的双重窘困局面。从农村金融机构总体资金营运与农村经济发展资金需求看，问题表现得更加明显。农村金融市场制度约束不力，导致商业银行分支机构退出农村市场，形成农村金融资源供给的"马太效应"。

二、发展方向

金银花/山银花产业化经营的重要手段，就是通过在产品的精深加工和拉长产业链上做文章，开展后续系列开发利用。我国金银花/山银花产业化发展方向，应该紧盯国际潮流，充分调动各方积极性，挖掘各类资源，形成与科、工、贸紧密联系的产业链，追求更大的综合效益。

（一）始终树立品牌意识

围绕金银花/山银花不同档次产品生产，要引进先进生产加工工艺技术，首先着力培育、开发地方特色品牌，全力提升产品的附加值。同时，也要遵循国际通则，全面实施无公害、绿色、有机食品认证、ISO 9000 质量认证和 ISO 14000 环保认证，从多方入手，高起点，严要求，严格控制金银花/山银花产品质量，快速打造国优产品，并逐步制订打进国际市场一揽子计划，树立起金银花/山银花独树一帜的特有品牌。

（二）继续培植龙头企业

要以企业长远发展为目标，在搞好现有初加工、粗加工企业的基础上，着力培植金银花/山银花高精深加工龙头企业。深加工企业、初加工企业之间，初加工企业与基地或种植户之间，应建立稳定的"利益共享，风险共担"运行机制，逐步形成起点更高、实力更强、牵动力更大的龙头企业集团，向"市场带龙头，龙头带基地，基地连农户"的金银花/山银花发展格局迈进。

（三）健全完善服务体系

以金银花/山银花产品专业市场和批发市场为重点，完善金银花/山银花产业化的配套服务功能，逐步健全和完善、优化城乡市场体系，加强社会化体系建设。力争拉升产业链，使金银花/山银花产业向产前、产中、产后延伸，要求产前、产中、产后全程社会化、系列化配套服务，诸如经济信息提供、生产资料供应、科技指导、产品加工、运输及销售等服务。力争把金银花/山银花产品的整个生产、加工和销售过程与科、工、贸等行业相结合，进行一体化运作，达到市场信息畅通、利益风险共担和比较效益最大化。

应该看到，金银花/山银花种植户长期处出卖原料的地位，作为价格的被动接受者，一般难以获得正常的利润。显然，金银花/山银花种植户投身于产业化经营，没有利益驱动不行。而产业化经营的动力，源自对利益最大化的追求，不仅对企业，对种植户亦如此。因此，在健全服务体系方面，应建立产、供、销各个环节合理的利益驱动机制，就成为金银花/山银花产业化经营的关键，也是吸引药农搞好种植的关键。

第二节　产业化运作方式

金银花/山银花产业化运作方式，指企业与种植基地或种植户间的合作关系。处理不好，将严重影响产业化运转步伐。

一、买断式

买断式是金银花/山银花龙头企业对种植户生产的金银花/山银花产品一次性收购，双方不签订任何合同，自由买卖，价格随行就市。

这种模式为初级联络模式。金银花/山银花企业收购种植户的金银花/山银花产品，是纯粹的市场交易行为，这种关系既不稳定，彼此也不负责。在这一模式中，企业与种植户都要承担不确定的风险。而且金银花/山银花种植户因为是交易的被动方，对发展金银花/山银花产业化缺乏积极性，导致产业发展缓慢，基地建设缺乏后劲，龙头企业也没有稳固基础。

当前，在一些金银花/山银花新的发展基地，这种情况比较普遍。

二、合同式

合同式也称契约式。这一模式的优点在于通过合同将金银花/山银花企业与种植户之间的责、权、利联结起来，以发挥产业一体化的种种功效。在这种联结方式中，由龙头企业或中介组织、基地与种植户签订产销合同，确定种植品种、面积、数量等，实行保护价收购。

以金银花/山银花种植户生产金银花/山银花为基础，企业提供金银花/山银花加工、销售及其他社会化服务的组织形式，使金银花/山银花种植户的小生产经营通过企业与市场相联结，种植户有了固定的龙头企业依靠，龙头企业有了可靠的原料基地支撑。金银花/山银花种植户经营的不确定性因素相对减少，可降低交易的市场风险，其组织成本相对较低，能有效地调动农民发展优质金银花/山银花生产的积极性。

这种模式是目前金银花/山银花重点种植地区，企业与种植户利益联结的主要形式。例如，重庆宏运农业公司与秀山县川河盖乡农户签订合同，先为山银花种植户提供种苗，到其卖花后再扣除种苗款，并且免费提供种植技术培训等。这样既解决了种植户的后顾之忧，又保证了企业原料的稳定供应。湖南隆回"金翠蕾""银翠蕾"等灰毡毛忍冬苗木销售到周边数省，隆回商家与这些省的种植户签订有购销合同，每年保证收购山银花，双方都有利可图。

三、股份式

股份式是以劳动和资本共同联合为特征的股份合作关系。参股金银花/山银花种植户按照章程规定，拥有龙头企业所赋予的管理权和监督权。金银花/山银花龙头企业对种植户在技术、资金、运销等方面承担一定的义务，形成以资产为纽带的新型经济运行机制。

在这种类型中，企业与种植户由各自独立的利益主体，变为统一的利益主体，股权、红利成为最主要的利益调节器，进而形成有机结合的农工贸或农贸产业链，成为"风险共担、利益共享"的经济利益共同体。金银花/山银花种植户可以获得两次收益，即种植金银花/山银花劳动所得和作为股东的利益分红。而金银花/山银花龙头企业则获得了高质量的、充足的金银花/山银花原材料供应，同时由于产权链的稳定和规范作用，也保证了供应的长期性和稳定性。这样，龙头企业与农户的"互套"就转换为了"互利"，而有了这层合作关系，双方的信任程度会逐步增强，有利于金银花/山银花龙头企业将更多的种植户纳入一体化组织，扩大生产规模，实现规模效益。

这是一种很有发展前途的模式。贵州省兴义市则戎乡冷洞村于 2009 年成立了银花产业合作社。每个银花种植户都可入股参社，每股 500 元，同时按照卖给合作社的银花交易量的多少，进行返利。在山东、河南、河北等金银花重点种植地区，均有金银花种植户参股企业，并融入到企业生产、管理的一些环节。

四、联合自助式

多采用专业合作社和专业协会的模式。金银花/山银花种植户作为专业合作社或专业协会成员，从合作经济组织中得到信息、科技、加工、运销等服务，属于金银花/山银花种植户自己联合自助性质。

种植户既是系统中的生产者，又是合作经济财产共有人，他们一方面按合作合同价格将其产品交售给合作经济组织，另一方面又从中得到利润返还。这些属于合作经济组织内部的利益分配，按其合作章程和合作合同规定进行。

重庆市武隆县由 80 多个村民组成的晓华中药材专业合作社，相比企业生产，能更加机动灵活地寻找、应用良种，适应市场需求，较快获得经济效益。

五、其他

金银花/山银花产业化组织类型没有固定模式，许多专业市场、农业园区、农场、种植经营大户，甚至所谓的农村经纪人，也开始承担市场中介的角色，把金银花/山银花种植户和市场联结起来，实现农工贸一体化经营，推动农业产业化进程和发展。

担当中介角色的专业市场、农业园区或经纪人和种植户之间，一般没有合同关系，发挥着中转和集散功能，为金银花/山银花种植户牵线搭桥，寻找客户，建立种植户和企业的合作平台，让金银花/山银花产品能够顺利进入各地市场，实现交易，并收取交易费或管理费。

第三节　产业化体系构建

金银花/山银花产业化体系的构建，从加工前原料收购、运输、储藏算起，还包括核心环节——加工体系、产品销售体系等。

一、原料准备体系

这一体系是将原料从资源产地向加工地运送的 3 个重要环节。

（一）原料收购

在金银花/山银花经营过程中，为了降低成本，合理分配资源，提高劳动生产率和效率，抵御各方风险，增加合作热情的动力，最大限度地适应市场经济的要求，多年来，我国金银花/山银花种植地区从实际出发，创造出了多种多样形式的产业化合作模式，例如"公司＋种植户""龙头企业＋种植户""专业市场＋种植户""农业园区或农场＋种植户""农村经纪人＋种植户""超市＋加工企业＋种植户"等（图5-4）。事实上，这些基本上都是金银花/山银花产业化运作的初级阶段——原料收购的基本模式。

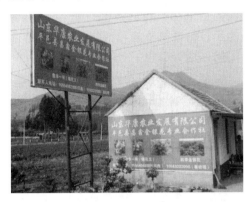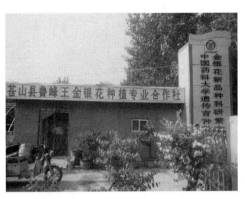

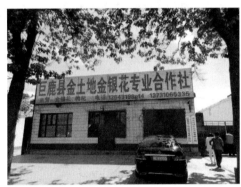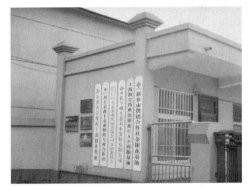

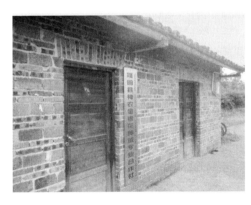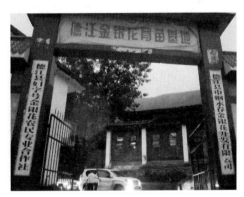

图5-4 金银花/山银花专业合作社

原料收购，一般是按前述各类模式，由公司、龙头企业、农业园区或农场、农村经纪人等，将种植区田间地头的金银花/山银花原料（鲜花蕾），直接进行收购（图5-5），然后运输、集中到乡镇，以进行下一阶段的干燥等初级加工；或由种植户将鲜花蕾先干燥，

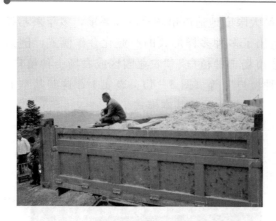

图 5-5　田间收购山银花原料（重庆秀山）

然后经中间商出售给专业市场、超市等。

当然，也有深加工企业直接从种植区拉货的；有将干燥花蕾在集市上直接贸易的。如山东平邑等地有历史悠久的金银花交易市场"鬼市"，交易在后半夜进行，黎明前金银花原料已销售一空；不过近年来为了控制原料质量，目前已改为定点定时，时间以白天为主了（图 5-6）。

金银花/山银花原料收购形式虽然多种多样，不过一般的收购模式，都是将金银花/山银花原料，由种植区向中心乡镇（包括县城）逐步集中（图 5-7）。

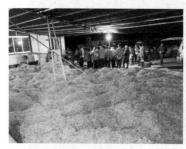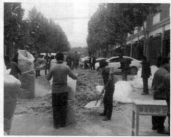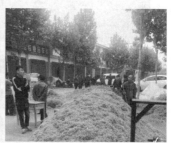

图 5-6　金银花交易市场（山东平邑）

（二）运输

对于金银花/山银花鲜花蕾，运输要考虑到运距长短，从而防止霉变等发生。如前所述，鲜花蕾基本上在一个乡镇的范围内进行，因此运距很短，运输时间不长，能够保证原料不变质。鲜花蕾一运到后，即要立即进行杀青、干燥处理。

对于经过干燥的金银花/山银花干品，一般运往药材批发市场、药企、饮料加工企业等地，不过由于经过干燥处理，在省内甚至跨省运输，基本上没有问题（图 5-8）。

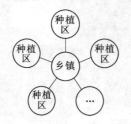

图 5-7　金银花/山银花原料收购
的一般模式

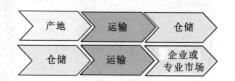

图 5-8　金银花/山银花原料运输
的一般模式

（三）储藏

金银花/山银花原料的储藏地点，在种植区，小到家家户户，大到县、市、省，都有不同级别的仓库或冷库储藏。而当原料运输到有关企业或专业市场后，同样也有相应仓库储藏。储藏的要求前面已有论述，下面只给出储藏的一般模式（图5-9）。

二、加工体系

金银花/山银花原料，可以直接用于药铺，制作饮片供配方之用；或进入药厂，加工生产中成药；或以保健茶身份进入超市销售；或进入饮料加工厂，作为重要成分加工凉茶等饮料；或作为重要成分，生产加工食品、保健品等产品，等等。

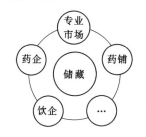

图5-9 金银花/山银花原料储藏
的一般模式

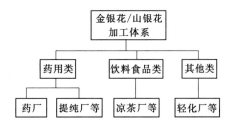

图5-10 金银花/山银花产品的
加工体系图示

因此，金银花/山银花产品的加工体系很庞大（图5-10），有初加工、深加工之分，从长远来看，精深加工前景不可限量。从地域分布来看，金银花/山银花加工企业，不仅多分布于产区，而且在东部沿海发达地区分布亦很多。这样，金银花/山银花产品的加工，就可以充分利用国内这些发达地区的信息、资金等优势，不断完善工艺技术和产品布局，强势占领国内外市场。

（一）药用类

药用类是重中之重，其加工企业布局，按照以下次序：

（1）要考虑种植产区，产区优先。根据金银花/山银花、忍冬藤原料越新鲜功效越好的特点，药用类精深加工企业应距忍冬属药用植物种植越近越好。因此，山东、河南、河北、湖南、重庆、贵州、广西等省（自治区、直辖市），应科学布局有关成分提取厂、中药加工厂，或在现有药厂中增加有关生产线等，加大加快药品开发生产力度。

（2）原料要充分保证现有大型药企的需要，保证重点。中国医药集团总公司、上海医药（集团）有限公司、广州医药集团有限公司、天津市医药集团有限公司、九洲通医药、哈药集团有限公司、南京医药产业（集团）有限公司、华北制药集团有限责任公司、江苏扬子江药业集团公司、太极集团有限公司等大型企业，多数位于东部沿海发达地区，资金、信息、技术等占有优势，物流快速方便，优质原料应该得到满足。

（3）扶持全国县级以上药企，利益均沾，福祉共享。金银花/山银花、忍冬藤等原料，也应向全国基层倾斜，生产优质药品，让好资源尽快近距离地造福全社会。

（二）食品饮料类

食品饮料类直接与亿万大众息息相关，金银花/山银花、忍冬藤等加工的食品、饮料、保健产品等，直接摆放在超市，供全民享用。

本类加工企业布局，首先仍然是产区；其次是东部沿海发达地区的重点企业，如加多宝、王老吉等；第三是县级以上食品饮料类加工企业。

（三）其他类

其他类包括洗漱、化妆等轻工产品，加工企业布局与食品饮料类基本相同。

三、产品销售体系

金银花/山银花历经非典、禽流感等疫情后，已经成为我国普通老百姓"当家药材"了，或做茶饮，或当药用，药食兼用功能得到了一定的发挥。金银花/山银花原料，在进入药材批发市场、流入药厂、饮料厂等途径后，其行踪不仅在产区常常可见，甚至遍及全国了。原料的销售已在前面叙述过，下面只对金银花/山银花产品销售体系进行阐述。

（一）医药行业

金银花/山银花药材、中成药，多通过医院、诊所、药店销售。这一体系从大中城市到乡镇村落，均有分布。合理布局的中医医疗系统，使金银花/山银花药用产品能及时服务于病患者，发挥金银花/山银花特殊的功效。这一销售方式，不仅是产品的销售，更多地体现了救死扶伤，济人于危难之中。

（二）超市体系

中国的物流系统已相当发达，超市更是遍及全国。金银花/山银花茶等保健品，加多宝、王老吉等含有金银花/山银花的凉茶饮料，以及食品、轻化系列等产品，多通过超市出售，服务于千家万户。通过售后回访环节，及时反馈加工厂家，也使金银花/山银花产品更接地气，满足百姓大众在身体保健方面的第一需求。

第四节　产品营销

金银花/山银花产业化经营，主要有4个方面的优越性：一是组织化。通过农工贸一体化的社会化生产，把分散经营的金银花/山银花种植户同市场紧密地联系起来，有利于克服千家万户分散生产中容易产生的盲目性，有利于金银花/山银花种植户了解市场，提高进入市场的组织化程度。二是系统化。通过金银花/山银花龙头企业、专业合作社等组织，可以系统化地向金银花/山银花种植户提供各种技术服务，加快先进技术的推广，促进金银花/山银花技术的进步，提高产品的科技含量。三是规模化。通过金银花/山银花龙头企业的引导和带动，形成区域性的金银花/山银花生产基地和大批专业生产的金银花/山银花种植户，促使农业内部分工、分业和协作，有利于取得规模效益。四是效益化。金银花/山银花产业化经营有利于产品的加工增值，提高金银花/山银花产业的经济效益和自我积累能力。生产与营销，两者互为因果，是追求企业效益的两个重要方面，要同等对待。在市场经济中，营销甚至有着更加重要的作用。

一、营销策划

目前，中国营销策划的主要误区体现在：一是运作浮躁，宣传浮夸；二是避实就虚，止于纸上；三是强装万能，炒作虚名等。金银花/山银花、忍冬藤等药材及产品的营销策划，必须在市场调查的基础上提出系统方案，然后全程实施、宣传推广、跟踪服务，在出奇制胜中为行业、企业创造营销佳迹[1]。营销策划的全过程分为3个阶段、6个步骤。3个阶段即营销策划前期准备阶段、中期主体阶段和后期调整阶段。6个步骤分别归于这3个阶段。

（一）前期准备

金银花/山银花、忍冬藤等药材及产品营销策划的前期准备阶段，包括营销策划的两个步骤。前期准备是否充分，决定了营销策划的质量好坏和营销策划进程的顺利与否。

1. 资料收集与分析

营销策划首先要对金银花/山银花、忍冬藤等药材及产品有关企业的第一手资料和第二手资料进行收集、整理和分析。第一手资料包括通过市场调查（观察、问卷、座谈、访问等）获得的直接的感性资料；第二手资料是通过查阅企业的有关文件、大事年表、重要讲话、报刊杂志报道、财务报表、统计资料、经营计划等文字材料获得。

其次，要系统整理与分析资料。采取去粗取精、去伪存真的原则，通过清理头绪、抓住主干，以认清企业发展趋势，便于规划预测。

2. 造势宣传

为了金银花/山银花、忍冬藤等药材及产品策划案的科学性、贯彻实施的畅通性，营销策划准备阶段必须充分发扬民主、调动企业员工的积极性，提高员工的参与意识，增强员工自觉行为。营销策划需要根据金银花/山银花、忍冬藤等药材及产品营销要求，根据销售地区的情况，相应地造声势、扩大宣传，使员工们对营销策划的目的、意义、内容、运作方式都有所了解，以便配合活动。

造势活动的方法很多，如领导动员、专家讲座、网络等媒体宣传、开展各种公益活动和文娱活动等。

（二）中期主体部分

营销策划的中期主体部分，包括 2 个重要步骤。

1. 方案设计

金银花/山银花、忍冬藤等药材及产品营销的方案设计，是营销策划的实质性程序，也是极富创意的过程。

原则：准备精到，鲜明生动；别具一格，不同凡响；有的放矢，切实可行；不落俗套，匠心独具。要抓住金银花/山银花清热解毒，在流行性疾病防治中有特效，作为设计的重要抓手。

理念设计：目标选择和进入市场的方式设计；企业成长阶段性战略设计；市场拓展方案设计；市场营销策略组合设计；产品的更新及产品策略设计；企业及产品宣传设计；企业公益行为设计等。

方案设计应贴金银花/山银花、忍冬藤等药材主要特性的主题，来确实设计的内容。

2. 方案沟通

这一过程不限于一次，如若难以达成共识，难以形成最佳方案，则应多次反复沟通，进而形成共识，谋求到最佳方案为止。

方案沟通首先是策划者与经营者的沟通。通过沟通进一步了解最高决策者的意图，最准确、最具体地体现决策者的理念、思想、风格等。沟通的过程，既是一个整合的过程，也是一个贯彻的过程。

方案沟通的同时，也是策划者、管理者对企业的实际与营销理论进行磨合、印证的过程，使企业行为更适合理论规范。

（三）后期调整阶段

营销策划后期调整，包括两个步骤。

1. 方案调整

方案调整是在金银花/山银花、忍冬藤等药材及产品营销策划方案基本磨合成形后，再经过多方征求意见，对方案的某些目标、措施、策略进行调整、修改。既是调整，就意味着对方案不伤筋动骨，而是只作局部的更新变动和补充。

2. 反馈控制

金银花/山银花、忍冬藤等药材及产品营销方案付诸实施后，要经过第三方专家或委托方组织的实施人员的评估、鉴定。一旦获得认可即可坚持实施；如果发生异议或对方案的可行性产生怀疑，则要当事双方坐下来认真研究，提出修改或纠正意见后，重新投入实施。

二、品牌培植

品牌是由文字、标记、符号、图案和颜色等要素组合构成的，用于识别特定售卖者，并同竞争者产品相区别的一种组合，是企业参与市场竞争的有力武器。独特的品牌和商标很自然地成为一种有效的宣传广告手段。国际竞争实践表明，20％的企业拥有80％的市场份额。金银花/山银花品牌还处于初级阶段，真正具有国际竞争力的品牌还很稀缺。目前，需要做好以下几方面的事情，来搞好品牌培植工作。

（一）重视命名

一个好的品牌名称，能拉近消费者与企业的距离，加深产品在消费者心目中的印象。因此，品牌必须有一个好听易记、顺口独特的名字，以便在消费者中迅速传播开来。

金银花/山银花产品在命名时，应遵循以下原则：一是品牌名称应简单独特，易写易记易传播；一般情况下，品牌的名称应是两音节词，且后面是高声。如"九丰""绥花"等；二是品牌要能导致一定的联想；如"渝蕾""湘蕾"让人联想到产自重庆、湖南的金银花花蕾；三是根据市场需求；如重庆江津就根据保健食品的要求，创建了富硒金银花。

（二）及时注册

在金银花/山银花企业设计好品牌后，应及时注册，形成自己的商标。注册时，应将品牌名与商标名尽量保持一致。我国一些金银花/山银花小企业，多数没有注册自己品牌的意识。他们不知道，品牌没有注册，就得不到国家法律的保护；在被其他企业假冒甚至注册时，企业就无法与之抗争，自己辛辛苦苦创立的品牌，就可能为他人作嫁衣。

湖南省隆回县是我国灰毡毛忍冬的主产区（甚至起源地），主要产于麻塘山乡、小沙江镇地区。从1992年开始良种选优、快速育苗等技术，种苗推广到周边许多省区区，产生了巨大的经济效益和社会效应，被国家质监总局授予良种金银花（实为山银花）的原产地保护。

（三）加强宣传

要使金银花/山银花产品广为人知，加强宣传投入是必不可少的。可利用广告媒体，如报纸、杂志、广播、户外路牌，特别是电视、互联网宣传，来扩大产品知名度。一般来说，投入的广告宣传费用越多，广告效果越突出，产品销售效益越好。

总之，金银花/山银花品牌标记经过注册成为商标后，生产者将得到法律保护，商品注册人对其品牌、商标有独占的权利，对擅自制造、使用、销售本企业商标以及在同类、类似商标中模仿该企业注册商标等侵权行为，可依法提取诉讼，通过保护商标的专用权，来维护企业的利益。

三、营销模式

金银花/山银花产品销售渠道，是指产品从生产者向消费者转移所经过的通道或途径，它涉及一系列相互依赖的组织或个人。在这个过程中，金银花/山银花种植户出售金银花/山银花原料，是渠道的起点，消费者购买相关产品是渠道的终点。处于生产者和消费者之间，参与销售或帮助销售的单位或个人称为中间商，如代理商、批发商、零售商、经纪商等。

产品销售渠道是生产者和消费者之间的中介，它有桥梁、把关、收集和传递信息、分散风险等方面的作用。金银花/山银花产品销售渠道的不同，产生了不同的销售模式[2]。

（一）直销

这是一种金银花/山银花种植户或加工企业，将金银花/山银花产品直接销售给消费者，销售过程不经过任何中间环节的销售模式。

这种模式具有销售灵活，通过减少中间环节，降低销售价格，促进销售额的目的。

（二）经销

这是一种金银花/山银花种植户或加工企业，把产品销售给批发商，批发商继之转卖给零售商或药店，再出售给消费者的一种销售模式。

这种模式在一定程度上解决了"小农户"与"大市场"之间的矛盾，金银花/山银花种植户可以专心搞好种植、加工企业专心产品加工、销售商再专心从事销售。各司其职，各赚其钱。

（三）代理销售

这是一种金银花/山银花种植户或加工企业，通过寻找具有一定的销售渠道的有实力的中间商，作为金银花/山银花产品的销售代理商。与经销有点相似。

（四）大户销售

这是一种金银花/山银花种植户，将产品交给销售大户，由他们把产品集中销往外地，或联络外地客商前来产地直接收购的一种销售模式。

这种模式具有适应性、稳定性好的特点。我国金银花/山银花重点种植地区，多数采用这种营销方式。

（五）专业市场销售

这是一种通过建立影响力大、辐射能力强的金银花/山银花产品专业批发市场，来集中销售金银花/山银花产品的一种销售模式。

对于分散性和季节性强的金银花/山银花产品而言，这种销售模式能在一定程度上实现快速、集中运输，妥善储藏、加工与保鲜。山东平邑的专业市场就建设、运行地很好。

（六）网络销售

这是一种全新的通过计算机网络系统销售金银花/山银花产品的销售模式，"绥花"等一些公司，采用小包装、精包装，近年来将自产的金银花茶叶等产品，销往广大用户手中。淘宝"平邑馆"，在销售金银花产品方面，成效也很突出。

随着互联网的普及，这种销售渠道越来越重要。其主要特点是宣传范围广、信息传递量通透且量大、信息交互性强、节约交易费用。

第五节　产品质量认证

开展金银花/山银花产品质量认证，对于提高其产品质量安全水平和企业管理水平，改善人民生活，转变政府职能，促进农民增收和农业可持续发展，以及突破国外技术性贸易壁垒、促进出口，均具有十分重要的作用。

目前，无公害农产品、绿色食品和有机食品是适应我国经济发展水平的不同产品。对于金银花/山银花产品来说，力争达到有机食品要求，最低达到绿色食品要求，才能在国内外市场具有较强的竞争力。

一、绿色食品认证

绿色食品特指无污染、安全、优质、营养类食品。自然资源和生态环境是食品生产的基本条件，为了突出这类食品出自良好的生态环境，并能给人们带来旺盛的生命活力，因此定名为"绿色食品"，与绿色的食品不是一个概念。

绿色食品是指在无污染的环境下种植、养殖，施有机肥料，不用高毒性、高残留农药，在标准环境、生产技术、卫生标准下加工生产，经权威机构认定并使用专门标识的安全、优质、营养类食品的统称。

绿色食品必须同时具备以下条件：产品或产品原料产地必须符合绿色食品生态环境质量标准（NY/T 391—2013）；农作物种植、畜禽饲养、水产养殖及食品加工必须符合绿色食品的生产操作规程；产品必须符合绿色食品质量和卫生标准；产品外包装必须符合国家食品标签通用标准，符合绿色食品特定的包装、装潢和标签规定。

绿色食品是遵循可持续发展原则，按照特定生产方式生产，经专门机构（中国绿色食品发展中心负责绿色食品认证）认定，许可使用绿色食品标志商标的无污染的安全、优质、营养类食品。发展绿色食品，从保护、改善生态环境入手，以开发无污染食品为突破口，将保护环境、发展经济、增进人类健康紧密地结合起来，促成环境、资源、经济、社会发展的良性循环。

重庆江津农业开发有限公司生产的渝欣牌富硒金银花，湖南隆回银仙金银花茶厂生产的银仙牌金银花茶，湖南前毅鹏金银花保健品有限公司生产的毅鹏牌富硒金银花茶、富硒金银花凉茶等，均获得中国绿色食品发展中心的绿色食品认证。

二、有机食品认证

有机农业是一种完全不使用化学合成的肥料、农药、生长调节剂、畜禽饲料添加剂等物质，也不使用基因工程生物及其产物的生产体系，其核心是建立和恢复农业生态系统的生物多样性和良性循环，以维持农业的可持续发展。在这种现代农业生产体系下，经过授权的有机组织（中绿华夏有机食品认证中心负责中国有机食品认证）颁发给证书，供人们食品的一切食品，称之为有机食品。

有机食品是目前世界上最为推崇的一种安全消费食品。在有机农业生产体系中，农作物秸秆、畜禽粪肥、豆科作物、绿色和有机废弃物是土壤肥力的主要来源，作物轮作以及各种物理、生物和生态措施，是控制杂草和病虫害的主要手段。有机农业生产体系的建立需要有一个有机转换过程。

　　有机产品生产的基本要求：生产基地在最近 3 年内未使用过农药、化肥等违禁物质；种子或种苗来自于自然界，未经基因工程技术改造过；生产基地应建立长期的土地培肥、植物保护、作物轮作和畜禽养殖计划；生产基地无水土流失、风蚀及其他环境问题；作物在收获、清洁、干燥、储存和运输过程中，应避免污染；从常规生产系统向有机生产转换通常需要 2 年以上的时间，新开荒地、撂荒地需至少经过 12 个月的转换期，才有可能获得颁证；在生产和流通过程中，必须有完善的质量控制的跟踪审查体系，并有完整的生产和销售记录档案。

　　有机产品加工的基本要求是，原料必须来获得有机认证的产品和野生（天然）产品；已获得有机认证的原料在最终产品中所占比例不得少于 95％；只允许使用天然的调料、色素和香料等辅助原料，和 OFDC 有机认证标准中允许使用的物质，不允许使用人工合成的添加剂；有机产品在生产、加工、储存和运输过程中，应避免污染；加工全过程必须有完整的档案记录，包括相应的票据。

　　2004 年，山东省费县金银花获得国家有机食品认证。2007 年，山东省临沂市蒙山鹰窝峰食品有限公司金银花茶通过国家绿色食品认证；同年湖南省隆回湘丽食品科技有限公司研发出了"金银花凉茶"，该产品于 2009 年获得有机食品认证。2009 年，重庆市秀山县中平金银专业合作社的金银花获得有机食品认证；2010 年，四川省沐川县"世众金银花茶"获得国家有机食品认证。

　　金银花/山银花企业，必须遵循绿色食品认证、有机食品认证等要求，进行规范化、标准化生产，为社会提供优质、完全的金银花/山银花原料和产品。同时，由于金银花/山银花还是中药材，在种植技术上应严格遵循中药材规范化生产标准操作规程（SOP）。

　　总之，全国水土流失区忍冬属药典植物资源建设与开发，是体现"绿水青山"与"金山银山"辩证关系和完美结合的最好实践[3]。它立足于水土保持等生态目的，同时提供资源供药品保健品业、饮料食品业、轻化等行业利用，发展特色产业，服务于五个文明体系建设，共同促进我国生态经济社会可持续发展（图 5-11）。

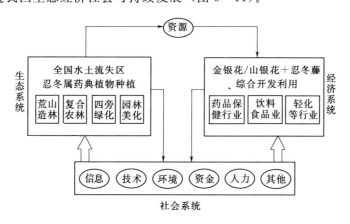

图 5-11　全国水土流失区忍冬属药典植物生态产业化体系框架图

（本章主要执笔人：胡建忠　殷丽强　等）

本 章 参 考 文 献

［1］　叶万春.企业营销策划［M］.北京：中国人民大学出版社，北京：2004.

［2］　吴叶宽，李隆云，胡莹，等.优质金银花产业生产与经营［M］.重庆：重庆出版集团/重庆出版社，2011.

［3］　胡建忠.我国生态文明建设的辩证思考——以高效水土保持植物资源配置与开发为例［J］.中国水土保持，2015，（5）：23-27.